中华传统医学养生丛书

养好脾胃
身体健

刘莹 ◎ 编著

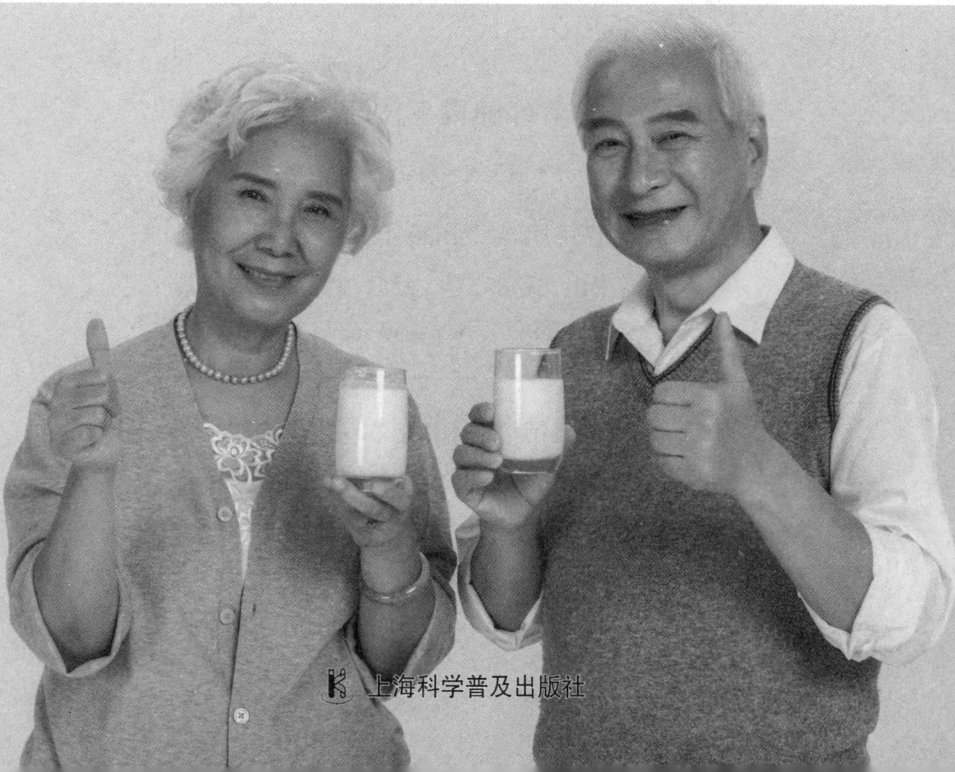

上海科学普及出版社

图书在版编目（CIP）数据

养好脾胃身体健 / 刘莹编著. -- 上海：上海科学普及出版社, 2016（2024.1重印）
ISBN 978-7-5427-6667-0

Ⅰ.①养… Ⅱ.①刘… Ⅲ.①健脾 – 养生（中医）②益胃 – 养生（中医） Ⅳ.①R256.3

中国版本图书馆CIP数据核字(2016)第062648号

责任编辑　胡伟

养好脾胃身体健

刘莹　编著

上海科学普及出版社出版发行
（上海中山北路832号　邮政编码 200070）
http://www.pspsh.com

各地新华书店经销　　唐山玺鸣印务有限公司印刷
开本 710×1000　1/16　印张 21　字数 280 000
2016年6月第1版　2024年1月第2次印刷

ISBN 978-7-5427-6667-0　　定价：78.00元

前言

　　中医把脾胃称为后天之本，为什么是后天之本呢？因为人要健康地活着就要吃东西，而吃下去的东西要依靠脾胃的运化才能被人体消化吸收。如果脾胃的运化功能出了问题，就会直接影响到营养物质的吸收，从而对人体的健康产生影响。所以，养生之道应以调养脾胃为先。明朝著名中医药学家张介宾（号景岳）在《景岳全书》中指出："胃气为养生之王……是以养生家必当以脾胃为先。"

　　在五行中，脾属土，土位居中央，四方兼顾，土能生化万物。脾与胃，一阴一阳，互为表里，脾与胃共同参与饮食的消化吸收。中医古典名著《黄帝内经》讲到"脾胃者，仓廪之官，五味出焉"，也就是说将脾胃的受纳运化功能比作仓廪，可以摄入食物，并输出精微营养物质以供全身之用。人以水谷为本，胃主受纳水谷，脾主运化精微营养物质，可见脾胃在人体占有极为重要的位置。

　　中医学中脾的一个重要的功能就是主运化，脾的运化水谷精微（水谷精微就是我们吃下去的饮食物）功能旺盛，则机体的消化吸收功能才能健全，才能为化生精、气、血、津液提供足够原料，才能使脏腑、经络、四肢百骸，以及筋肉、皮、毛等组织得到充分的营养。反之，若脾的运化水谷精微功能减退，则机体的消化吸收功能因此而失常，故说脾为气血生化之源。

　　为了能够让大家明白养好脾胃的重要性，以及如何调养脾胃健康，我们特意编写了这本《养好脾胃身体健》。本书从认识脾胃开始，分别介绍了脾胃的生理功能、脾胃与五脏的关系，以及伤害脾胃的恶习，并通过饮食、经络、运动和心理调适来指导大家如何保健属于你的脾胃。另外，在本书的后面，我们还针对脾胃常见的疾病作了详细的介绍，让你在调养脾胃的同时小心疾病带来的伤害。

　　本书语言通俗易懂，脉络清晰明了，保证读者能一看就懂，一学就会。希望通过阅读和使用本书所提供的知识使大家都能拥有一个健康的身体。

编者

【目录】

【第一篇】 脾好胃健才是养生的根本

第一节　脾胃，五脏六腑的"粮仓"

中医眼中的脾胃 / 2
了解脾的生理功能 / 3
脾的生理特性有哪些 / 5
认识胃的生理功能 / 7
胃的生理特性有哪些 / 7

第二节　脾胃乃后天之本

欲实元气，当调脾胃 / 9

脾胃为气血生化之源 / 10
内伤脾胃，百病由生 / 11
养好脾胃治未病 / 13
要想健康就要养好脾与胃 / 15

第三节　五脏安好则身体无恙

脾胃与肾的关系 / 17
脾胃与肝的关系 / 19
脾胃与心的关系 / 20
脾胃与肺的关系 / 21

【第二篇】 小心坏习惯对脾胃的伤害

第一节　那些伤害脾胃的坏习惯

吸烟，不但伤肺还伤胃 / 24
喝酒伤肝也伤脾胃 / 26
浓茶咖啡，饮用过量就伤胃 / 27
应该克服的六种坏习惯 / 29
房事无节损胃肠 / 31

中药不可长期服用 / 32
千万别沉迷于打麻将 / 33
空腹喝绿茶容易伤胃 / 33
经常喝汽水伤害你的脾胃 / 34
注意环境因素也能影响脾胃 / 34
边看电视边吃饭的危害 / 35

剧烈运动后喝冷饮伤脾胃 / 36
口香糖嚼多了伤害胃 / 37

💗 第二节　养好脾胃健康的好习惯

保养脾胃常洗脚 / 38
清晨宜喝一杯水 / 39

春节期间宜多食水果 / 41
多为胃肠道补充益生菌 / 42
春季调养脾胃的正确方法 / 43
夏季调养脾胃的正确方法 / 45
秋季调养脾胃的正确方法 / 46
冬季调养脾胃的正确方法 / 47

【第三篇】 脾胃失健的自我诊断

💗 第一节　显示在外的脾胃失健

手能反映你的脾胃健康 / 50
看脸亦能看出你的脾胃健康 / 54
鼻子透露的脾胃疾病 / 55
口唇最能显示脾胃健康 / 56
舌是脾胃健康的灵根 / 58
牙齿好坏关乎脏腑健康 / 62

💗 第二节　身体出现这些情况应注意脾胃

口淡，觉得食而无味 / 64

烧心，是你的脾胃在作祟 / 65
嗳气（打嗝），胃气失和上逆而致 / 67
口臭，脾胃积热导致 / 68
流涎，脾胃虚弱不能固摄 / 71
困乏，多是脾虚在作怪 / 73
呕吐，胃气上逆而致 / 76
胖和瘦有可能是脾胃失去运化所致 / 78
气色不好多是脾胃失调惹的祸 / 80
失眠少寐多是脾胃不和 / 83
爱感冒有可能是脾胃虚引起的 / 84

【第四篇】 学会用饮食调养脾胃健康

💗 第一节　要想脾胃健应注意饮食之"道"

养好脾胃应注意膳食平衡 / 88
合理三餐有助于脾胃健康 / 89

健康还需要注意饮食有节 / 91
饮食清淡勿太咸 / 92
细嚼慢咽的养生智慧 / 93
饭前喝汤是养脾胃的良方 / 95
谷物杂粮健脾养胃 / 96

膳食纤维能有效的清涤胃肠 / 97
警惕破坏胃肠的"杀手" / 98
注意莫"烫"伤了你的胃 / 99
解读保养胃肠的"五味" / 100
甘入脾，甘味食物补养脾胃 / 101
五色养五脏，黄色养脾胃 / 102

第二节　有益于脾胃的食物

小米——最宜补脾养胃的"保健米" / 104
玉米——健脾胃的"黄金食物" / 106
燕麦——补脾养胃的"植物黄金" / 109
薏米——养胃的"世界禾本科之王" / 111
山药——平补脾胃的药食两用之品 / 113
甘薯——补脾养气的长寿之品 / 116
莲藕——熟用最宜补益脾胃 / 118
土豆——养脾胃的"第二面包" / 120
白萝卜——理气养肺健肠胃 / 122
胡萝卜——补养脾胃的"小人参" / 125
卷心菜——暖胃止痛的"不死菜" / 127
菠菜——润燥通便的"蔬中之王" / 129
黄豆——健脾补虚的"豆中之王" / 131

大枣——健脾和胃的"天然维生素丸" / 134
山楂——健脾开胃的爽口之品 / 136
板栗——养胃健脾的"干果之王" / 138
苹果——补养脾胃的"全方位医生" / 141
葡萄——健脾和胃的"抗癌之果" / 143
羊肉——开胃健力的温补之品 / 146
鸡肉——温中补脾的滋补之品 / 148
牛肉——补脾胃的"肉中骄子" / 151

第三节　有益于脾胃的中药

芡实——健脾开胃的补中上品 / 154
茯苓——健脾和中的神仙之药 / 156
甘草——补脾益气的"和事老" / 158
黄芪——补气固表的药之上品 / 160
党参——健脾益肺的佳品 / 163
人参——大补元气的"百草之王" / 165
陈皮——理气健脾的常用之品 / 167
肉豆蔻——暖胃温脾"王室食品" / 170
丁香——温中降逆的良药 / 172
白术——健脾养胃药之上品 / 174

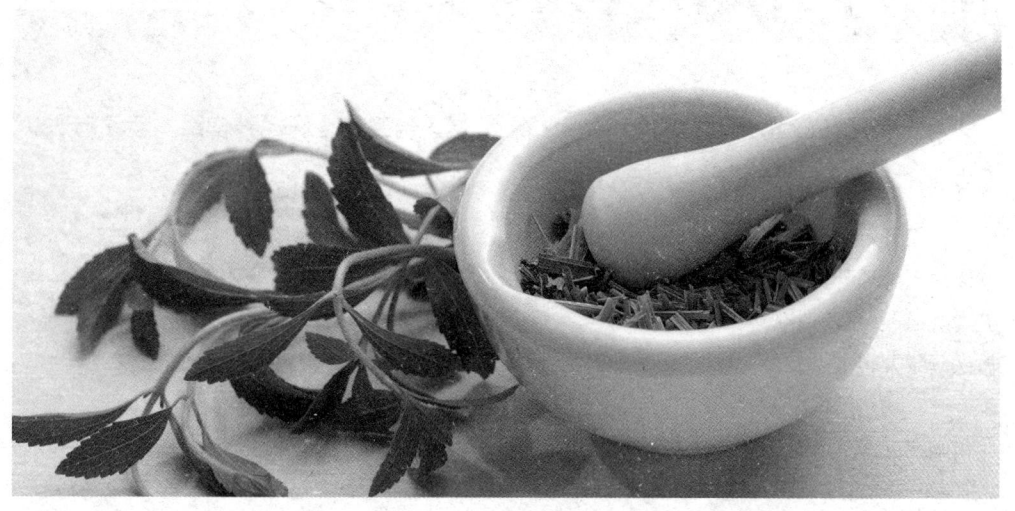

【第五篇】 脾胃不好经络来找

第一节 足太阴脾经上的穴位

循行路线 / 178
脾经上的穴位 / 179

第二节 足阳明胃经上的穴位

循行路线 / 184
胃经上的穴位 / 185

第三节 治疗脾胃疾病的神奇穴位

商丘穴——人体自有的消炎大药 / 195
太白穴——健脾补脾效果最强 / 196
公孙穴——消化不良、反酸、妇科病 / 197
三阴交——有效预防嘴唇发干脱皮 / 198
阴陵泉——能有效去除黑头 / 199
漏谷穴——善于健脾、治疗消化不良 / 200
血海穴——健脾除湿的要穴 / 200
大都穴——缓解抑郁、提高胃动力 / 201
大横穴——增强内脏活力的不老穴 / 203
足三里——人身第一保健穴 / 204
梁丘——急性胃痛就找它 / 205
天枢穴——恶心、便秘、闹肚子的克星 / 206
内庭穴——能泻胃火、清除口臭 / 206
气舍穴——按揉此穴立即止嗝 / 207
地仓穴——主治小儿流涎 / 208
四白穴——养颜美白太容易 / 210
刺激脾经对人体的益处 / 210
为什么要用手刺激胃经 / 212

【第六篇】 为自己开一张脾胃的运动处方

第一节 古方运动养好脾胃

太极拳,慢条斯理养肠胃 / 214
气功,能有效地调理脾胃 / 216
八段锦,调理脾胃须单举 / 218
五禽戏,熊戏最宜养脾胃 / 219
做做延年九转法 / 222
练好呼字功培脾气 / 224
叩齿咽津健脾又养肾 / 225

第二节 现代养脾胃的运动方法

适时动动脚趾健脾胃 / 227
健步走,走出健康脾胃 / 228
散步,最简便的脾胃保健法 / 229
气功慢跑效果好 / 230
有益于脾胃健康的医疗体操 / 232
跳舞亦能养脾胃 / 234
放松肩部养脾胃 / 235

【第七篇】 情志好坏能左右脾胃健康

第一节 小心坏情绪对脾胃的伤害

七情与脾胃的关系 / 238
脾在志为思,过思则伤脾 / 239
生闷气会伤害你的脾胃 / 241
注意心理不要超负荷 / 242
过度劳累会伤脾胃 / 243
压力过大会对脾胃造成伤害 / 244

第二节 心情好是脾胃最好的医生

怎样让脾胃不"生气" / 247

教你怎样放松精神 / 248
笑是脾胃最好的医生 / 250
怎样拒绝做敏感人的肠胃 / 251
慢工作,给紧张的神经松松绑 / 253
乐观会使你的生命充满阳光 / 253
学会休闲养生养脾胃 / 255
培养愉快心情的九种方法 / 256
学做自己情绪的管理师 / 258

【第八篇】 常见脾胃疾病的治疗偏方

第一节 便秘调理,腹中常清有助养生

了解一下什么是便秘 / 260
例数便秘的"七宗罪" / 261
哪些疾病和不良习惯易导致便秘 / 261
发生便秘的自我调理 / 262
教你特色通便法 / 263
药膳食疗妙方,消除便秘痛苦 / 264

第二节 功能消化不良,理气行滞健脾胃

什么是消化不良 / 266
功能性消化不良的症状 / 266
消化不良的危害有哪些 / 267
功能性消化不良患者的饮食原则 / 268
功能性消化不良的家庭防护 / 269
消化不良的药膳食疗妙方 / 271

第三节 腹泻,劳身伤胃的烦恼

了解什么是腹泻 / 273

腹泻的危害有哪些 / 274
找出引发腹泻的原因 / 274
腹泻的家庭防治措施 / 275
特色疗法有效治疗腹泻 / 276
腹泻的药膳食疗妙方 / 277

第四节　腹胀，难消的胃胀之"气"

认识一下什么是腹胀 / 279
引起腹胀的原因有哪些 / 279
腹胀哪种情况需要去医院 / 281
腹胀的自我护理 / 281
小儿腹胀的家庭防护措施 / 282
腹胀的药膳食疗妙方 / 283

第五节　消化性溃疡，不得小视的伤害

解开消化性溃疡的面纱 / 285
消化性溃疡的症状有哪些 / 285
消化性溃疡的诱因 / 286
溃疡病的易感人群有哪些 / 287
消化性溃疡治疗要及时 / 288
消化性溃疡的家庭防护措施 / 289
消化性溃疡的药膳食疗妙方 / 290

第六节　胃下垂，脾气得补胃得升

什么是胃下垂 / 293
胃下垂的症状有哪些 / 294
引发胃下垂的因素有哪些 / 295
易患胃下垂的人群有哪些 / 295
胃下垂的预防护理 / 296
胃下垂的药膳食疗妙方 / 296

第七节　急性胃炎，病来如山倒

认识一下什么是急性胃炎 / 299
急性胃炎的症状有哪些 / 299
引起急性胃炎的因素有哪些 / 300
急性胃炎的营养饮食 / 300
急性胃炎的家庭防治措施 / 301
怀疑患了急性胃炎怎么办 / 302
急性胃炎的药膳食疗妙方 / 303

第八节　慢性胃炎，病去如抽丝

什么是慢性胃炎 / 305
慢性胃炎的症状有哪些 / 305
引起慢性胃炎的因素有哪些 / 306
慢性胃炎的营养饮食宜忌 / 307
慢性胃炎能否治愈 / 309
中医对于慢性胃炎的辨证治疗 / 309
慢性胃炎的药膳食疗妙方 / 311

第九节　食欲不振，胃口不好身体不健

什么是食欲不振 / 314
引起食欲不振的原因 / 314
发生食欲不振时的自我护理 / 316
食欲不振的营养饮食 / 317
食欲不振的药膳食疗妙方 / 319

第十节　胃癌，不得不提的最后伤害

什么是胃癌 / 321
胃癌的症状有哪些 / 321
需要注意的胃癌早期信号 / 322
胃癌如何预防 / 324
胃癌的诊断需要做哪些检查 / 324
胃癌的药膳食疗妙方 / 325

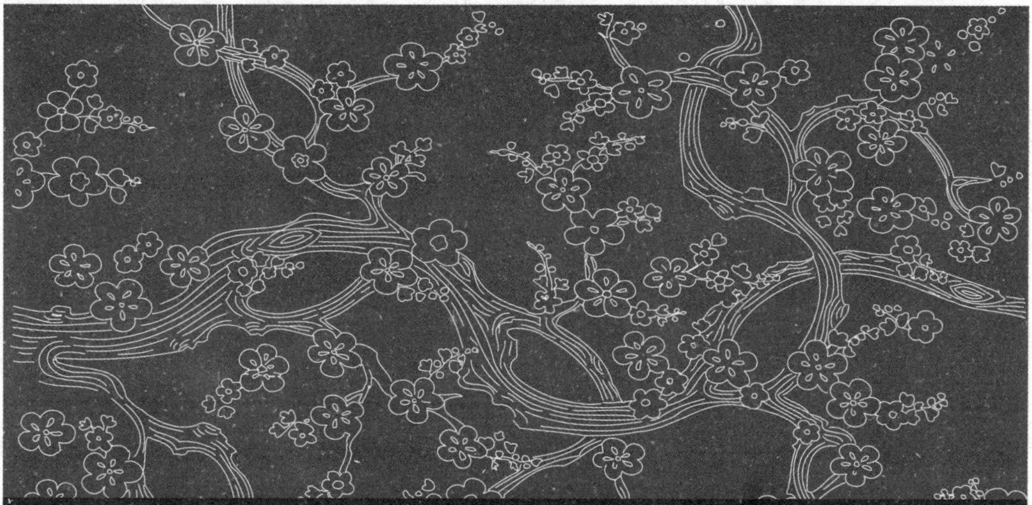

【第一篇】
脾好胃健才是养生的根本

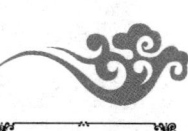

篇首语

中医认为，脾胃有受纳食物、消化和运输水谷，化生五味营养，以养全身和统摄血液等功能。人出生后有赖于脾胃功能的健全，食入的营养才能消化、吸收，输运全身，才能保证机体的正常发育和能量的需要。

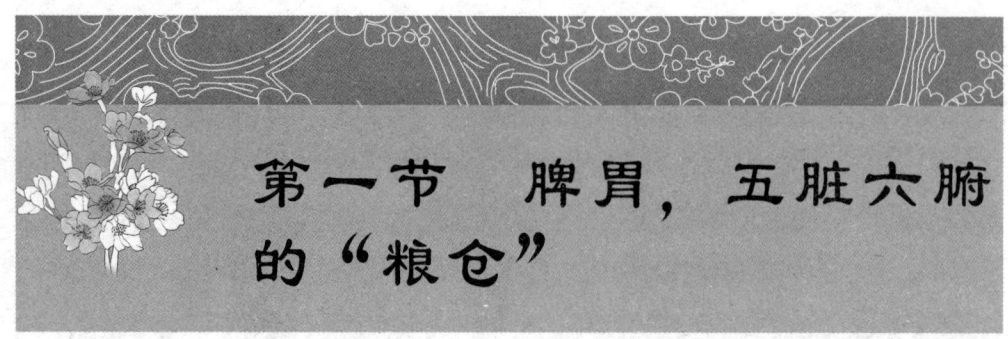

第一节 脾胃，五脏六腑的"粮仓"

 中医眼中的脾胃

中医认为，脾胃为后天之本，气血生化之源，脾主运化，胃主受纳、腐熟水谷，整个脾胃的功能构成中气，脾胃中气对于人体的生理起到了非常重要的作用。

但是中医眼中的脾胃又不是西医所讲的那种简单的脾脏和胃，它一般是泛指人体的整

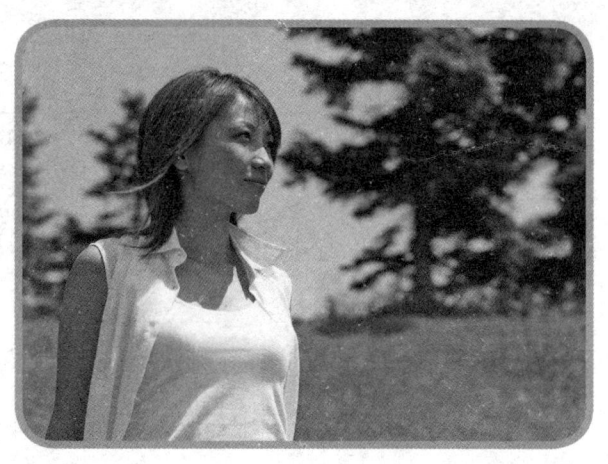

个消化系统，另外还包括了现代医学上所指的血液系统、免疫系统、泌尿系统和神经系统等，其中主要以胃肠道等消化器官为主。中医认为，脾胃有受纳食物、消化和运输水谷，化出五味营养，以养全身和统摄血液等功能。人出生后有赖于脾胃功能的健全，食入的营养才能消化、吸收，输运全身，才能保证机体的正常发育和能量的需要。因此，脾胃功能的强弱，就直接关系到人体生命的盛衰。脾胃功能好，则人体营养充足，气血旺盛，体格健壮；脾胃虚弱，则受纳运输水谷失职，人体所需营养不足，以至身体赢弱，疾病丛生，影响健康和长寿。

了解脾的生理功能

脾主运化，水谷水湿两相宜

运，指运输化送，化，是指吸收消化。脾主运化，是指脾具有把饮食物转化为人体所需的营养物质，并将这些对人体有用的营养物质吸收、输送到需要的部位的生理功能。可将其分为运化水谷和运化水液两个方面。

运化水谷，是指脾对饮食物的消化吸收、对营养物质的转运输布作用。饮食物经胃的初步消化后，下送小肠继续消化，在小肠的泌别清浊的作用下，其精华部分由脾吸收，并经脾的散精作用而上输于心肺，布散全身，以滋养其他脏腑和全身各部。"饮食先入于胃，经脾胃运化，其精微上输于肺，肺气传布各所当人之脏，浊气下小肠，是脾胃为分金炉也"（《医权初编》）。总之，五脏六腑维持正常生理活动所需要的水谷精微，都有赖于脾的运化作用。由于饮食水谷是人出生之后维持生命活动所必需的营养物质的主要来源，也是生成气血的物质基础。饮食水谷的运化则是由脾所主，所以说脾为后天之本，气血生化之源。

运化水液，亦可称做"运化水湿"，是指脾具有运化水湿之气，促进水液的环流和排泄，以维持机体水液代谢平衡的生理作用。水饮入于胃，经初步消化后，其津液由脾上输于心肺，并布散至全身。经肺的宣发和降纳作用，内而灌养五脏六腑，外而滋润肌腠皮毛。其浊者，一部分化为汗液而外泄，一部分经肾下达膀胱为尿。脾居中焦，为人体气机升降的枢纽，故在人体水液代谢过程中起着重要的枢纽作用。脾运化水湿的功能健旺，既能使体内各组织得到水液的充分濡润，又不致使水湿过多而滞留。反之，如果脾运化水湿的功能失常，必然导致水液在体内的停滞，而产生水湿、痰饮等病理产物，甚则形成水肿。故曰："诸湿肿满，皆属于脾"（《素问·至真要大论》）。

脾运化水谷精微和运化水湿两个方面的作用，是相互联系、相互影响的，一种功能失常可导致另一方面的功能失常，故在病理上常常互见。

脾主统血，统摄五脏六腑之血

脾主统血，是指脾气有统摄、控制血液在脉中正常运行而不逸出脉外的功能。明朝薛己在《薛氏医案》中明确提出："心主血，肝藏血，脾能统摄于血。"清朝沈明宗《张仲景金匮要略》也说："五脏六腑之血，全赖脾气统摄。"脾气统摄血液的功能，实际上是气的固摄作用的体现。脾气是一身之气分布到脾脏的一部分，一身之气充足，脾气必然充盛；而脾气健运，一身之气自然充足。气足则能摄血，故脾统血与气摄血是统一的。脾气健旺，运化正常，气生有源，气足而固

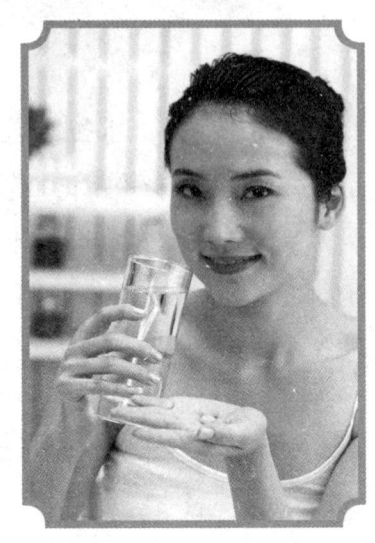

摄作用健全，血液则循脉运行而不逸出脉外。若脾气虚弱，运化无力，气生无源，气衰而固摄功能减退，血液失去统摄而导致出血。

脾主升清，脾升胃降才能健康

升，指上升和输布；清，指精微物质。脾主升清是指脾具有将水谷精微等营养物质吸收并上输于心、肺、头目，再通过心肺的作用化生气血，以营养全身，并维持人体内脏位置相对恒定的作用。这种运化功能的特点是以上升为主，故说"脾气主升"，而上升的主要是精微物质，所以说"脾主升清"。脾之升清，是和胃之降浊相对而言。脾宜升则健，胃宜降则和。脾气主升与胃气主降形成了升清降浊的一对矛盾，它们既对立又统一，共同完成饮食之消化吸收和输布。另一方面，脏腑之间的升降相应、协调平衡是维持人体内脏位置相对恒定的重要因素。脾气之升可以维持内脏位置之恒定而不下垂。脾的升清功能正常，水谷精微等营养物质才能正常吸收和输布，气血充盛，人体生机盎然。同时，脾气升发，又能使机体内脏不致下垂。如脾气不能升清，则水谷不能运化，气血生化无源，可出现神疲乏力、眩晕、泄泻等症状。脾气下陷（又称中气下陷），则可见久泄脱肛甚或内脏下垂等。

脾的生理特性有哪些

脾对人体的生理作用巨大，为了能更好地认识它，了解它，就应该了解脾的生理特性，只有了解了脾的生理特性，才能健康地保护你的脾不受伤害。

脾喜燥恶湿

脾的第一个生理特性是喜燥恶湿，其源可追溯到《内经》，例如在《素问·藏气法时论》中言："脾恶湿，急食苦以燥之。"现行的《中医基础理论》也认为"脾喜燥恶湿的理论，具有一定的临床意义。如在治疗脾虚湿滞的病证时，多采用芳香苦燥之品。"脾，五行属土。《素问·阴阳应象大论》言："中央生湿，湿生土，土生甘，甘生脾。"脾的特性与土和湿密切相关。但按中医的阴阳来分类，脾为阴土，而胃则为阳土。脾的阳气易衰，阴气易盛，脾又主运化水液，湿邪侵犯人体，最易伤害脾阳。脾阳虚衰，不仅可引起湿浊内困，还易引起外湿侵袭。如《临证指南医案》说："湿喜归脾者，与其同气相感故也。"故称脾"喜燥恶湿"。脾喜燥恶湿的理论，具有一定的临床意义。

脾与长夏相对应

按照五行学说，春季属于"木"与人体的肝相应，夏季属于"火"与心相应，秋季属于"金"与肺相应，冬季属于"水"与肾相应。但还有个"土"却没有相应的季节，于是古代的医药学家就将夏季分为"夏"和"长夏"两季，夏属于"火"与心相应而长夏属于"土"则与脾相应。长夏的气候特点是暑湿，暑湿与脾土关系最为密切。长夏季节阴雨连绵、潮湿，人最易出现脾虚湿困。脾的特性之一就是喜燥恶湿，脾主运化水湿，以调节体内水液代谢的平衡；脾虚不运则最易生湿，而湿邪太过就会困脾。长夏主化，是人体脾胃消化、吸收营养的最佳时期，因此长夏时宜多吃一些健脾的食物。青少年是长身体的大好时机，夏天要多吃高营养食品。一般人在长夏喜欢吃冷饮、水果，而实际上夏天宜吃热饮熟食，以免寒凉食物损伤脾阳，导致脾失健运，湿邪内生。如果此时需要吃汤药，大夫也常在药方中加入芳香化湿的药物，如藿香、佩兰等。

脾在情志方面关乎"思"

脾在志为思，正常的"思"是基于脾功能正常，是脏腑功能活动正常表现之一，不会伤害机体；而思虑、思考太过，可出现多种伤脾病证，即"苦思难释则伤脾"的状态。《素问·举痛论》："余知百病皆生于气也，思则气结，思则心有所存，神有所归，正气留而不行，故气结矣。"过度的思考、思虑主要是引起脾气郁结，脾胃属于中焦，是机体气机升降的枢纽，气机不畅，升降失调，初则致脾胃功能紊乱，脾主运化升清功能失职，出现不思饮食、脘腹胀满、头晕目眩、泄泻、失眠等脾功能失调的临床表现，日久则脾土失职，肝木失疏，心肺失养，水湿失运，痰湿水饮内生，郁久化热伤津耗液等，随着病变进程可表现多种不同证候。了解了脾与思的关系，在意识上就可以避免过度的思，即使无法避免，就可以通过食疗或药疗手段对脾进行适当的补益，以免脾气虚亏。

脾"在窍为口"、"在液为涎"

脾开窍于口，是指人的饮食、口味等与脾的生理功能有关。若脾气健运，则食欲旺盛、口味正常。反之，若脾有病变，则容易出现食欲的改变和口味的异常，如食欲不振、口淡乏味等。若湿困脾气，则可出现口甜、口黏的感觉。脾主肌肉，又为气血化生之源，口唇亦由肌肉所组成。因此，口唇的色泽不但是全身气血盛衰的反映，又与脾运化功能是否正常有密切的关系。脾失健运，气血旺盛，则口唇红润，有光泽。若脾虚不运，气血不足，则唇淡白不泽，或者萎黄。涎为口津，唾液中较清稀的称做涎，它具有保护口腔黏膜，润泽口腔的作用，在进食时分泌较多，有助于食品的吞咽和消化。在正常情况下，涎液上行于口，但不溢于口外。若脾胃不和，则往往导致涎液分泌急剧增加，而发生口涎自出等现象，故说脾在液为涎。

认识胃的生理功能

中医学以胃为六腑之一,又称胃为胃脘。认为胃为"水谷之海",可以"腐熟水谷"(消化食物),促使胃中容物通降(胃排空)。胃的生理功能在于调节胃阳和胃阴的平衡。胃主受纳水谷,是指胃气具有接受和容纳饮食水谷的作用。饮食入口,经过食管(咽)进入胃中,在胃气的通降作用下,由胃接受和容纳,故胃有"太仓"、"水谷之海"之称。经过胃气的磨化和腐熟作用后,饮食物形成食糜状态并初步被消化,容纳于胃中的饮食物,精微物质被吸收,并由脾气(依赖脾气)转输而营养全身,未被消化的食糜则下传于小肠作进一步消化。机体精气血津液的化生,都依赖于饮食物中的营养物质,故胃又有"水谷气血之海"之称。中医学特别重视"胃气"的作用。胃气既是胃的生理功能,也是脾胃的生理功能,作为一切营养来源的"后天之本",对于人体的生命活动十分重要。所以有"有胃气则生,无胃气则死"的说法。

胃的生理特性有哪些

胃气主降

《医学入门·脏腑》中称"凡胃中腐熟水谷,其滓秽自胃之下口,传入于小肠上口,自小肠泌别清浊,水入于膀胱上口,滓秽入于大肠上口",是指饮食入胃,经过胃的腐熟,初步进行消化之后,必须下行入小肠,再经过小肠的分清泌浊。其浊者下移于膀胱、大肠,排当体外,清者(营养)供应全身需求。胃的这种功能就叫做"胃气"。只有胃气通降,汇而不藏,实而不满,虚实交替,才能生化不息，腐熟水谷。若胃气不降，满而不泄，糟粕浊气留于脾胃，就会出现胃脘胀满、疼痛、讷呆等症。若胃气不降反而上逆，就会出现呃逆、恶心、呕吐等症。

胃喜润恶燥

《临证指南医案·脾胃》说："太阴湿土，得阳始运；阳明阳（燥）土，得阴自安。以脾喜刚燥，胃喜柔润也。"指出"胃喜润恶燥"的特性。胃喜润恶燥，是指胃当保持充足的津液以利饮食物的受纳和腐熟。胃的受纳腐熟，不仅依赖胃气的推动和蒸化，亦需胃中津液的濡润。胃中津液充足，则能维持其受纳腐熟的功能和通降下行的特性。胃为阳土，喜润而恶燥，故其病易成燥热之害，胃中津液每多受损。所以在治疗胃病时，要注意保护胃中津液。即使必用苦寒泻下之剂，也应中病即止，以祛除实热燥结为度，不可妄施，以免化燥伤阴。

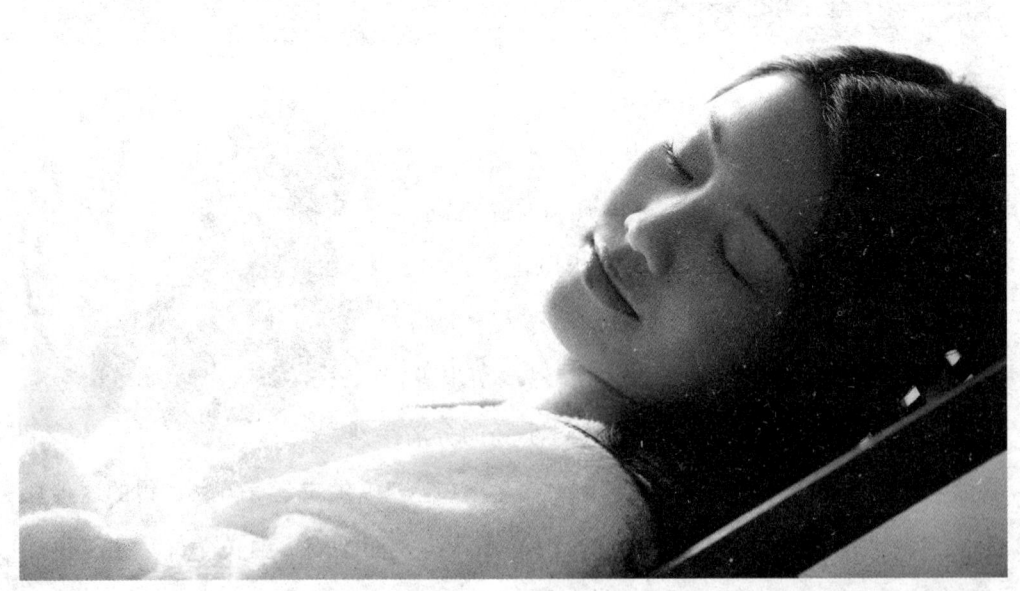

第一篇　脾好胃健才是养生的根本

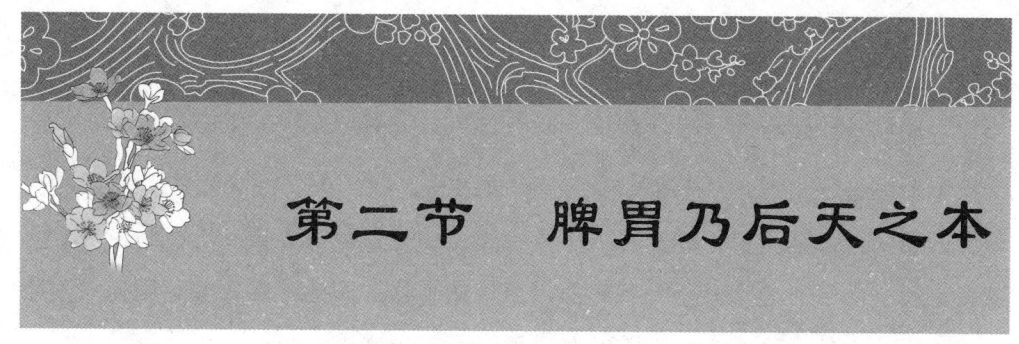

第二节　脾胃乃后天之本

 欲实元气，当调脾胃

中医认为，气是构成万物的本源："人之生死，全赖乎气。气聚则生，气壮则康；气衰则弱，气散则亡。"故古人有"断气"之说。这个"气"不是单指人的呼吸之气，而是指"元气"。

元气是生命的内在能量，是生命的主宰，是化生五脏六腑生理功能的动力之源。而脾胃为后天之本，后天是元气之本，元气是健康之本。元气的盛衰不但决定了人的生命质量，而且决定了人的寿命长短。因而脾胃功能的强弱决定了元气的盛衰、生机的活跃，只有脾气升发，元气才能充沛，生机才能旺盛。若脾胃伤则元气衰，元气衰则百病生，自然会影响寿命。所以说：养生当实元气，欲实元气，当调脾胃。

《黄帝内经》中有这样一句话："上古之人，其知道者，法于阴阳，和于术数，食饮有节，起居有常，不妄作劳，故能形与神俱，而尽终其天年，度百岁乃去。"这其中，饮食有节对健康长寿具有非常重要的影响。

人的健康长寿还与元气的盛衰有重要的联系，而元气的盛衰取决于脾胃的强弱。李东垣认为："元气之充足，皆脾胃之气所无伤，而后能滋养元气；若胃气之本弱，饮食自倍，则脾胃之气既伤，而元气亦不能充，此诸病之所由生也。"

李东垣为了强调脾胃对于长寿的意义，还引用了《黄帝内经》中的"阴精所奉其人寿，阳精所降其人夭"的论述并加以阐发。这句话什么意思呢？就是说，阴精上奉的地方，阳气固密而不容易外泄，所以在这个地方生活的人多长寿；阳精所降的地方，阳气容易发泄而不固密，这个地方的人多短寿。

李东垣进一步说："阴精所奉，谓脾胃既和，谷气上升，春夏令行，故其人寿；阳精所降，谓脾胃不和，谷气下流，收藏令行，故其人夭。"此语意在阐述，脾胃是我们的后天之本，是水谷之海，是气血生化的源头，脾胃健运则元气生化不绝，因此人体元气充实与否关键在于脾胃元气的盛衰。

总而言之，人的脾胃出问题了，元气就会衰弱；元气衰弱，人就会早夭。因此，养脾胃意在养元气，养元气意在养生命。

脾胃为气血生化之源

中医认为，脾为后天之本，气血生化之源。人出生后，所有的生命活动都有赖于后天脾胃摄入的营养物质。先天不足的，可以通过后天调养补足，同样可以延年益寿；先天非常好，如不重视后天脾胃的调养，久之就会多病减寿。

脾胃居中土，与其他脏腑关系密切，脾胃有病很容易影响其他脏腑，肝、心、脾、肺、肾对应木、火、土、金、水，五脏对五行，很容易出现相生相克的疾病传变现象。所以又有"脾胃一伤，四脏皆无生气"的说法。

脾主升清，脾气上升，水谷精微等营养物质才能输布到全身发挥其营养功能，故脾以升为顺。胃主降浊。食物入胃，经胃的腐熟后，必须下行进入小肠，才能进一步消化吸收，故胃以降为和。脾与胃居于中焦，是升降的枢纽，其升降影响着各脏腑的阴阳升降，因此脾胃健运，脏腑才能和顺协调，元气才能充沛。所以，在调理机体时尤其需要注意调理脾胃气机。

在五行中，脾属土，土位居中央，四方兼顾，土能生化万物。脾与胃，一阴一阳，互为表里，脾与胃共同参与饮食的消化吸收。中医古典名著《黄帝内经》讲到"脾胃者，仓廪之官，五味出焉"，也就是说将脾胃的受纳运化功能比作仓廪，可以摄入食物，并输出精微营养物质以供全身之用。人以水谷为本，胃主受纳水谷，脾主运化精微营养物质，可见脾胃在人体占有极为重要的位置。

中医学中脾的一个重要的功能就是主运化，脾的运化水谷精微（水谷精微大略相当我们吃下去的饮食物）功能旺盛，则机体的消化吸收功能才能健全，才能为化生精、气、血、津液提供足够原料，才能使脏腑、经络、四肢百骸，以及筋肉、皮、毛等组织得到充分的营养。反之，若脾的运化水谷精微功能减退，则机体的消化吸收功能亦因此而失常，故说脾为气血生化之源。

内伤脾胃，百病由生

自《内经》阐明"胃者，五脏六腑之海也"以后，历代医家都很重视脾胃在人体的重要性，金·李杲著《脾胃论》以阐明之，称"则元气之充足，皆由脾胃之气无所伤，而后能滋养元气，若胃气之本弱，饮食自倍，则脾胃之气既伤，而元气亦不能充，而诸病所由生也。"并称脏气之升降亦有赖于脾胃，所以强调脾胃一病则五脏六腑四肢九窍俱病。

为什么这样说，主要有3个原因：一是脾胃是气血生化之源，脾胃虚弱，就会引起人的气血生化不足。一个少气缺血的人，身体怎么会好呢？二是脾胃受损，运化失职，营养物质不能很好地运输至全身，身体得不到充分濡养而使卫气虚弱，卫外功能受损（通俗点儿讲就是人体的免疫力低下），这时，外邪就会趁虚而入，使人生病。三是脾胃升降是人体气机升降的枢纽，胃气宜降不宜升，脾气宜升不宜降，假如胃气不降反升，或者是脾气不升反降，中焦气机紊乱，必会影响其他脏腑的气机及功能，各种病症就会随之而来。

李杲认为脾胃内伤病的致病原因，主要有以下三个方面：

饮食不节

李氏云："饮食不节则胃病，胃病则气短精神少，而生大热，有时而显火上行，独燎其面，《黄帝针经》云：'面热者，足阳明病。'胃病则脾无所禀受，故亦从而病。"

劳役过度

李氏云："形体劳役则脾病，脾病则怠惰嗜卧，四肢不收，大便泄泻。脾既病则其胃不能独行津液，故亦从而病焉。"

精神刺激

李氏认为精神刺激能资助心火，壮火食气，损伤脾胃，因此长期的精神刺激，亦是造成脾胃内伤病的重要因素之一，如其云："此因喜怒忧愁，损耗元气，资助心火，火胜则乘其土位，此所以病也。"

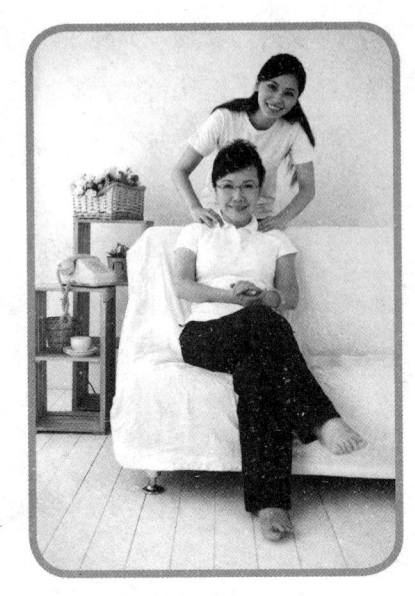

李氏还特别指出，脾胃内伤病的形成，往往是上述三方面因素综合作用的结果，而精神因素则起着先导的作用，此即其所云："皆先由喜怒悲忧恐，为五贼所伤，而后胃气不行，劳役饮食不节继之，则元气乃伤。"此时还强调，身体素弱者更易发病，他说："或素有心气不足，因饮食劳倦，致令心火乘脾。"

除以上所述外，李杲还认为六淫邪气亦可损伤脾胃，形成内伤病，他说："若风、寒、暑、燥、湿一气偏亢，亦能伤脾损胃。"但其之所以更重视上述三因，实乃时代所致。当时正值中原战乱频仍，人民生活颠沛流离，精神上的恐惧，无休止的劳役，再加上饥饿冻馁等恶劣条件，对于脾胃内伤病的形成，就显得尤为突出了。

明朝医家孙文胤在《丹台玉案脾胃门》中指出："脾胃一伤，则五脏皆无生气。"其意是指，五脏必源于谷气，谷入于胃，和调五脏而血生，脾胃运化功能健旺，则气血充盈，营养五脏；脾胃受损，则气血生活之源匮乏，导致五脏失养，气机失调，变生各种疾病。可见，"百病皆由脾胃衰而生"，而"治脾胃既可以安五脏……"所以，我们养脾胃其实是在安抚五脏。

养好脾胃治未病

"四季脾旺不受邪",这说明了在一年四季中,如果我们的脾胃的功能旺盛,就不容易受到病邪的危害。可以说,养好脾胃是"治未病"的关键。

"不治已病治未病"是早在《黄帝内经》中就提出来的防病养生谋略,是至今为止我国卫生界所遵守的"预防为主"战略的最早思想,它包括未病先防、已病防变、已变防渐等多个方面的内容,这就要求人们不但要治病,而且要防病,不但要防病,而且要注意阻挡病变发生的趋势,并在病变未产生之前就想好能够采用的救急方法。《内经》时代的中医学已认识到,人体由健康向疾病的转化是一个渐进的过程,在此过程中,早期预防、早期发现、早期干预具有积极意义。因此,《灵枢·逆顺》中谓:"上工刺其未生者也;其次,刺其未盛者也……上工治未病,不治已病,此之谓也",即是强调在疾病发生之前或萌芽之初,把握时机,采取积极的干预措施,以防止疾病的发生,从而达到"治未病"的目的。

未病先防

未病先防是指在疾病发生之前,充分调动人体的主观能动性,增强体质,养护正气,提高机体的抗病能力,同时主动地适应客观环境,避免病邪侵袭,做好各种预防工作,以防止疾病的发生。由于疾病的发生与机体内的正气有关,亦与外邪侵入密切相关。邪气是导致疾病发生的重要条件,而正气不足是疾病发生的内在原因和根据,外邪通过内因而起作用。因此,治未病,必须从养生和预防两方面着手。

1. **养生**:养生又称为摄生,摄生早在《黄帝内经》中就有记载,摄是保养珍重的意思,摄生即是保养生机,延续生命的意思。也就是说人体通过精神调摄、饮食有节、锻炼身体、起居有常、顺应自然规律、药物预防等措施,提高自身的免疫力,增强正气。

2. **预防**:邪气是导致疾病发生的重要条件,故未病先防除了增强正气,提高抗病能力之外，还要注意避免病邪的侵害。《素问·上古天真论》说："虚邪贼风，避之有时"，就是说要谨慎躲避外邪的侵害。比如顺应四时，预防六淫之邪的侵害，秋天防燥，冬天防寒等。

已病防变

人食五谷杂粮，谁能无病？故《黄帝内经》提出了"已病防变"的思想。首先是已病当及时治疗，防其传变。病初得之，就当以重视，防其生变，否则小而变大，微而成巨，药石难以对抗，阴阳失衡之乱难平也。"是故虚邪之中人也，始于皮肤……留而不去，则传舍于络脉……留而不去，传舍于经……留而不去，传舍于输……留而不去，传舍于伏冲之脉……留而不去，传舍于胃肠……"论述了外感病的一般传变规律，即由表入里，由浅及深。故治疗当邪在皮毛，当以表散；在经脉当通经脉；入里，当从里泄邪。由于疾病的转变，逐次加重，故当早期及时治疗，防其传变，否则必贻误时机，预后不良。

《素问·刺热篇》曰："病虽未发，见赤色者刺之，名曰治未病。"《灵枢·顺逆》曰："上工刺其未生者也；其次，刺其未盛者也……"故曰，上工治未病，不治已病，此之谓也。此处所谓"未发"、"未生"、"未盛"，实际上是疾病初期，先兆已现，即疾病早期症状较少且又较轻的阶段，在这种情况下，及时发现，早期诊治无疑起着决定性作用。强调在疾病发作之先，把握时机，予以治疗，从而达到"治未病"的目的。一般来说，疾病的转变是由表入里，由轻变重，由简单到复杂的过程，因此，在防治疾病的过程中必须掌握疾病的发生、发展规律及其转变途径，做到早期诊断，有效治疗，治在疾病发作加重之先。

已变防渐

已变防渐就是预后防止疾病的复发及治愈后遗症。所谓"愈后防复"，就是指在病愈或病情稳定之后，要注意预防复发，时刻掌握健康的"主动权"。一般病人初愈后，大多虚弱，这就要求在康复医疗中，做到除邪务尽。针对患者气血衰少，津液亏虚，脾肾不足，血瘀痰阻等病理特点，采取综合措施，促使脏腑组织功能尽快恢复正常,达到邪尽病愈,病不复发的目的。

脾胃作为后天之本,对中医"治未病"的思想有什么积极的意义呢?《金匮要略》在"治未病"中强调脾胃的重要作用,指出"四季脾旺不受邪",这说明了在这一年四季中,加入我们的脾胃功能旺盛,就不容易受到病邪的危害。可以说,养好脾胃是"治未病"的关键。

要想健康就要养好脾与胃

我们在养生的过程中,不要单独照顾脾,或单独照顾胃,而是要把脾和胃两者都兼顾到了,才会让我们的一生成为一次完美的旅行。

生活中我们形容两个人之间交情深厚时常用一个词,那就是"肝胆相照"。从中医角度来看,肝与胆是相表里的,两者真的是相互照应,和谐共存的,一旦一方有了病,都会影响到另一方。

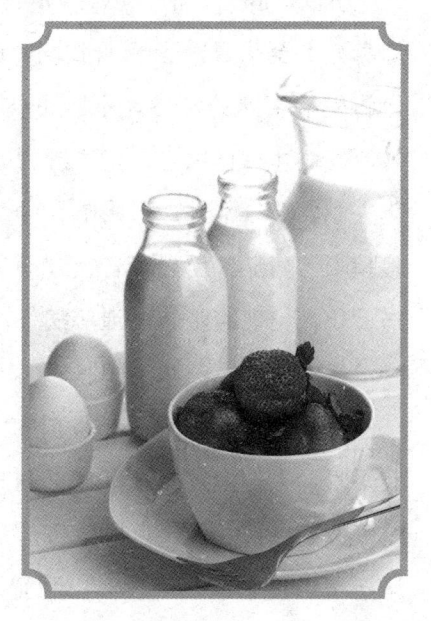

同样,我们的脾和胃也是相表里的,正如"肝胆相照"一样,脾和胃也是相互照顾的。因为胃生了病会伤及脾,脾生了病也会伤及胃。可以说,人体的后天营养充足与否,主要取决于脾和胃的共同作用。

中医认为,脾胃属土,同居中焦。脾为阴土,喜燥而恶湿;胃为阳土,喜润而恶燥。脾与胃共同完成水谷受纳、腐熟、消化吸收与输布。脾气的特点以升为顺,胃气的特点以降为和,两者经脉互相络属,配合成脏腑阴阳表里关系。

脾主运化转输,胃主受纳腐熟。胃与脾一纳一运互相配合,才能完成消化吸收输送营养的功能。如果胃不能正常纳谷与腐熟,必然影响脾的运化,若脾不能

养好脾胃身体健

健运，也会影响胃的受纳与腐熟，所以临床上往往是食欲不振，厌食纳呆与食后饱胀、消化不良同时并见。前者属胃不受纳，后者属脾不健运。在治疗时"和胃"、"开胃"、"降胃气"，与"健脾"、"醒脾"、"助脾升清"往往是同时并用。

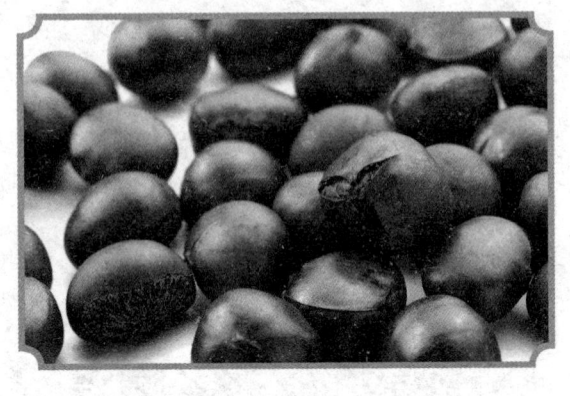

所以，脾主升清，以升为顺。脾气将水谷精微上归于肺，借宗气以输布营养周身。上至头目，旁及四肢，内而脏腑，外而肌肤皮毛。胃主降浊，以降为和，胃将受纳腐熟的水谷，不断下传至肠中，保持肠胃的虚实更替，食纳与消化正常，气血才有化生之源。若脾胃升降失调，则必然发生病理相互影响。若脾气运化失职，清气不升，可影响胃的受纳与和降，出现纳呆，呕恶或呕吐、嗳气、脘腹膜胀等病症。反之，若饮食不节，食滞胃脘，浊气不降，也同样影响脾气升清与运化，出现腹胀、泻泄等病症。《素问·阴阳应象大论》说："清气在下，则生飧泄；浊气在上，则生䐜胀。"就是对脾胃升降失调的病理概括。

《脾胃论·脾胃胜衰论》中曾指出："形体劳役则脾病，脾病则怠惰嗜卧，四肢不收，大便泄泻；脾既病，则其胃不能独行津液，故亦从而病焉。"也就是说，过度劳累会伤及脾气，脾气亏虚，脾的运化功能无力，就不能很好地为全身各处运送水谷精微，于是就会出现犯困，身上没劲儿，四肢无力，大便泄泻的情况。脾一旦生病了，胃就不能自己正常运化津液，也就跟着出问题了。

总之，在养生的过程中，我们不但要学会养脾，养胃，更要学会脾胃一起养，只有脾胃共同养好了，身体才会健康。

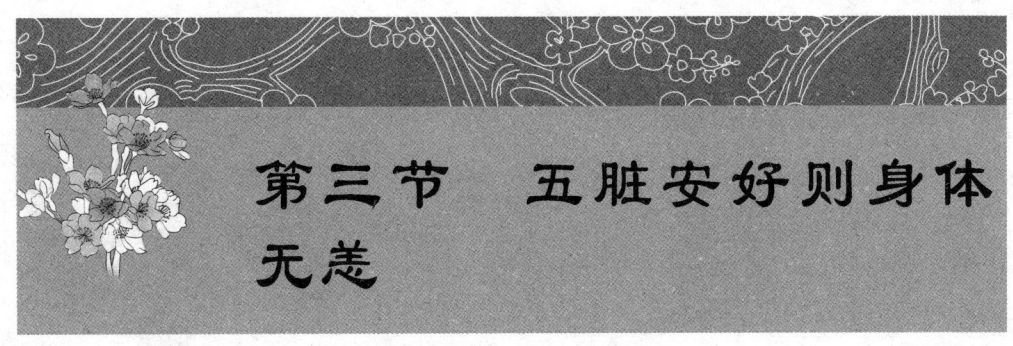

第三节 五脏安好则身体无恙

 脾胃与肾的关系

脾为后天之本,肾为先天之本,脾与肾的关系是后天与先天的关系。后天与先天是相互资助,相互促进的。《黄帝内经素问灵兰秘典论》说:"肾者,作强之官,伎巧出焉。""作强"的意思就是产生强劲之力,肾能藏精,为先天之本。正如《医宗必读》里边所讲:"先天之本在肾。"人禀赋强称为先天充足,禀赋弱则属先天不足,先天不足会滋生很多问题来。

同时,中医还认为,脾胃为"仓廪之官",人出生后所有的生命活动都有赖于脾胃摄入的营养物质,被称为"后天之本""气血生化之源"。先天不足的,通过后天调养补足,同样可以延年益寿;但如果先天非常好,却不重视后天脾胃的保养,久而久之还是会多病减寿。

脾与肾的生理联系,主要表现在先天与后天的互促互助关系,以及水液代谢的互用方面。脾主运化水谷精微,化生气血,为后天之本;肾藏先天之精,是生命之本原,为先天之本。先天温养激发后天,后天补充培育先天,则脾肾健旺充盛,身体方能健康。脾运化水液,须赖肾气的蒸化及肾阳的温煦;肾主水液代谢,又赖脾气及脾阳的协助和制约(即后天养先天和"土能制水")。脾肾两脏,相互协同调节,共同主司水液代谢的协调平衡。

先后天相互资生

脾主运化水谷精微，化生气血，为后天之本；肾藏精，主命门真火，为先天之本。"先天为后天之根"（《医述》）。脾的运化，必须得肾阳的温煦蒸化，始能健运。所以说："脾胃之腐化，尤赖肾中这一点真阳蒸变，炉薪不熄，釜爨方成"（《张聿青医案》）。"脾为后天，肾为先天，脾非先天之气不能化，肾非后天之气不能生"（《傅青主女科·妊娠》）。肾精又赖脾运化水谷精微的不断补充，才能充盛。故曰："脾胃之能生化者，实由肾中元阳之鼓舞，而元阳以固密为贵，其所以能固密者，又赖脾胃生化阴精以涵育耳"（《医门棒喝》）。这充分说明了先天温养后天，后天补养先天的辩证关系。总之，脾胃为水谷之海，肾为精血之海。"人之始生，本乎精血之原，人之既生，由乎水谷之养。非精血无以立形体之基；非水谷，无以成形体之壮。""水谷之海本赖先天为之主，而精血之海又赖后天为之资。故人之自生至老，凡先天之不足者，但得后天培养之力，则补天之功，亦可居其强半"（《景岳全书·脾胃》）。

水液代谢方面

脾主运化水湿，须有肾阳的温煦蒸化；肾主水，司关门开合，使水液的吸收和排泄正常。但这种开合作用，又赖脾气的制约，即所谓"土能制水"。脾肾两脏相互协作，共同完成水液的新陈代谢。

脾与肾在病理上相互影响，互为因果。如肾阳不足，不能温煦脾阳，致脾阳不振或脾阳久虚，进而损及肾阳，引起肾阳亦虚，两者最终均可导致脾肾阳虚。临床上主要表现在消化功能失调和水液代谢紊乱方面。

但须指出，由于有"肾为先天"，"脾为后天"之论，因此对脾肾两虚证的治疗大法，有"补肾不若补脾"和"补脾不若补肾"的学术之争。如李东垣、罗谦甫以补脾立论，主张"补肾不若补脾"。许叔微、严用和以温肾为法，主张"补脾不若补肾"。在一定程度上，后天对人体的健康起着决定性作用，但先天也是个重要的因素，应分清孰轻孰重，孰先孰后，或温补肾阳，兼补脾阳；或温运脾阳，兼补肾阳，而分别施治。

脾胃与肝的关系

在五脏与五行的对应关系中，肝属木，脾属土，肝木克脾土。这就相当于，植物可以涵养水土，没有植物就会水土流失。但是，相克并不意味着肝脏就死死压住脾胃，不让脾胃有喘息的机会。相反，在更大程度上，肝脾之间的相互依存的。这主要表现在饮食的消化吸收、血液的生成和运化两个方面。

消化方面

肝主疏泄，分泌胆汁，输入肠道，帮助脾胃对饮食物的消化。所以，脾得肝之疏泄，则升降协调，运化功能健旺。所以说："木能疏土而脾滞以行"（《医碥·五脏生克说》）。"脾主中央湿土，其体淖泽……其性镇静是土之正气也。静则易郁，必借木气以疏之。土为万物所归，四气具备，而求助于水和木者尤亟。……故脾之用主于动，是木气也"（《读医随笔·升降出入论》）。脾主运化，为气血生化之源。脾气健运，水谷精微充足，才能不断地输送和滋养于肝，肝才能得以发挥正常的作用。总之，肝之疏泄功能正常，则脾胃升降适度，脾之运化也就正常了。所谓"土得木而达"，"木赖土以培之"。所以说："肝为木气，全赖土以滋培，水以灌溉"（《医宗金鉴·删补名医方论》），"木虽生于水，然江河湖海无土之处，则无木生。是故树木之枝叶萎悴，必由土气之衰，一培其土，则根本坚固，津液上升，布达周流，木欣欣向荣矣"（《程杏轩医案辑录》）。

血液方面

血液的循行，虽由心所主持，但与肝、脾有密切的关系。肝主藏血，脾主生血统血。脾之运化，赖肝之疏泄，而肝藏之血，又赖脾之化生。脾气健运，血液的化源充足，则生血统血功能旺盛。脾能生血统血，则肝有所藏，肝血充足，方能根据人体生理活动的需要来调节血液。此外，肝血充足，则疏泄正常，气机调畅，使气血运行无阻。所以肝脾相互协作，共同维持血液的生成和循行。

肝与脾在病理上的相互影响，也主要表现在饮食水谷的消化吸收和血液方面，这种关系往往通过肝与脾之间的病理传变反映出来。或为肝病及脾，肝木乘脾（又名木郁乘土）而肝脾不调，肝胃不和；或为脾病传肝，土反侮木，而土壅木郁。

脾胃与心的关系

木、火、土、金、水五行相生，其中，火生土，意思是"草木燃烧之后变成土"。五行应五脏，在人体五脏中，心属火，脾属土，心火生脾土。心能够影响脾胃，反过来，脾胃同样对心有着极大的影响。

在人体之中，血液与心脾两脏都有莫大的关系。心主血，这个"主血"其实是对心主行血和心主生血的概括，指心有总管一身血液运行和生成的作用。脾主运化，为气血生化之源并且脾还有统血的功能。

血液的生成方面

心主血脉而又生血，脾主运化为气血生化之源。心血赖脾气转输的水谷精微以化生，而脾的运化功能又有赖于心血的不断滋养和心阳的推动，并在心神的统率下维持其正常的生理活动。故曰："脾之所以能运行水谷者，气也。气虚则凝滞而不行，得心火以温之，乃健运而不息，是为心火生脾土。"（《医碥·五脏生克说》）脾气健运，化源充足，则心血充盈；心血旺盛，脾得濡养，则脾气健运。所以说："脾气入心而变为血，心之所主亦借脾气化生"《济阴纲目》引汪琪语）。

血液运行方面

血液在脉内循行,既赖心气的推动,又靠脾气的统摄,方能循经运行而不溢于脉外。所谓"血所以丽气,气所以统血,非血之足以丽气也,营血所到之处,则气无不利焉,非气之足以统血也,卫气所到之处,则血无不统焉,气为血帅故也"(《张聿青医案》)。可见血能正常运行而不致脱陷妄行,主要靠脾气的统摄。所以有"诸血皆运于脾"之说。

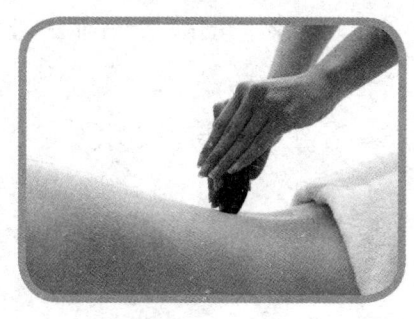

神志活动

心藏神,在志为喜;脾藏意,在志为思。心"为脏腑之主,而总统魂魄,并赅意志……思动于心则脾应"(《类经·脏象类》)。五脏藏神,心为主导。人身以气血为本,精神为用。血气者,身之神。心生血而主血脉,脾胃为气血生化之源,生血而又统血。血为水谷之精气,总统于心而生化于脾。血之与气,一阴一阳,两相维系,气能生血,血能化气,气非血不和,血非气不运。气血冲和,阴平阳秘,脾气健旺,化源充足,气充血盈,充养心神,则心有所主。心血运于脾,心神统于脾,心火生脾土,脾强则能主运化,而生血统血。因此,心与脾在病理上的相互影响,主要表现在血液的生成和运行功能失调,以及运化无权和心神不安等,形成心脾两虚之候等。

脾胃与肺的关系

肺主气,脾益气;肺为水之上源,脾主运化水湿,所以肺与脾的关系主要表现在气和水两个方面。

生理

1. **肺为主气之枢,脾为生气之源**:肺主气,脾益气,两者相互促进,形成后天之气。脾主运化，为气血出化之源，但脾运化生的水谷之气，必赖肺气的宣降方能输布全身。而肺所需的津气，要靠脾运化水谷精微来供应，故脾能助肺益气。所谓"脾为元气之本，赖谷气以生；肺为气化之源，而寄养于脾者也"（《薛生白医案》）。所以，何梦瑶说："饮食入胃，脾为运行其精英之令，虽曰周布诸脏，实先上输于肺，肺先受其益，是为脾土生肺金，肺受脾之益，则气益旺，化水下降，泽及百体"（《医碥》）。所谓肺为主气之枢，脾为生气之源，就是肺与脾在气的生成和输布方面的相互作用。

2. **肺为贮痰之器，脾为生痰之源**：脾应运化水湿，肺应通调水道。人体的津液由脾上输于肺，再通过肺的宣发和肃降而布散至周身及下输膀胱。脾之运化水湿，赖肺气宣降的协助，而肺的宣降又靠脾之运化以滋助，两者相互合作，参与体内水液代谢。如果脾失健运，则水液停聚，就会酿湿生痰，甚至聚水而为饮为肿，犯肺上逆而为喘等症，所以有"肺为贮痰之器，脾为生痰之源"的说法。

病理

1. **气的方面**：肺虚累脾，脾虚及肺。肺气久虚，精气不布，必致脾气虚弱；脾气虚弱，营养障碍，抗病力降低，易患肺病，形成肺虚→脾虚→肺虚的恶性循环。常出现食少，便溏，消瘦，面色苍白，懒言，咳嗽等脾肺俱虚的证候。临床上对某些肺的疾患，可用补脾的方法进行治疗，如肺气不足者，可采用补脾的方法以益气。又如慢性气管炎的病理传变规律，就是肺虚→脾虚→肾虚这样的一个过程，当慢性气管炎由肺虚发展到脾虚阶段，常采取健脾的治法而获效。所以说"扶脾即所以保肺，土能生金也"（《慎斋遗书》）。"土能生金，金亦能生土，脾气衰败，须益气以扶土。"（《医法心传》）

2. **水液代谢方面**：脾肺均能调节水液代谢，若脾虚不运，水湿不化，聚为痰饮，出现久咳不愈，痰多而稀白之候，病象多表现在肺而病本却在于脾。痰之动主于脾，痰之成贮于肺，肺不伤不咳，脾不伤不久咳。所以临床上治疗痰饮咳嗽，以健脾燥湿与肃肺化痰同用，就是根据了"肺为贮痰之器，脾为生痰之源"的理论。

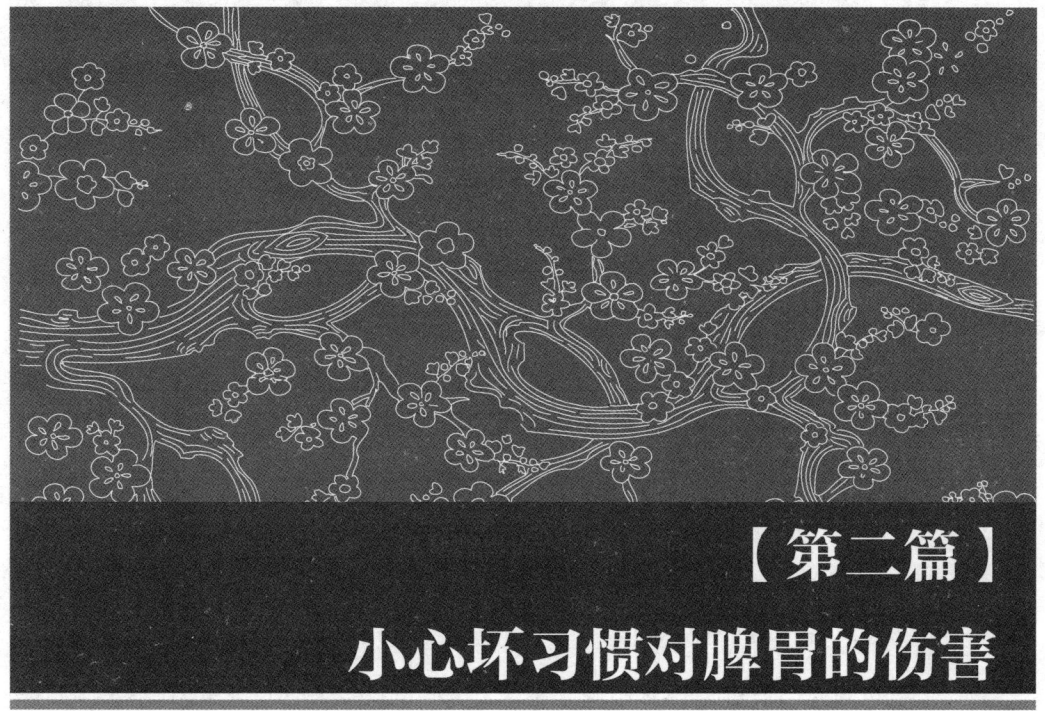

【第二篇】
小心坏习惯对脾胃的伤害

篇首语

细节决定成败，同样细节决定健康。

要养好脾胃首先是从生活的细节处做起，摒弃那些伤害脾胃的坏习惯，养成健脾养胃的好习惯，从细微之处做起，才能趋利避害，养好你的脾胃。

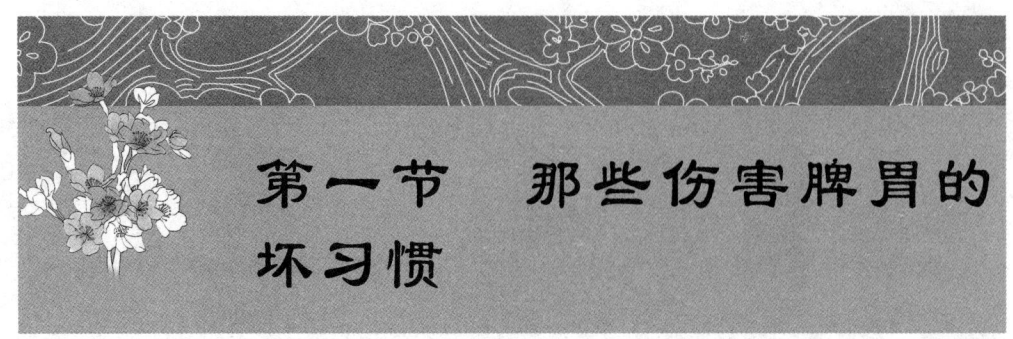

第一节 那些伤害脾胃的坏习惯

 吸烟，不但伤肺还伤胃

"吸烟有害健康"，这句话大概三五岁的小孩子都知道，更别说广大的烟民们了。可是这毫不影响烟民对烟的喜爱，烟瘾上来，怎么也得抽几口才行。更有很多人喊出响亮的口号，诸如"饭后一根烟，快活似神仙""清晨一支烟，精神一整天"。要知道，"吸烟有害健康"并不是说着玩的。

提到吸烟的危害，可以说是数也数不清的。正如大家所知道的，吸烟会缩短人的寿命，会影响睡眠质量和生育功能，还有促发流产危险和导致骨质疏松等。另外，特别是肺，受到的危害是最大。吸烟是慢性支气管炎、肺气肿和慢性气道阻塞的主要诱因之一。吸烟可引起中央性及外周性气道、肺泡及毛细血管结构及功能发生改变，同时对肺的免疫系统产生影响，从而导致肺部疾病的产生。然而，很多人不知道的是，吸烟对于脾胃的影响也是很大的，严重的话还有可能导致胃癌的发生。

吸烟对于脾胃的伤害主要有：

1. 吸烟可引起味觉功能障碍和食欲减退。当我们进食时，食物作用于舌头表面主管味觉的味蕾，就可使人感觉到食物的滋味。而长期吸烟的人，由于烟雾直接经过口舌，在香烟中烟碱的反复刺激下，舌表面的味蕾会逐渐被破坏掉，从而产生味觉缺失，表现为进食时感觉不到食物的滋味，就不能有效地刺激大脑中的食欲中枢，于是产生了食欲减退。

2. 吸烟会引起反流性食管炎。香烟中的主要成分尼古丁，能作用于迷走神经，使下食管括约肌松弛。含胃酸和胃蛋白酶的胃液容易反流进食管，刺激并损伤食管黏膜，引起食管炎。

3. 吸烟能引起慢性胃炎和消化性溃疡病。香烟中的尼古丁能作用于迷走神经系统，使胃肠的功能活动紊乱，使胃与小肠的接口处，即幽门括约肌松弛，胆囊收缩，其结果是碱性的胆汁、肠液容易反流入胃，刺激、损伤胃黏膜，从而产生慢性胃炎和消化性溃疡。

4. 吸烟还可使肠道运动功能紊乱，造成蠕动亢进或抑制，加重腹泻或便秘的症状。

另外，据相关统计报道证实，吸烟者得胃溃疡的概率是不吸烟者的2～3倍。并且，吸烟越多，对胃的伤害就越大。每天吸半包烟的43人，20%～30%可能有胃炎，每天吸一包烟的人，40%可能患胃炎。并且，吸烟者胃溃疡的愈合比不吸烟的要慢许多，胃溃疡有的病死率也与吸烟的量成正比。吸烟不仅能引发胃炎和溃疡，使其反复难愈，甚至还加大了胃癌的发生。据调查，吸烟人群胃癌的发生率为万分之19.3，在不吸烟的人群中为万分之4.3，两者相比，增高是很明显的。所以，原本没有胃部不适的"老烟枪"们，要是突然出现腹胀、隐痛、反酸、嗳气、恶心、偶有呕吐、食欲减退、黑便等症状，就要及时去医院检查。

更为可怕的是，一个人吸烟不但影响自身的健康，其二手烟对身边人的影响更大。专家指出，每日和吸烟者在一起呆上15分钟以上，吸"二手烟"者的危害便等同于吸烟者。肺癌患者有75%因素最后追究到吸烟上。每个人身上都有"原癌基因"，这种基因使人在胚胎时期能够生长，但其应该在适当的时候停止起作用，否则人就容易得癌，而吸烟可以使得这种基因再次开始起作用导致癌症。让人惊心的是，专家发现吸"二手烟"的危害几乎等同于吸烟。专家提醒，吸"二手烟"的危害更不容忽视，不吸烟者和吸烟者一起生活或者工作，每天闻到烟味一刻钟，时间达到一年以上的危害等同吸烟。

喝酒伤肝也伤脾胃

曹操在《短歌行》中说，"何以解忧，唯有杜康"。酒文化是中国传统饮食文化的重要组成部分，在我国民间有着悠久的饮酒历史。酒的作用，最初是用来补充营养和治疗疾病的。而如今，酒类以其甘甜爽口的口感、芬芳清馨的醇香以及饮后欢快、飘飘然的感觉，被人们迅速、广泛地接受了，成为供人享受的一种饮品。然而，饮酒与人类的健康关系密切。健康人适当饮酒，对身体有益。但是，对于患有胃肠道疾病的患者，饮酒是绝对有害的。

酒的主要成分除了水之外就是乙醇。乙醇也叫酒精，它是无色易燃的液体，是重要的化工原料，也用于医药和制作饮料。酒按乙醇的含量分为三类：高度酒（40°以上）、中度酒（20°～40°）和低度酒（20°以下）。高度和中度酒一般为白酒和药酒类，低度酒则为啤酒和葡萄酒类。

酒最伤肝——这是几乎所有专家公认的一个事实。酒精在体内产生乙醛，肝脏可将乙醛氧化为醋酸排出。但如果饮酒过度，超出肝脏的解毒能力，首先倒霉的便是肝脏，脂肪肝是最早出现的征兆，只需豪饮几天便可以形成，长时间积累就会导致"纤维化"，变成酒精性肝病，最终发展到不可逆的"肝硬化"。另外，长期或过量饮用酒，酒精可使食管黏膜受刺激而充血、水肿，形成食管炎；还可破坏胃黏膜的保护层，刺激胃酸分泌、胃蛋白酶增加，引起胃黏膜充血、水肿和糜烂，引起急、慢性胃炎和消化性溃疡。

大量饮酒的患者在胃镜下可以看见他们的胃黏膜高度充血、发红、水肿、糜烂和出血等现象。患有慢性胃炎、消化性溃疡病的患者，由于他们的胃黏膜本身的自我保护、防御功能较差，即使饮用少量的或低度的酒，也足以破坏其胃黏膜，加重病情。因此，慢性胃病患者需要忌酒。

啤酒富有营养，酒精含量也低，被称做理想的"营养饮品"。特别是在炎热的夏季，一瓶冰镇的啤酒更是一种难以抗拒的诱惑。然而，因大量饮用冰镇啤酒导致胃肠道疾病的患者很多，轻者表现为胃痛、胃胀、腹痛、腹泻，重者可出现急性上消化道出血等症状。有两类胃肠道疾病的患者是不宜大量饮用冰镇啤酒的：

第一类是慢性胃炎或肠炎的患者，冰凉饮料会刺激胃肠道，导致消化系统的功能失调或痉挛性收缩，诱发胃炎或肠炎。

第二类是胃溃疡、十二指肠溃疡等消化性溃疡的患者，过量饮用冰镇啤酒会使胃肠体积膨胀，使胃壁扩张，导致溃疡病的疼痛发作甚至引起急性穿孔。

其实，啤酒的度数再低，也总含有一定量的酒精，饮啤酒的量一般都多于烈性酒数倍至数十倍，从这个角度看，所摄入的酒精量并不比饮烈性酒的少，再加上大量饮入啤酒，冲淡了胃酸，影响了正常的消化和吸收，所以饮啤酒对慢性胃病的不良影响，是不亚于饮烈性酒的。同时，啤酒中含有某种特殊成分，它能减少或阻止胃黏膜合成前列腺素E（前列腺素E有保护胃黏膜的作用），使胃酸损害胃黏膜。因此，经常大量饮用啤酒，就有可能诱发慢性胃炎。特别是某些已患有慢性胃炎的人，饮啤酒就会加重胃黏膜的损害。

由上可知，慢性胃病患者不宜饮酒，无论是白酒还是啤酒和低度酒。因饮酒而导致的胃病，戒酒是最好的治疗方法。

浓茶咖啡，饮用过量就伤胃

茶被誉为"最理想的饮料"确实不过分。因为茶叶中含有很多对人体健康有益的成分，常饮茶可预防多种疾病。但是茶叶中也含有有害物质，特别是浓茶，对人体健康有害。古人云"淡茶温饮最养人"，可见，喝浓茶的害处古人早知道。

浓茶能导致胃溃疡，因为太浓的茶中咖啡碱含量较高，容易促进中枢神经系统的兴奋性，导致胃蠕动加快，胃壁细胞分泌亢进，使胃酸分泌增加，对胃黏膜刺激加强，久之，则会导致胃溃疡。同时，浓茶可以直接刺激胃黏膜，引起胃黏膜损害。此外，浓茶中的鞣酸还可能与食物中的蛋白质结合，成为鞣酸蛋白而凝固沉淀，从而影响食欲、消化和吸收。日本学者曾调查1万多人次溃疡病患者，发现有72.3%的病人有饮浓茶的嗜好，这说明溃疡的发生与喝浓茶有一定的关系。因此，胃溃疡患者应节制喝茶，更不要常饮浓茶。

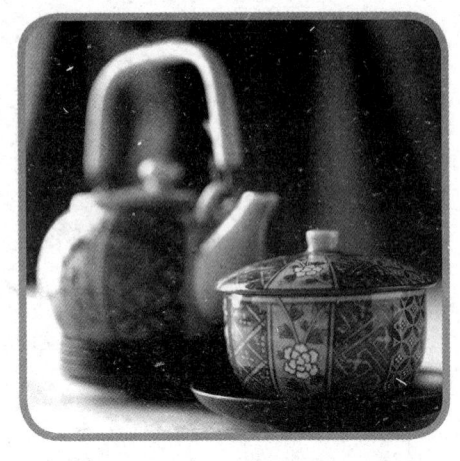

如果一个人每天泡茶的次数超过3次，并且每次都放很多茶叶。泡出来的茶水又苦又涩，那就是喝浓茶过量。这样的话，即使是健康的胃也经不起多久的折腾。要是原本脾胃就不好，问题就会更加严重了。所以，即使爱喝茶，也不要喝浓茶。品尝到其中清香适口的味道即可，若非要"重口味"，伤了脾胃就不好了。

虽然喝茶是一种流行趋势，但是现代人越来越喜欢咖啡，喝咖啡现如今是一种时尚，越来越受到年轻人的青睐和追捧。咖啡也成为不少家庭，休闲，交际的必备饮品。然而，咖啡对人也是有一定利弊的。

喝咖啡的好处是：对于含咖啡因的咖啡，能刺激胆囊收缩，并减少胆汁内容物易形成胆结石的胆固醇，最新美国哈佛大学研究人员发现，每天喝两三杯咖啡的男性，得胆结石的机率低于40%；咖啡可以促进代谢功能，活络消化器官，对便秘有很大功效。使用咖啡粉洗澡是一种温热疗法，有减肥的作用；咖啡是一种兴奋剂，对人体会产生很多影响，它可利尿、刺激中枢神经和呼吸系统、扩大血管、使心跳加速、增强横纹肌的力量以及缓解大脑和肌肉疲劳。另外，心情好的时候喝一杯咖啡，可以在品味咖啡香醇的同时，感受到生活的美好。

同样，在喝咖啡有益处的同时也有一定的弊端。咖啡因因为本身具有的止痛作用，常与其他简单的止痛剂合成复方，但是，长期大量服用，如果本身已有高血压时，喝咖啡摄入的大量咖啡因会使情况变得更为严重。因此，高血压的危险人群尤其应避免在工作压力大的时候喝含咖啡因的饮料。

咖啡因本身具有很好的利尿效果，长期且大量喝咖啡，容易造成骨质流失，对骨量的保存会有不利的影响，对于妇女来说，可能会增加骨质疏松的威胁。但前提是，平时食物中本来就缺乏摄取足够的钙，或是不经常运动的人，加上更年期后的女性，因缺少雌激素造成的钙质流失，以上这些情况再加上大量的咖啡因，才可能对骨造成威胁。

更值得注意的是，很多人在喝咖啡的时候除了不关注喝咖啡的坏处之外，同时还不注意喝咖啡的时间，经常是什么时候想喝了就马上去冲泡一杯。如果是在早餐以及午饭后饮用，可以起到促进肠胃蠕动以及帮助消化的作用，同时还可以帮助分解吃下去的高热量、高脂食物。但如果在空腹的情况下喝咖啡，则会对肠胃造成刺激，并且对胃肠黏膜造成损伤。

所以，需要提醒大家的是，再好的东西都要注意"过犹不及"，饮茶、喝咖啡是如此，别的事情亦是如此。

应该克服的六种坏习惯

在日常生活中，很多我们已经习惯的养生方式其实对身体有害无益。下面就是六大养生误区，需要引起注意。

饭后吃水果

在吃水果的时间上，目前中国人存在一个很大的误区，即把水果当成饭后甜品。殊不知，水果中的有机酸会与其他食物中的矿物质结合，影响身体消化吸收。饭后吃水果还会加重胃的负担。食物进入胃以后，需要经过1～2小时的消化，如果饭后立即吃水果，就会被先前吃进的食物阻挡，致使水果不能正常地消化。时间长了，就会发酵，产生毒素，会引起腹胀、腹泻或便秘等症状。因此饭后马上吃水果是一种错误的生活习惯。

正确做法：吃水果的正确时间是饭前1小时和饭后2小时左右（柿子等不宜在饭前吃）。

饭后饮浓茶

茶叶中含有大量鞣酸，饭后喝茶，就会使胃中没来得及消化的蛋白质同鞣酸结合在一起形成不易消化的沉淀物，影响蛋白质的吸收。茶叶还会妨碍铁元素的吸收，长期如此甚至能够引发缺铁性贫血。浓茶含有较多鞣酸，更削弱了胃的功能，对胃溃疡患者不利。凡脾胃虚寒，曾有胃病或十二指肠溃疡者，饭前饭后均忌饮较浓的茶。平时亦只宜饮淡茶。

正确做法：讲究饮茶健康和卫生的人，不应在饭后喝茶，至少应隔两到三小时后再喝。

饭后放松腰带

很多人吃饭过量后感觉很撑，常常放松皮带扣，这样会使胃部下垂。而且长期松腰带会造成没有饱腹感，所以会给自己一个错误的信号——还没有吃饱。因此，会造成过度饮食而肥胖。

正确做法：吃饭要细嚼慢咽，感觉有七成饱就停一停，因为有些人的饱腹感出现得比较缓慢，而且有些食物，特别是快餐食物在胃内会膨胀，饱腹感出现较慢，这时候松腰带会造成进食过量。因此，饭后不要急于松腰带。

饭后散步

饭后"百步走"，非但不能活到"九十九"，还会因为运动量的增加，影响消化道对营养物质的吸收。尤其是老年人，心脏功能减退，血管硬化，餐后散步多会出现血压下降等现象。

正确做法：饭后应该静坐休息半小时，等胃内食物初步消化后再运动。

饭后洗澡

很多人喜欢饭后洗澡来放松，这也是一种不正确的生活习惯。饭后洗澡，体表血流量就会增加，胃肠道的血流量便会相应减少，从而使胃肠道消化功能减弱，引起消化不良。

正确做法：洗澡，特别是在大型的洗浴中心泡澡，应该在饭后 1 小时以后进行，这样可以加速血液循环，是一种人体保健的好方法。

饭后唱卡拉 OK

平常吃大餐后，很多人喜欢的一项活动就是去歌厅唱歌放松一下。其实，饱餐后马上去唱歌是不健康的。吃饱后人的胃容量增大，胃壁变薄，血流量增加，这时唱歌会使膈膜下移，腹腔压力增大，轻则引起消化不良，重则引发胃肠不适等病症。

正确做法：饭后最好先休息半小时，然后再唱歌。

房事无节损胃肠

我国古代医学家历来主张劳逸结合，有劳有逸，"劳"指劳作，也含劳累之意；"逸"指的是休息，即舒适安逸。适当的体力劳动和体育锻炼舒筋活血，增强体质；必要的休息可以解除疲劳，恢复体力和脑力，才能使精力充沛，身体健康，由此防止疾病发生。

中医认为，劳逸失调与消化系统疾病的发生有着密切的关系。劳力过度则伤气，劳神过度则伤心脾，脾气不足则运化失职。安逸过度，因为用进废退的原则，使脾胃功能减退。所以过度劳累或过度安逸均可影响脾胃正常功能，导致消化系统疾病的发生。

要保持健康，青春永驻，还应从青年、中年就开始适当节欲。适度的性生活可以增强夫妻感情，利于家庭和睦；而纵欲则百害无一利。古人早就意识到这一点，认为只有"爱精重施"才能"髓满骨坚"，并有"营养生存，必保其精，精盛则气盛，气盛则神全，神全则身健，身健则病少，神气坚强，老而益壮，皆来于精也"之说。如房事无节，会影响身体，使人早衰。并且房事过频，使大脑夜间处于兴奋状态，造成精神紧张，而在白天则昏昏欲睡，无精打采，食欲不振，腰酸背痛，会严重扰乱胃的正常生理功能。消化性溃疡患者，由于疾病缠身、精神压力增加等原因可能会影响性功能，如果此时不知节欲，勉强地进行过多的性生活，体力过度消耗就有可能加重病情。

中药不可长期服用

在人们的传统观念中，一直认为"中药没有什么副作用，可以长期服用"。确实，几千年来的传统医学——中医中药是我们的国宝，确实为许多患者解除了痛苦，做了许多西医西药不能做的事情，这一点是不能否认的。但是，长期服用中药也能引起胃黏膜的损伤，这已引起越来越多的专科医师的注意。有文献报道：连续服中药3个月，患者会出现纳差、腹胀、上腹不适、隐痛等症状。对长期服中药的患者进行胃镜观察，发现患者的胃黏膜变薄，病理呈慢性炎症性改变。因为中药的成分复杂，特别是多种中药混在一起，很难说清其有效成分和不良反应成分，所以引起胃黏膜改变的机制尚不清楚。分析认为：可能是中药中某些成分中和了胃黏液，破坏了黏膜屏障，亦可能是某些中药对胃黏膜有直接的破坏作用。因为每个方剂的品种、剂量都有很大的区别，所以要判定究竟是什么原因造成的伤害有很大的困难。其实传统医学对中药能伤胃早有记载：如"苦寒药能泄火，但久之亦伤脾胃"。

对待中医中药的正确态度是，应在正规中医师指导下用药，且疗程不宜过长。特别是某些中药，如细辛、防风、黄芩、黄柏、冰片、蟾蜍、白花蛇舌草等，用量不宜过大。在久服中药出现腹胀、腹痛、纳差等情况时，最好能停服一段时间，有条件的患者应到专科医院进行检查。

千万别沉迷于打麻将

麻将原本是娱乐消遣的工具。然而那些沉迷于打麻将的人，多是占用大量的夜间休息时间，或周末休息时间，往往造成睡眠不足，影响了其生活、饮食规律；另一方面是玩麻将时，人常常处于精神紧张状态。因为生活节律的改变和精神紧张，久而久之便会诱发溃疡病。玩麻将会诱发溃疡病，有以下几种原因：

1. 饥饱无度，影响胃黏膜组织的更新和损伤后的修复。一些人一打起麻将来，便将饥饱置之度外，有时是忍饥挨饿，有时又囫囵吞枣、狼吞虎咽。这些都是诱发消化性溃疡的重要原因。食物可以中和胃酸，不正常的饮食使人体缓冲胃酸能力下降。食无定时、狼吞虎咽的饮食习惯，容易损伤胃黏膜。时间一久，难免要诱发溃疡病。

2. 有些人不分昼夜打麻将，并且常为输赢而大喜大忧，由于生活节律的改变和精神的紧张可促使胃酸分泌亢进，增加胃肠肽释放，而胃肠肽也会使胃酸、胃蛋白酶分泌增加，诱发溃疡病；致使胃动脉功能性挛缩，造成胃黏膜缺血缺氧；精神过度亢奋促使肾上腺皮质激素分泌增加，也可促使胃肠肽分泌，增加胃内酸度。

玩麻将只是一种娱乐活动，切不可因小失大，沉迷于打麻将，伤了自己的身体。

空腹喝绿茶容易伤胃

绿茶是没有经过发酵的茶，较多地保留了鲜叶内的天然物质，其中茶多酚、咖啡碱能保留鲜叶的85%以上。绿茶中的成分，对于防衰老、防癌、抗癌、杀菌、消炎等确实有效果，是其他茶叶无法比拟的。

但是，也正是这些天然成分，如果在空腹状态下饮用，会对人体产生不利影响。

空腹时，茶叶中的部分活性物质会与胃中的蛋白结合对胃形成刺激，容易伤胃。

除了会对胃肠产生刺激，空腹喝茶还会使消化液被冲淡，影响消化。患有胃、十二指肠溃疡的老年人，更不宜清晨空腹饮绿茶，茶叶中的鞣酸会刺激胃肠黏膜，导致病情加重，还可能引起消化不良或便秘。

 经常喝汽水伤害你的脾胃

汽水（包括可乐、雪碧等碳酸饮料）是一种消费量很大的大众化饮料，在夏季里更是人们非常喜爱的降温饮品，很多人每天都要喝几瓶汽水。但是，营养学家提醒人们，为了我们的身体健康，不可把汽水当成茶水那样经常饮用，因为汽水不能为人体提供任何的营养物质，而且汽水中含有大量的糖、香精、碳酸氢钠等，所以汽水呈弱碱性。如果人大量饮用后，这些物质就会中和、稀释胃酸，减低胃的消化能力。

此外，汽水中还含有一些磷酸盐。磷酸盐在进入肠道后，会与肠壁的铁离子产生化学作用，形成不溶性铁盐，从而妨碍人体对铁的吸收。

另外，还有些人喜欢用汽水解醉酒。实际上这是有害的。汽水对人的胃肠有损害，会刺激胃黏膜，减少胃酸分泌，影响消化酶的产生，甚至会导致急性胃肠炎、胃痉挛。有些患有肠胃病的人，在醉酒后又大量喝汽水，还会造成胃和十二指肠大出血。

长期喝汽水的人也容易导致骨折。这是因为汽水中含有磷酸，磷酸对钙的新陈代谢和骨质沉积有不利影响。

 注意环境因素也能影响脾胃

环境因素所产生的主观和客观不相适应的精神紧张均可使脾胃致病。精神刺激是身心性疾病中主要的和直接的致病因素，凡是造成疾病和激发的致病刺激往往不是一般性的刺激或者虽不是超强度的刺激，但是由于几种刺激重叠而超过了人的耐受度。环境因素对消化性溃疡的发生、发展具有一定程度的刺激和促进作用，影响消化性溃疡的发生发展的环境因素有以下几个方面：

1. 家庭生活不和谐。家庭成员损伤、疾病等导致的悲伤情绪，婚变、家庭纠纷带来的情绪郁闷；经济困难所致的困扰；子女的教育、成长所带来的忧虑；家务繁忙、负担过重都可引发情绪过度紧张而导致溃疡病。

2. 都市现代化的快节奏生活。在街上行走时的拥挤所产生的心烦意乱；上下班交通拥挤、堵车等所产生的紧张情绪；噪音给人带来潜意识的烦躁，都会给人带来不良的刺激，可引发消化性溃疡。

3. 工作压力大，工作岗位不如愿，认为没有前途；人际关系过于紧张；不能面对工作职位的升降、岗位的变换；长期注意力高度集中；工作失误、意外、受批评，都可以给人带来不良刺激。

从上述的可知环境中，遇到一种不良刺激而发生了情绪的改变；心理、情绪改变又使大脑功能、内分泌、消化系统等发生恶性循环，最终发生身心性疾病——溃疡病。

边看电视边吃饭的危害

边吃饭边看电视，影响食物的消化和营养的吸收。在吃饭时，需要全身大部分血液集中到胃肠等消化系统，才能保证完成消化食物和吸收营养的任务，如果边吃饭边看电视，眼睛、耳朵必然要不断往大脑里传递信号，大脑就得不断地分析、综合、判断这些信号，需要有更多的血液为脑服务。那么，流经胃肠的血液就相对减少了，会导致消化和吸收功能受影响。此外，看电视有时哈哈大笑或争论，把时间拖延得很长，使热乎乎的饭菜变凉；同时还会出现咬舌、呛饭和咀嚼不细等现象。时间长了，消化器官功能会减退，引起慢性胃肠病，影响营养吸收。

边吃饭边看电视容易影响食欲。饥饿是引起食欲的主要原因,但食物的色、香、味、形也可以通过条件反射来增强食欲。而边吃饭边看电视,往往是以看电视为主,香喷喷的饭菜也会食而不知其味,使本来已经出现的食欲降低或消失,甚至会把吃饭当作负担而草草了事,减少饭量。特别是少年儿童更会如此,往往半饥半饱就放下碗筷,久而久之会出现营养不良现象。为了保证身体健康,吃饭时不要看电视,最好是吃完饭休息10分钟后再看电视。

剧烈运动后喝冷饮伤脾胃

剧烈运动时,心脏跳动加快,血流速度增加,刚停下来时,包括胃肠道在内的全身的毛细血管全部扩张,如果在这时马上饮用冰冷饮料,可导致胃肠道痉挛,影响食物的消化和营养的吸收,有些人还会因此而出现不思饮食、腹痛、腹泻等症状。

剧烈运动后,立刻喝冷饮对嗓子也有害无益。咽部黏膜突然受寒冷刺激,可使抵抗力减弱,使人体呼吸道黏膜上的病毒乘虚而入,出现以喉部症状为主的急性喉炎。如果喉炎影响到声带,引起黏膜充血、肿胀,就会使嗓音嘶哑。

另外,由于目前国内的冷饮市场还不太规范,难免有鱼目混珠的现象。冷饮虽经冷加工处理,很多细菌已被杀死,但少数能耐低温的细菌仍能生存繁殖,危害人体健康。

同样,性生活过后喝冷饮对身体同样伤害很大。这是因为在同房过程中,周身的血液循环加快,表现为血压升高、心跳加快、胃肠蠕动增强、皮肤潮红、汗腺毛孔开放而多汗等等。

因此,在性交结束后,会感到燥热、口渴欲饮。有的人就急于去喝冷饮,或为了除去汗水而去洗冷水澡,这样对身体健康是不利的。

因为在性生活过程中,胃肠道的血管处于扩张状态,在胃肠黏膜充血未恢复常态之前,摄入冷饮会使胃肠黏膜突然遇冷而受到一定的损害,甚至引起胃肠不适或绞痛。同样道理,在性交过程中,周身的皮肤血管也充血扩张,汗腺毛孔均处在开放排汗状态,此时受凉风吹拂或洗冷水澡的话,皮肤的血管会骤然收缩。使大量血液流回心脏,加重心脏的负担;同时还会造成汗腺排泄孔突然关闭,使汗液贮留于汗腺而有碍健康。

如果感到口渴时,不妨先饮少量温热的开水。在房事后 1 小时左右,当身体各系统器官的血液循环恢复常态之后,再喝冷饮或洗冷水澡为宜。

口香糖嚼多了伤害胃

嚼口香糖已经成为很多人的习惯,但口香糖吃多了容易伤胃,甚至导致腹部不适和腹泻。

口香糖是以天然树脂或甘油树脂为胶体的基础,加入糖浆、薄荷等原料调和压制而成。商家宣称口香糖能去除牙垢,清除口臭,但事实上多嚼口香糖会严重损害牙齿表层,会使舌头的血管破裂,严重时还会损害牙龈,使其萎缩。最重要的是,口香糖对肠胃的伤害也很严重,尤其是木糖醇口香糖,其成分偏凉,不容易被胃里的酶分解,进入肠道后,吸收率很低,容易在肠壁积累,过量摄入就会对肠胃造成刺激和伤害。很容易引发腹部不适、胀气、肠鸣和腹泻等疾病。有胃病的人更不宜过多咀嚼口香糖,长时间咀嚼会反射性地分泌大量胃酸,空腹状态下还会出现恶心、食欲不振、反酸水等症状,长期下去还会导致胃炎和胃溃疡的发生。

另外,过长时间嚼口香糖,咀嚼肌始终处于紧张状态,有可能养成夜间磨牙的习惯。此外,青少年在身体发育期,如果嚼口香糖时间过长,可能使咬肌过度锻炼,刺激下颌角的肌肉和骨骼发育,影响面形。

目前国内销售的口香糖很少在外包装上对木糖醇含量和过量摄取的伤害作出应有的警示,因此只能靠自己控制。专家建议每天最好别超过 5 块,通常宜在每次饭后和吃完零食以后咀嚼,可以起到一定防龋效果。但是,每次咀嚼的时间不宜超过 15 分钟。

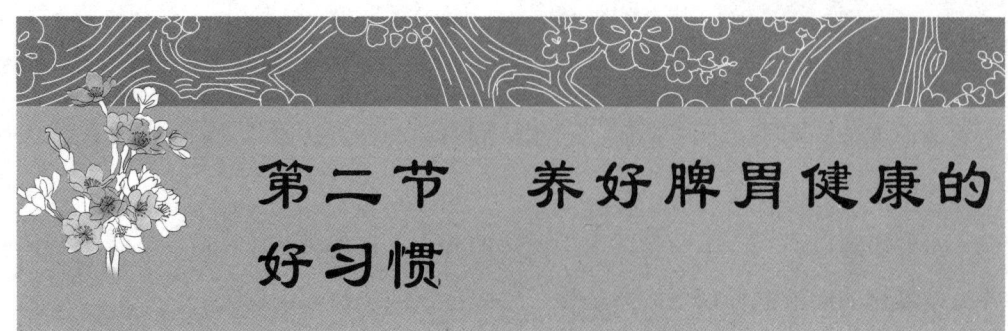

第二节 养好脾胃健康的好习惯

 保养脾胃常洗脚

陆游在他82岁时,还坚持睡前用热水洗脚:"老人不复事农桑,点数鸡啄亦未忘,洗脚上床真一快,稚孙渐长解晓汤。"我国有首民谣云:"春天洗脚,升阳固脱;夏天洗脚,暑湿可祛;秋天洗脚,肺润肠濡;冬天洗脚,丹田温灼。"此民谣也简练地道出了四季洗脚的益处。对胃肠病患者来说,坚持睡前洗脚,可有效改善血液循环,增强自身体质,提高免疫力,有益于胃肠病的康复。

睡前洗脚是良好的养生方法。中医学认为,人体五脏六腑在脚上都有相应的投影。用热水洗脚,可起到促进气血运行,舒筋活络,颐养五脏六腑,有使人体阴阳恢复平衡的作用,因而具有催眠和祛病健身的功效,能有效提高机体的免疫力。现代医学认为,人的脚掌上密布着许多血管,用热水洗脚能使脚部毛细血管扩张,血液循环加快,供给脚部更多的养料,使脚腿部新陈代谢旺盛。热水有温和的刺激作用,由于脚掌上无数神经末梢与大脑紧密相连,刺激脚心上的神经,可使大脑皮质的兴奋和抑制达到平衡,缓解精神紧张,使人感到舒适轻松,不仅能加快入睡,使睡眠深沉,还可有效地消除一天的疲劳。

起到养生作用的洗脚对水温、水量都有讲究。开始时水不宜过多,以浸过足趾即可,水温宜在60℃~70℃。浸泡几分钟后,再加水至踝关节以上,水温保持40℃~50℃。两脚互相搓动,以促进水的流动,每次30分钟左右。当感到身上微热时,即可擦干,再用手将脚部按摩几分钟,然后涂些膏霜之类的护肤品。

清晨宜喝一杯水

中医认为,脾胃是人体内一切精、血、气的生物之源,也称为"后天之本"。脾胃功能强盛的人,常常精力旺盛,身体健壮。人在经过一夜的睡眠后,在清早的时候,胃和小肠所储存的食物都被消化吸收了,而将吸收不了的东西送到了大肠。喝水以后,排空的肠胃就等于被洗刷了一遍,使其干净清洁,有助于对当天摄入的食物更好地进行消化和吸收。不过,喝水后最好停一会儿再去运动。经过运动,腹部肌肉的收缩,使水分在肠胃里来一次更有力的冲洗。人的胃肠内壁外表看上去是光滑的黏膜,实际上它包含着无数微小的绒毛,而饮入一定量的水,经过运动冲刷,就能更好地将绒毛间的一些污垢废物洗刷干净。这不仅有利于对食物营养素的吸收,而且可以使肠胃每天得到洗刷清理,粪便不会瘀积干结,有助于排泄。

既然知道早晨喝水的重要性,那么如何科学喝水呢?

喝什么

新鲜的白开水是最佳选择。白开水是天然状态的水经过多层净化处理后煮沸而来,水中的微生物已经在高温中被杀死,而开水中的钙、镁元素对身体健康是很有益的。有研究表明,含钙、镁等元素的硬水有预防心血管疾病的作用。

有不少人认为喝淡盐水有利于身体健康,于是晨起就喝淡盐水,这种认识是错误的。研究认为,人在整夜睡眠中未饮滴水,然而呼吸、排汗、泌尿却仍在进行中,这些生理活动要消耗许多水分。早晨起床如饮些白开水,可很快使血液得到稀释,纠正夜间的高渗性脱水。而喝盐水则反而会加重高渗性脱水,令人更加口干。何况,早晨是人体血压升高的第一个高峰,喝盐水会使血压更高。早上起来的第一杯水最好不要喝果汁、可乐、汽水、咖啡、牛奶等饮料。汽水和可乐等碳酸饮料中大都含有柠檬酸，在代谢中会加速钙的排泄，降低血液中钙的含量，长期饮用会导致缺钙。而另一些饮料有利尿作用，清晨饮用非但不能有效补充肌体缺少的水分，还会增加肌体对水的需求，反而造成体内缺水。

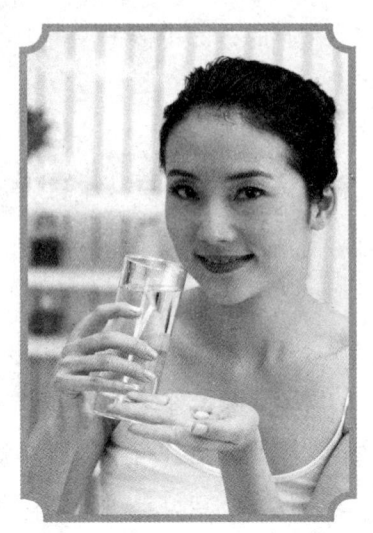

什么温度最适宜

有的人喜欢早上起床以后喝冰箱里的冰水，觉得这样最提神。其实，早上喝这样的水是不合时宜的，因为此时胃肠都已排空，过冷或过烫的水都会刺激到肠胃，引起肠胃不适。

晨起喝水，喝与室温相同的开水最佳，天冷时可喝温开水，以尽量减少对胃肠的刺激。研究发现，煮沸后冷却至20℃～25℃的白开水，具有特异的生物活性，它比较容易透过细胞膜，并能促进新陈代谢，增强人体的免疫功能。凡是习惯喝温、凉开水的人，体内脱氧酶的活性较高，新陈代谢状态好，肌肉组织中的乳酸积累减少，不易感到疲劳。在头天晚上晾开水时一定要加盖，因为开水在空气中暴露太久会失去活性。

喝多少

一个健康的人每天至少要喝7～8杯水（约2.5升），运动量大或天气炎热时，饮水量就要相应增多。清晨起床时是新的一天身体补充水分的关键时刻，此时喝300毫升的水最佳。

怎么喝

清晨喝水必须是空腹喝，也就是在吃早餐之前喝水，否则就收不到促进血液循环、冲刷肠胃等效果。最好小口小口地喝水，因为饮水速度过猛对身体是非常不利的，可能引起血压降低和脑水肿，导致头痛、恶心、呕吐。

春节期间宜多食水果

春节里吃的美食很多是煎炸、油腻或是甜点一类食物，这样自然苦了肠胃。因煎炸食物很容易引起脾胃热滞，导致便秘或肚胀；而甜点吃得过多也会导致脾虚生湿，造成虚湿积滞，引发腹泻。要调整节日里失衡的消化功能，适当吃些水果是相当有效的。清洁肠胃又补血的水果有：

樱桃

是目前公认的能够为人体去除毒素及不洁体液的水果。它同时对肾脏的排毒具有相当功效，而且还有通便的作用。

深紫色葡萄

也具有排毒作用，特别对清除肝、肠、胃、肾内的垃圾非常有效。

苹果

内含半乳糖荃酸，对排毒有帮助，其果胶还能避免食物在肠内腐化。多吃些苹果和石榴可以减轻甜食引发的胸闷、腹泻、胃口不佳、手脚不温等症状，吃适量的石榴或半杯石榴汁还能有效控制腹泻，苹果带皮吃同样也有止泻作用。

草莓

也是一种可以排毒的水果，且热量不高，能清洁胃肠道和有利肝脏。但若你对阿司匹林过敏或肠胃功能不好，可能就不宜食用了。

如果脂肪量摄入过高，那么可以强迫自己多喝水，尤其是多喝温开水，这样可以加快胃肠道的新陈代谢，减轻大量肉类食物和酒对肝脏的危害。

多为胃肠道补充益生菌

人体肠道及体表栖息着数以亿计的细菌，其种类多达400余种，重达2千克。这当中有对人有害的，被人们称为有害菌；有对人有益的，被称为有益菌（益生菌）；也有介于两者之间的条件致病菌，即在一定条件下会导致人体生病的细菌。人体内对人有益的细菌主要有：乳酸菌、双歧杆菌、放线菌、酵母菌等。其中，乳酸菌还能促进胃肠蠕动，具有清理肠道，促进消化的作用。因此，它也有"胃肠清道夫"的美誉。

帮助消化，缓解不耐乳糖的现象

肠道的益生菌最常被提及的功效不外乎是帮助消化、使排便畅通。有些益生菌，如乳酸菌等可以缓解因乳糖消化不良引起的拉肚子问题。

抑制肠道有害菌，预防和治疗腹泻

正常人体肠道内栖息的多种细菌，它们在绝大多数情况下是互相制约、共存共荣的。一旦肠道菌群的平衡被打破，就会引起腹泻。所以，肠道细菌原生态的平衡与否，关乎着人体健康，一旦肠内的益生菌增加，有害菌就会减少，常喝乳酸菌奶能使人体肠道保持适度的酸性，进而抑制腐败菌的生存和繁殖，可达到肠道保健的功效。

其次，滥用抗生素也会引起腹泻。有研究发现，服用抗生素治疗感染症的同时，也会破坏肠道正常细菌的生长，产生腹泻，这时如果添加益生菌，可得到改善。患者经常服用含益生菌的保健食品，可预防与治疗腹泻症。

降低胆固醇，防治消化道肿瘤

喝益生菌饮料可降低血清胆固醇。国外有学者曾经发表论文指出：每天喝200毫升加入嗜酸乳杆菌以及菊糖后发酵的酸牛奶，可使高脂血症患者的血脂平均下降4.4%左右。因为嗜酸乳杆菌与菊糖两者均有降脂作用。

现代人吃了过多富含脂肪的食物，而人体的油脂代谢是由肝脏内的胆盐负责的。胆盐可以软化油脂，让油脂被消化。但是胆盐会与肠道内的有害菌反应，产生致癌物质，容易引起肠癌。当益生菌在肠道占优势后，可以抑制有害菌的作用，即使有胆盐存在，也较不会产生致癌物质。

另外，经过临床人体实验证明，定期定量补充益生菌，能有效降低胃幽门螺杆菌的生长繁殖，而幽门螺杆菌是引起胃溃疡和胃癌的原因之一。所以，补充益生菌还可以预防胃溃疡和胃癌的发生。

提高免疫力，增强体质

益生菌在肠道内的大量繁衍可促进并提高人体的全身免疫能力。曾有学者对中国长寿之乡——新疆阿克苏、广西巴马等地的百岁老人进行体检时发现，老人体内有益细菌占总菌数的比率平均达到38%以上，相当于青少年水平。在欧洲一些著名的长寿之乡，如高加索山区、地中海沿岸国家，当地人常饮自制的酸牛奶，极少患糖尿病、心血管病、肥胖症，研究认为这与酸牛奶中含大量益生菌有关。

目前市场上有两种酸奶制品，一种是由鲜牛奶添加菌类后发酵制成的传统酸奶，另一种是在前者基础上，添加了其他益生菌的酸奶，其标识上有"益生菌"字样。益生菌酸奶的关键在于"活性"，也就是从生产、制作到销售过程中都要冷藏保存，在保质期内要保持一定的活菌数，才称得上是可以增进肠道健康的好酸奶。

如今市场上还有另一种"乳酸菌饮料"的产品，也很受欢迎，这种产品是指牛奶经过发酵后调配成各种不同口感的产品，蛋白质在1%～2%，活性乳酸菌数目也很高。

春季调养脾胃的正确方法

中医认为，脾胃为"后天之本，气血生化之源"。脾胃健旺、化源充足，脏腑功能才能强盛。因此，脾胃的强弱是决定人之寿命的重要因素。

养好脾胃身体健

明朝医学家张景岳认为:"上气为万物之源,胃气为养生之主,胃强则强、胃弱则弱、有胃则生、无胃则死,是以养生家必当以脾胃为先。"元朝著名医学家李东垣在《脾胃论》中指出:"真气父名元气,乃先身生之精气,非胃气不能滋。"并强调:"内伤脾胃,百病丛生。"说明脾胃虚弱是滋生百病的主要原因。中医五行学说认为,木能克土,即脾(土)易受肝(木)的制约。春季肝旺而脾弱,土被木困,易致脾胃输送、消化功能受影响,出现腹胀腹痛等。因此,春季的养脾健脾很重要。

饮食是最常用的调养办法,在春季一定要多食用一些粥。因为此时肝旺而脾胃虚弱,粥是易消化的食物,配合一些药物熬制而成的药粥,对脾胃有着更好的滋补作用。药物的选用上既要考虑生发阳气,又要考虑滋补脾胃,可选用沙参、西洋参、决明子、白菊花等。《千金月令》中说"正月宜食粥",确实很有道理。此外,像莲子粥、山药粥、红枣粥等也是很好的补脾粥膳。

除了饮食,精神调摄在这个时候也显得非常重要。据研究,不良情绪可导致食欲下降、腹部胀满、嗳气、消化不良等,而良好的情绪则有益于胃肠系统的正常活动。正如《黄帝内经》里说的"怒则肝气乘矣,悲则肺气乘矣,恐则脾气乘矣,忧则心气乘矣""怒则气逆,甚则呕血及飧泄"等,讲的就是因情志失调而引发的脾胃病。所以,春天养脾胃一定还要注意情绪养护。

心要静,身体却还是要多动一动,动则升阳,既能驱寒,又能除湿。适当的锻炼能增强人体的胃肠功能,使胃肠蠕动加强,消化液分泌增加,促进食物的消化和营养成分的吸收,并能改善胃肠道本身的血液循环,促进其新陈代谢,推迟消化系统的老化。体育锻炼如散步、慢跑、打太极拳、瑜伽等。

另外,要注意脾胃冷暖。在春季气候变化无常时,有虚寒胃痛的病人要注意保暖,避免受冷;有脾虚泄泻的,可在脐中贴暖脐膏药,同时还应少吃生冷瓜果等,如感到胃脘部发冷,可及时服用生姜茶。

夏季调养脾胃的正确方法

夏天到了，随着气温的逐渐攀升，许多人食欲越来越不振。中医认为，长夏主脾土，湿热是当令之时，由于天气炎热，出汗比较多，体能消耗自然也增加；而且许多人在此时喜欢吃冷饮，虚寒体质的人易造成脾胃不和，运化失常，也就容易乏力、食欲不振等。

中医讲夏季宜"早睡早起"，顺应节气。夏季日长夜短，气温高，人体新陈代谢旺盛，消耗也大，容易感觉疲劳，因此夏季保持充足的睡眠对于促进脾胃健康、提高工作效率具有重要的意义。为了保证充足的睡眠，首先应做到起居有规律；其次应注意卧室通风、凉爽；第三要保持平静的心境，力求"心静自然凉"；第四要有适当的午睡时间，夏季午睡可使大脑和身体各系统都得到放松，有利于下午的工作和学习，也是预防中暑的措施。

进入盛夏时节，气温高且湿度大，给人以闷热难耐的感觉，这就是中医所说的长夏。长夏在五行中属土，与中医五脏之脾脏相应，而脾最恶湿喜燥，所以长夏多患脾胃病，出现食欲不振、腹泻等症状。脾胃虚弱的人，应及时调理好饮食，可少食多餐，这样能保证营养充足又不增加脾胃负担；夏季容易口渴，但要注意不可在饭前大量饮水，更不能喝大量冷饮，反之，极易损伤脾胃，导致慢性脾胃疾病。温热的饮食，食后有利于促进胃肠蠕动，消化吸收，胃部也会感到舒适。

由于夏季多雨潮湿，所以这时暑热之邪常常与湿邪相兼为患，即所谓的暑多加湿，暑天感冒、中暑等疾病，往往是湿与热的症状同时存在。夏季防湿邪，要做到少淋雨、少贪凉；防暑邪，就要在早晚室外气温相对比较低时，打开窗户通风，以散去人体周围的热气。

坚持参加适当的体育运动，如慢跑、散步、打太极拳等。适当的体育锻炼能增强胃肠功能，使消化液分泌增加，促进食物的消化和营养成分的吸收，并能改善胃肠道的血液循环，促进新陈代谢，推迟消化系统的老化。晚间睡觉之前，躺在床上用两手按摩上下腹部，来回往复40～50遍，可以助脾运，通秽气，对脾胃有良好的保健作用，与运动脾胃有异曲同工之妙。夏季运动时出汗较多，应该及时补充水分。

而对于脾胃虚寒的症状，艾灸的作用更是无可代替。艾灸可温阳补虚，灸足三里、中脘，可使胃气常盛，而胃为水谷之海，荣卫之所出，五脏六腑，皆受其气，胃气常盛，则气血充盈；命门为人体真火之所在，为人之根本；关元、气海为藏精蓄血之所，艾灸上穴可使人胃气盛，阳气足，精血充，从而加强了身体抵抗力，病邪难犯，达到防病保健之功，同时，还可根据不同症状加减穴位调理，达到事半功倍之效。

秋季调养脾胃的正确方法

经历了漫长的酷热的夏季，人们由于频饮冷饮，常吃冰冻食品，多有脾胃功能减弱的现象，特别是体虚者，此时骤用补药或补品势必难以消化吸收。所以，秋季进补之前，脾胃应有一个调整适应的阶段。可先补食一些既富有营养，又易消化的食物，以调理脾胃功能，如鱼、各种动物瘦肉、禽蛋，以及山药、红枣、莲藕等。此外，奶制品、豆类及新鲜蔬菜、水果均宜多吃，药食兼优的菱角、板栗也是调理脾胃的佳品，它们均含有碳水化合物、蛋白质及多种维生素，具有补中益气、开胃止渴、固肾养精等功效。

初秋时节容易伤肺，患者常常有咳嗽少痰、咽干鼻燥、口渴头疼、无汗发热等症状，饮食应以清热、健脾、润燥为主。而到晚秋，因昼热夜凉，不小心就容易伤风感冒或旧病复发，症状多表现为咳嗽痰稀、鼻塞不通、无汗畏寒、头痛微热等，饮食应以防燥养阴为主。多吃银耳、百合、鸭、藕、牡蛎肉、山药等，可起到祛燥润肺之效。

秋天气候渐冷，衣服不可一下增加过多，有意让机体冻一冻，经受一些寒凉之气的锻炼，这也是增强机体对冬季寒冷气候的适应能力的重要方法。金秋时节天高气爽，是运动锻炼的好时期，尤其应重视耐寒锻炼，如早操、慢跑、冷水浴等，以提高对疾病的抵抗力。

从立秋开始，自然界旺盛的阳气开始减弱，阴气逐渐增强。我们的睡眠应顺应自然界的规律，早睡早起。早睡可以增加夜里的睡眠时间，补偿夏日的睡眠不足，早起运动吸收阳气，同时舒展了肺气，相当于为秋天养生提前做准备。

另外，秋季调理脾胃时应注意以下三类人：

脾虚患者

脾虚的人常常表现为食少腹胀、食欲不振、肢体倦怠、乏力、时有腹泻、面色萎黄，这类朋友进补前不妨适度吃点健脾和胃的食物，以促进脾胃功能的恢复，如茯苓饼、芡实、山药、豇豆、小米等都是不错的选择。食粥能和胃、补脾、润燥，因此，若用上述食物煮粥食用，疗效更佳。

胃火旺盛者

平素嗜食辛辣、油腻之品的朋友，日久易化热生火，积热于肠胃，表现为胃中灼热、喜食冷饮、口臭、便秘等。这类人进补前一定要注意清泄胃中之火。适度多摄入些苦瓜、黄瓜、冬瓜、苦菜、苦丁茶等，待胃火退后再进补。

老年人及儿童

由于消化能力较弱，他们胃中常有积滞宿食，表现为食欲不振或食后腹胀。因此，在进补前应注重消食和胃，不妨适量吃点山楂、白萝卜等消食、健脾、和胃的食物。症状严重者可在医生的指导下服用保和丸、香砂养胃丸等。除了阳虚体质者外，不要过多食用温热的食物或药物，如羊肉、狗肉、人参、鹿茸、肉桂、附片等，否则极易加重秋燥。

冬季调养脾胃的正确方法

冬季寒冷的天气会导致机体免疫系统功能下降，胃肠道遇寒冷刺激很容易出

养好脾胃身体健

现功能失调或紊乱，以致出现一些胃肠道疾病，如消化性溃疡、胃肠道炎症等。而且冬季的冷空气会刺激胃酸分泌，而这段时间人们往往食欲较好，还有不少人为了御寒嗜食辛辣、热烫的刺激性食物或是过度贪杯，这些都会导致胃病或原有胃病复发。

另外，冬季人们往往过多强调进补，于是常吃炖品，这些炖品往往都是油腻食物，过多进食高热量、高胆固醇食物，会加重肠胃的负担，导致消化不良、胃部不适、胀气等。

所以说，冬季的配餐以驱寒防寒、温养脾胃为原则。冬季，是胃溃疡、胃炎、胃肠神经官能症等疾病的好发时节。胃有宿疾的患者，受寒凉之气的影响，胃络易失温煦濡养。此时患者除须慎避风寒，善加保养之外，还可服用温胃食疗方加以治疗，调节功能，保养胃气。冬季养生宜选择菌类食品冬季，在蔬菜缺乏、绿叶菜少的情况下，菌类成为人们养生的首选保健食品。如蘑菇、香菇、银耳等。另外，冬季宜食用大白菜在鸡、鱼、肉、蛋的膳食中，科学搭配，经常食用大白菜，也会使人顿感清香爽口，利胃保肠，对促进人体健康极为有利。

饮食上进行调理，身体也要进行锻炼。入冬以后，中医倡导"早卧晚起，以待日光"，也就是说人在寒冷的冬天要早睡晚起。早睡可以养人体阳气，起床时间最好在太阳出来以后，这时人体阳气迅速上升，血中肾上腺皮质激素的含量也逐渐升高，此时起床则头脑清醒，机智灵敏。但上班族晚起可能很困难，这就要尽量做到早睡，不熬夜。此外，立冬时运动应以静态运动为主，避免进行剧烈的运动。例如可以在阳光充足的地方进行太极拳、交谊舞等运动，以感到舒适愉悦为好。如果一定要进行剧烈运动，则要在运动前做好热身，因为冬天寒冷，人的四肢较为僵硬，因此在高强度运动前最好先进行伸展肢体、慢跑等热身运动让身体微微出汗。

由于冬天容易造成胃寒，所以应注意保暖。衣服宜多穿几件，这样各层衣服之间就会形成多空气层，这些空气层是热的不良导体，能减少体表散热，阻止冷热空气的交流，起到良好的保暖作用。还应备个肚兜，遇寒甚时穿上，可对局部起保暖作用。肚兜的内层最好采用透气和吸湿性较好的棉布，既柔软舒服，又有良好的保暖效果。中间还可做个袋子，内盛温胃的药物，更能收到祛病健身的效果。

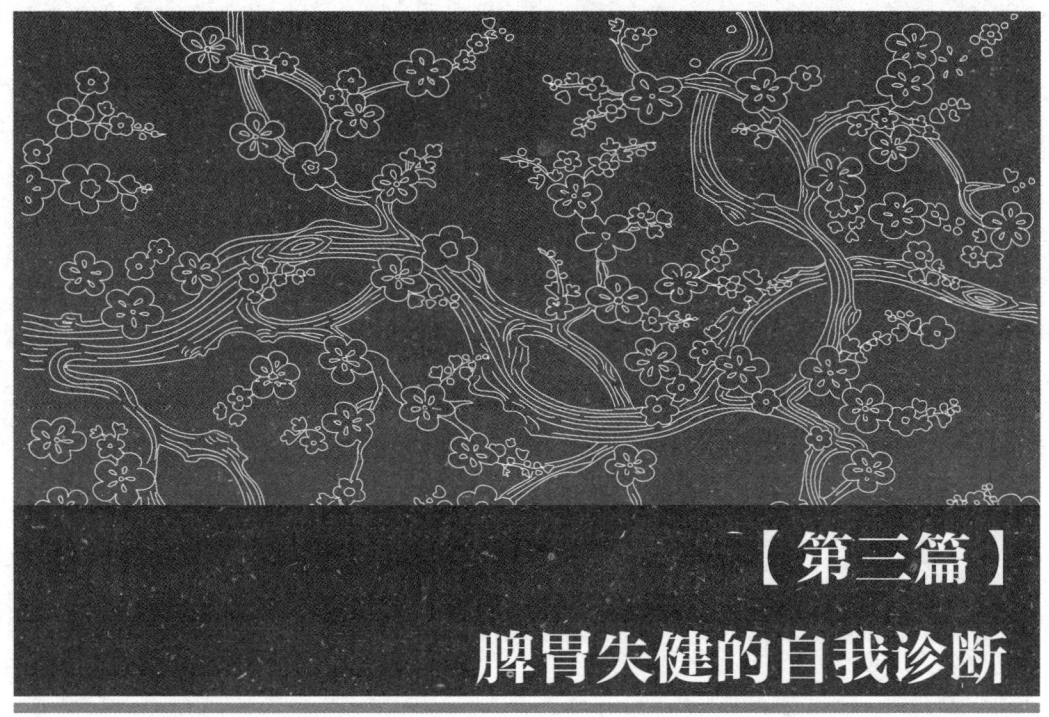

【第三篇】
脾胃失健的自我诊断

篇首语

人体是一个内外紧密联系的整体,因而内脏有病,可反映于相应的形体官窍,即所谓"有诸内,必形诸外"(《孟子·告子下》)。脾胃是人体的"气血生化之源",当脾胃出现不适的时候,就会通过身体的外在表现出来。

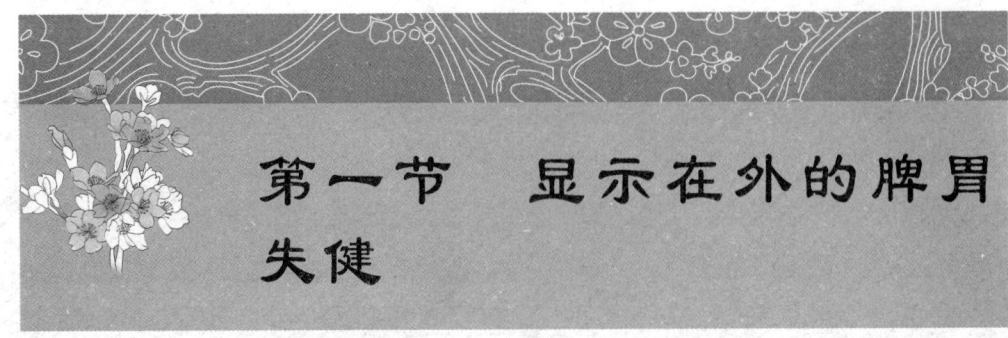

第一节 显示在外的脾胃失健

手能反映你的脾胃健康

手是我们脾胃健康的"地图"。如果我们的脾胃有疾,也同样会反映在手上。闲来无事,摊开手掌,仔细观察,既不花钱,也不用去医院,就能发现你身体健康状况的秘密。

 手掌

1. **温度**。一般来说,手掌的温度应该略高于脸部温度与皮肤温度。人是恒温动物,判断自己是否健康,首先看自己的手温是否正常。正常的手应该是冬暖夏凉,如果双手总是冰凉冰凉的,这种情况提示多为脾胃虚寒、脾胃消化吸收系统较差,容易消化不良、便溏、疲倦乏力、贫血。女性多见于妇科疾病、白带比较多一点,月经不调。

2. **出汗**。"手脚爱出汗,可能与脾胃有关。"一般来说,脾虚的人湿气重,比别人更容易出汗,特别是手和脚。这是因为人体内的湿气是往下走的,所以四肢尤其是脚部更易出汗。脾胃与消化有关,如食物在胃肠道吸收不好,会导致脾气不足,进而引起心气不足,故而爱出汗。白天爱出汗,中医称为自汗,与气虚有关;晚上爱出汗为盗汗,与阴虚有关。

3. **圆锥形手**。圆锥形手又称水形手、艺术形手、爱美手、感情手。圆锥形手其特征为掌肉肥厚柔软,皮肤柔润,肌肉富于弹性,手稍短而阔,指基阔而指端尖，指甲长，指与指之间隔密，拇指比较一般的细小，掌色较白，掌背青筋隐而不露，指背纹轻浅，此型手型的人，脾胃功能较差，易罹患消化系统疾患，中晚年易发生风湿湿痹等疾患。

4. **手掌艮位**。艮位，从五行上讲，属于阳土，其位于拇指球的下半部，生命线下半部的范围内，相当于金星丘区域。与中医脏腑中的脾胃功能相对应，西医主要反映呼吸系统、免疫系统和消化系统功能状况。健康状态应该肌肉丰满、色泽红润、弹性有力，有横切纹或者竖切纹出现。艮位隆起而肉软色润，提示脾胃的受纳运化功能良好，体力健壮。艮位肌肉凹陷、松软，则表示脾胃虚弱，营养不良、消化系统功能不佳。如果艮位肌肉隆起且颜色过红，易患高血压、高脂血症；颜色出现暗黄者，并伴有坚硬的感觉，则提示易出现胃癌、食管癌、肝硬化等症。艮位处纹理散乱，皮肤粗糙而有椭圆形的暗色，青筋浮露，提示脾胃功能不佳。如暗青色明显，则提示胃病正在发作。一般人此处皆有轻微的青筋浮出，若不是很明显，则临床上的意义不大。

手指

1. **拇指**。拇指按照五行代表土，脏腑中代表脾胃。如果拇指扁小常说明脾胃不和；如过拇指粗大则说明脾胃病伤及肝脏，造成肝阳上亢，肝脏疏泄功能失调；拇指扁小不易弯曲是脾胃虚弱的表现，这样的人易患中风；如果拇指指腹干瘪凹陷常代表脾气不足，功能虚弱、失调，易出现消化不良、便秘、腹泻、腹胀等症状；拇指的指腹凸出说明脾脏功能亢进，致使脾生血不足，易出现流鼻血、便秘、月经不调等；如果拇指近节指骨段掌面纹理凌乱，皮肤粗糙，这说明胃消化系统失调，容易出现头痛失眠、多梦现象，称之为食滞胃脘之失眠。

2. **食指**。如果食指指头偏曲、指节缝隙大，且纹路散乱的人，多因消化系统疾病影响脾胃纳食运化功能是失常，特别易患大肠疾病。

3. **中指**。中指偏曲，指间漏缝的人，除循环系统较差外，还会影响到肠道的功能。

4. **小指**。指头偏曲，指节漏缝太大的人，也易患胃肠道疾病，造成消化不良。指节纹散乱，除自身体能较弱外，还易把这种现象遗传给子女当中的一个。

指甲

1. **扁平指甲**。正常的指甲形状应该是这样：竖起手指，然后从侧面看指甲，其形状应该略微弯曲，弧度和缓。如果其曲线几乎为零，指甲明显呈扁平状这种扁平指甲表示消化系统天生较差。一般易患消化不良或慢性胃炎。

2. **指甲硬**。指甲硬而脆，易折断，表示消化系统有问题或营养不良。

色泽

一般来说，身体健的人的手掌都会呈现为淡红色或粉红色，而且，充满光泽，富有弹性，握持有力，伸展自如。如果手掌颜色变深或变浅，即表明身体出现了异常，应加以留意。不过在观察手掌颜色变化时，必须排除一些外在的干扰因素，如气候的变化、精神的变化，以及手掌部位受到物理或化学性刺激所引起的变化。

1. **掌心处发白**。此处发白表示胃里的寒气较重。吃寒凉食物较多后，胃部的血管总是处在收缩状态，胃部的血液供应不充足了，胃因此发生各种不适，如胃胀、胃痛、反酸、有口气、胃炎、胃溃疡等。

2. **掌心发黄**。掌心发黄代表胃的功能较弱，黄的颜色越重，说明这种状况持续的时间越长，患有长期慢性胃病的人手掌心多出现发黄的颜色。

3. **掌心黑褐色**。手掌中间呈黑褐色改变，提示罹患肠胃病。

手掌三线

1. **生命线**。生命线又叫大鱼际曲线、大鱼际抛物线、肾脏线、本能线等。生命线是西洋手相学的叫法，中国手相学叫"地纹"，是人体手掌三大主线之一，起于食指指根线与拇指根线中点（为震位和巽位的分界线），包绕整个大鱼际，呈圆弧形抛物线延伸向腕横纹。健康的生命线，其手掌纹线条深刻明显，清晰不断，呈粉红色，逐渐变细消失，此视为最佳生命线。抛物线所包围的大鱼际范围越大，则身体素质越强。

生命线起点偏低的人，提示其人欠缺活力，缺乏自信心和坚强意志，血压偏低，脾胃虚弱，很容易发生肝气犯胃或胆汁反流性胃炎；如果生命线的末端处外侧呈现羽状纹改变，一般提示体质较差，易疲劳，易罹患胃肠病、便秘等病症；如果生命线起始端出现浅黑色改变，一般提示患有胃病，如胃炎、胃溃疡等病症。

2. **智慧线**。智慧线又称小鱼际抛物线、近心横曲线、脑线、头脑线等。是手纹中的三大基本纹线之一。一般位于手掌中央，起于食指第三指关节腔的边缘，向小鱼际呈抛物线延伸，停止于无名指下方。标准的智慧线，纹深而长，明晰不断，颜色红润弯曲呈优美的弓形，表示其人智商高，心理健康。此线向来被认为司掌智慧、脑力与神经系统的强弱。智慧线所显示的疾病往往是在神经和精神方面，同时也涉及五官，以及一个人的智力水平等。

如果智慧线上出现连续两个以上的岛形纹，则是精神疲惫的信号。有这种岛纹的人，往往天生就具有一种聚集精神压力的性格特点，而且这种压力不容易获得疏导，时常会郁结于胸，久而久之，则加重胃及十二指肠的负担，导致溃疡病的发生；如果智慧线淡白无光泽，提示人体气血亏虚，脾胃是气血生化之源，因而提示脾胃功能不强，同时也是心脏虚弱的征象。

3. **感情线**。感情线又称远端横曲线、消化线、心脏线，它是人体手掌上的三大主线之一，从手掌的尺侧伸向食指与中指之间的下方，以稍微呈弧形、抛物状地向前延伸。健康的感情线应该为纹理清晰、深刻，连贯无断裂，颜色红润，末端不可短于中指中心垂直线为标准。顾名思义，感情线一般是用来判断一个人的感情状况的。实际上，通过感情线来检查一个人的身体状况，也能得到你不少信息。感情线用来推测健康状况，尤其是与心脏的关系最为密切，它能清楚地反映循环系统的运行状况。

如果感情线长，这样的人一般提示性格固执，可能罹患先天性心脏病，也很容易患神经性肠胃病；如果感情线长并延伸至食指与中指间的缝隙内，则提示长期罹患脾胃病；如果左手感情线的末端，也就是食指的下方出现"田"状纹，一般提示患有脾胃病。

看脸亦能看出你的脾胃健康

中医认为，内脏的病变可以反映到体表，相反，通过对外部的诊察，也可以推测内脏的变化。面部是最快表现脏腑病症的部位，通过观察面部的颜色、形状、五官状况等，可以快捷大致地诊断脏腑疾病。

面色

1. **面色淡黄**。如果面部的色泽出现的是淡黄，而且有发干的现象，这一般来说是脾胃虚弱，应当多吃一点补脾养胃的食物。

2. **面色萎黄**。面色淡黄憔悴称之为萎黄，这种人皮肤色黄枯槁不泽。多属脾胃气虚，为血气不能上荣于面部所致。一般常兼神疲倦怠，语音低微，畏冷便溏，脉形无力等证。

3. **面色黄胖**。与萎黄相反的就是黄胖，黄胖就是面色发黄又有虚肿，所以给人的感觉是又黄又胖。这种胖是不自然的，是发虚的胖，这是因为身体既脾虚又有湿邪，还有一种情况是身体里有寄生虫。

长痘和长斑

1. **痘痘**。出现痘痘常常说明是肺胃湿热。痘痘的形成多因体热、食肥腻食物，或因情绪不良导致肺经热盛、脾胃湿热。时间长了，就会灼伤阴液，使阴虚火旺，湿热瘀积于脸部，才会长痘，严重的会形成痤疮，严重的痤疮会有结节和囊肿，这种情况多因痰湿凝聚引起。久治难愈或常复发的痤疮与内分泌失调有关。

2. **长斑**：长斑一般说明是痰瘀积滞、脾虚湿盛。从中医的角度讲，色斑缘于以下几种情况：精血不足、气血痰瘀积滞皮下、色素沉着而致；肝郁气滞、郁久化热、灼伤阴血，使颜面气血失和而发病；脾虚生湿，上蒸于颜面所致。此外，一些慢性病、精神刺激、紫外线照射、化妆品使用过度等也可导致此病。

鼻子透露的脾胃疾病

中医认为，鼻为肺之窍，是呼吸的主要通道，同时是人体与外界直接接触的门户。五脏之气，均达于鼻。在内肺为五脏的华盖，在外鼻为五官的华壁。鼻称明堂，为脾之所应。鼻尖属脾经；鼻为血脉聚集之处，而脾脏具有统率血、化生血的功能，脾的统血、生血功能可以影响鼻的生理功能的完成，需靠脾气升清的功能协助，鼻的健旺，有赖脾气的滋养。鼻准属脾，当脾有病变时，常影响于鼻窍，"脾热病者，鼻先赤"（《素问·刺热篇》）。可见脾的生理和病理与鼻有紧密关系。

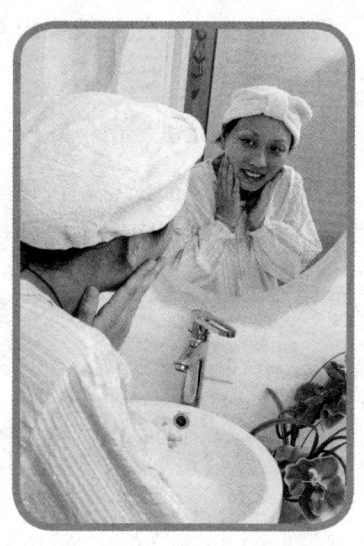

鼻的颜色

1.**鼻尖发红**。如果鼻头出现赤色，一般来说代表脾胃有热证。鼻头的部位主脾，鼻头的两侧鼻翼主胃，所以如果整个鼻头包括鼻翼都发红，说明有脾胃热证，而且是实热；鼻头的颜色为微赤色，那么就是脾经出现虚热之症；鼻头出现红赤，并见丘疹，久之皮肤变厚呈紫红色变，表面隆起，高低不平，状若赘瘤，称为"酒糟鼻"，多因胃火熏肺，复加风寒外束，血瘀凝结所致；鼻孔外缘红，一般是肠内有病的表现，多数肠内有寄生虫；女性鼻翼部红赤，鼻两侧见黄褐斑，一般多为妇科疾病的征象，例如月经不调、闭经等；鼻尖如果有血点发红，或者是鼻唇俱见红，提示肺经有热。

2. 鼻部色白。 小儿鼻色苍白，为小儿脾虚泄泻、乳食不化之兆；鼻头色白，亦可提示脾虚，脾胃虚寒。

山根特点

山根，又称"下极"，即鼻根部。位于两眼内眦之间，正中睛明穴上。

1. 山根形态。 山根处若见有十分明显的横纹、痣、伤痕等，提示胃病，可见食欲不振，胃脘不适，甚至疼痛等见证；小儿山根脉纹呈竖向型和横向型并见的混合型，大多消化系统疾患与呼吸系统疾患同时发病，可同时并见脾胃和心肺疾病的症候。

2. 山根颜色。 山根脉纹色黄，提示脾虚或湿盛，以消化系统疾患、营养不良和维生素缺乏症多见。常见的有消化不良，急、慢性肠炎，痢疾，疳积等。消化不良者，多因脾虚湿困或脾胃有热；急、慢性肠炎和痢疾者，多因湿热内蕴，乳食积滞；疳积者，多为脾胃虚损，运化功能失调。

口唇最能显示脾胃健康

《黄帝内经》说："脾……其华在唇四白""脾之合肉也，其荣在唇"。又说"脾开窍于口""胃之清气，上出于口"，这些都说明了唇与脾胃的关系密切，另外，唇不仅候脾胃，而且与大肠、肝、督脉等的关系也极为密切。如《灵枢经脉》记载："大肠手阳明之脉……还出挟口，交人中""胃足阳明之脉……还出挟口环唇，下交承浆""肝足厥阴之嘛……环唇内""督脉者……上颐环唇"。其他还有任脉、冲脉、肾脉等，其循行与口唇相近，这些都说明唇于脏腑关系很密切，所以说，口唇可有效地反映出脏腑精气的状况，通过观察唇部能诊断健康与否。

一般来说，上唇主大肠的排泄功能，下唇主胃的消化功能；双唇合并反映脾的运化功能，两唇内缘的色泽改变和唇间的开合反映肝胆的功能变化。

口唇色泽

正常口唇的色泽是微红而明润，唇上无色素沉着斑点，提示胃气充足，血脉调匀。消化吸收功能好，营养较佳，精力充沛，适应能力较强。但男女之间的唇色是存在着一定差异的，一般来说，女性的唇色偏润红，而男性的唇色则偏深红，较为稳重。随着年龄的增长，唇色渐见深暗，接近红褐色。因此，如果唇色发生变化就是身体内部产生了疾病。

1.**唇色发红**。唇色为淡红，一般提示是虚证、寒症，多属血虚、气血两虚或者是脾胃虚弱；体质稍弱或者是无病之人亦可见此唇色；唇色为深红，一般提示为实证、热证。唇色深红而干，主热甚伤津、脾热症、食积，亦主热极；赤肿而干，提示热极；如果上下双唇皆见红赤，说明是有心热而引起的；上唇深红而下唇出现淡白色，则提示心肾不交或者是胃热脾寒；相反，如果是上唇出现淡白而下唇为深红色，一般是胃冷脾燥；下唇深红，且晦暗无华，多数是脾虚运化不强，证见食少神倦、四肢困乏等征象；如果双唇红如血染，并且两唇合缝处隐见烟熏色，则提示是三焦热炽的表象；如果是外侧红如血染，内参反而淡白无华，这是脾胃虚寒，或者提示寒气留恋中宫；唇色为淡白色，多见于气血不足的面相，这些大都是由于脾不健运，化生无权，气血亏虚所致。如果唇色淡白兼有恶心或吐者，胃气虚；兼有纳少体倦者，脾气虚。

2.**唇色发黄**。一般来说，唇色发黄主患脾病，其证多湿。唇色淡黄而胸腹胀满，为湿热内伏、运化无力之证。唇色淡黄晦暗而质干萎者，是中焦脾土大虚之象；唇色发黄多为饮食内伤，常见湿热郁于肝脾之故，有要肝炎迹象，肝胆可能会产生病变。证见精神倦怠、四肢困乏、头晕等。如果唇色发黄且干燥，多是脾脏分泌功能有障碍，削弱了免疫系统的抵抗力及辅助造血功能。唇内色黄，有肝炎迹象，若暗浊，肝胆一并不佳。唇角白肉处如橙黄而明润者是脾湿化热之象。

黄色现于下唇凹肉中（即生髭处），是因饮食内伤脾胃，兼湿热郁于肝胆之象。黄侵口角，谓土克水，为病重之征兆。两唇角暗黄，是寒湿伤脾之象。

口唇形态

一个人口的大小，可用眼作为标准来进行衡量。两眼正视正前方，从两瞳孔内缘各画一条垂直线，若其线与口角保持一致，说明口大小为一般、适中。超过改线，就属大口；反之则为小口。口唇大小适中，口唇端正，上下唇匀称一致，颜色红润而明泽，主长寿，提示身体健康、生殖能力旺盛。

1. 口小、唇薄且干瘦，提示脾胃运化功能薄弱，适应能力较差；口大而唇厚，提示脾胃运化功能较强，适应能力也较强，身健体壮。

2. 揭唇（口唇外翻），单见上唇揭或单见下唇揭，或上下两唇皆见揭，提示脾胃功能较差，常患胃肠病。

3. 口疮。口疮之火，不独责之于心。平时忧思恼怒，嗜好烟酒咖啡，过食肥甘厚腻，均可致心脾积热、肺胃郁热、肝胆蕴热，发为口疮多为实证；肾阴不足，虚火上炎，发为口疮多为虚证；年老体弱，劳倦内伤，损伤脾胃，可致中焦枢纽失司，上下气机不通，上焦之阳不能下降，下焦之阴不能上行，心火独盛，循经上炎，也可发为口疮，此多为虚证。

舌是脾胃健康的灵根

舌为心之苗，脾之外候，苔由胃气所生，故脏腑发生的病变可在舌质和舌苔上反映出来。舌质，又称舌体，是舌的肌肉脉络组织。舌苔，是舌体上附着的一层苔状物，由胃气所生。所谓"胃中生气"是指脾健运化，胃主受纳，即认为是人体消化功能正常，脾胃生理功能正常则舌上可现一层薄润的舌苔。机体在疾病病理变化过程中，阴阳的盛衰，气血的调和，津液的存亡，均可直接反映在舌苔变化中，察舌苔的变化，即可知脏腑盛衰，即内脏器官病变、病邪凶吉进退，即疾病的严重程度。

舌主味觉，可影响食欲，脾主运化，胃主纳食，在消化功能上密切相关，脾胃之病可反映于舌。脾胃为后天之本，气血生化之源，与全身气血盛衰有密切关系，故全身的病变可通过脾胃反映于舌。

正常人的舌象应为舌体柔软，活动灵活自如，颜色淡红而红活鲜明，胖瘦大小适中，无异常形态。舌苔色白，颗粒均匀，薄薄地铺于舌面，揩之不去，其下有根，干湿适中，不黏不腻。肉眼观察，正常舌象为"薄白苔、淡红舌"。正常薄白苔的形成，主要是由于咀嚼吞咽动作及饮食、唾液冲洗，可使丝状乳头间的物质及角化上皮脱落清除，而仅留一层薄白舌苔。淡红舌的形成，与舌乳头内良好的微循环状态有关，其中菌状乳头内微血管较丝状乳头丰富，故淡红舌的形成与菌状乳头数量的关系尤为密切。

舌形

不同舌的形态变化对应不同的疾病。

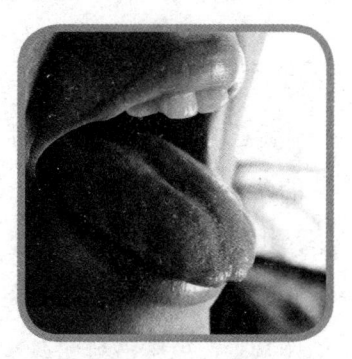

1. 裙边舌：裙边舌又称"齿痕舌"。舌头伸出来超过两边口角的范围，而且明显水肿而娇嫩，加之舌边有牙齿压出来的齿印，犹如女同志裙子的边缘。裙边舌是由于体内营养不良，尤其是缺乏蛋白质，引起舌的水肿。舌组织的反映较一般器官灵敏，所以，可能此时身体其他部位存在水肿的表现。祖国医学认为齿痕舌多由气虚、脾虚或阳虚所致，由于脾虚不能运化水湿，致舌体胖大，故齿痕舌主脾虚和湿盛。若淡白而湿润，则属寒湿壅盛；淡红而有齿痕，多是脾虚或气虚。

2. 光滑舌：舌面光而无津，也没有舌苔，平如镜面，望之发光，称之为"光滑舌"，又称"镜面舌"或"光莹舌"。主要是由于胃阴枯竭、胃气大伤，以致毫无生发之气，故舌面光洁而无苔。不论何种疾病，凡见到这种舌象，都表明机体内有阴液消亡的征象，津液严重损耗。光滑舌可见于久热伤阴。汗下太过、温病邪犯营血等。淡白而光莹，提示脾胃损伤，气血两亏已极；红绛而光莹，提示水涸火炎，胃肾阴液枯竭。

舌的动态

1. 痿软舌：舌体软弱，伸缩转动皆无力者，称痿软舌。该舌多由气血虚弱，阴液亏损，筋脉失养所致。若舌痿软而舌色淡白，多由心脾气血亏损，不足以濡养舌的筋脉而成；舌痿软而舌色红绛，则为热极伤津，或是阳虚火旺，使胃和肾的气津两亏，舌的筋脉失养所致。舌痿软而舌色干绛无津，是肾阳已亏到极点的表现，病情险恶。

2. 吐弄舌：吐弄舌，病状名。吐舌，指舌体伸长弛缓，出口外而不收。弄舌，指舌体微出口外，立即收回口内，或舌舐唇上下及口角左右。多见于小儿，属心脾热盛重症。因心热则动风，脾热则津耗，以致筋脉紧缩不舒，频频动摇。另外，吐弄舌还有可能提示小儿智力发育不全。

舌苔

舌苔，中医术语。正常人的舌背上有一层薄白而润的苔状物，叫舌苔，由脱落的角化上皮、唾液、细菌、食物碎屑及渗出的白血细胞等组成。在正常情况下，由于咀嚼和吞咽动作，以及唾液、饮食的冲洗，经常不断地清除掉舌表面的物质，仅表现为薄白的一层舌苔。当患病时，进食少或只进软食，使咀嚼和舌的动作减少，或唾液分泌减少，舌苔就变厚。正常人的舌苔，一般是薄而均匀地平铺在舌面，在舌面中部、根部稍厚。

1. 白苔：舌苔白滑而黏腻，见于体内有痰湿或湿困于脾。舌苔白滑而腐，为胃腑蕴热。如果苔白如雪花片而质干枯者，称为"雪花苔"，表示脾冷。舌及满口生衣，出现霉苔或糜烂点，为胃气衰败，脏气将绝之危候。

2. 黄苔：黄苔一般多由白苔转变而来，也有一开始发病即为黄苔，说明病势较急，发展较快。黄色越深，表示邪热越重。微黄薄苔，为外感风热；黄厚干燥，为胃热伤津；若老黄而燥裂，则属热极；黄而厚腻，为脾胃湿热或痰湿食滞；舌质淡，苔微黄而润，则属脾虚有湿。

3. 灰苔。灰苔呈浅黑色，多由白苔晦暗转化而来，也可与黄苔同时并见。主里证，也见于寒湿证。苔灰而干，多属热炽伤津，可见外感热病，或为阴虚火旺。常见于内伤杂病。苔灰而润，见于痰饮内停，或为寒湿内阻，常见于慢性胃炎、胆囊炎、肝炎等病症；灰苔兼见黄苔，多主热证。灰苔滑腻，则是邪热传里夹宿食未化的征象。

4. 剥苔。剥苔多见于儿童，久病体虚，或过敏体质。由于脾胃虚弱，消化功能减退，造成营养不良，同时又出现抵抗力差，容易感染发热，以及慢性病长期低热，或其他慢性消耗性疾病导致胃气损伤，津血不足，所以舌苔部分剥落，舌质偏淡，属气血两虚。气血两虚的患者，脏腑生理功能减退，同时缺少各种腺体分泌物，蛋白质，维生素，微量元素，盐类等生长舌苔所需的物质，而且口腔酸碱度不稳定，影响舌苔膜丝状乳头生长，所以新苔难以续生。过敏体质者容易出现黏膜水肿，故舌苔边缘高突如框。舌中部苔增厚，是由脾胃功能减退，代谢产物增多等原因所致，中医称为"脾虚生湿"。

5. 腻苔。腻苔就是颗粒细腻致密，揩之不去，刮之不脱，舌面上有一层油腻状黏液的苔质。一般来说腻苔多是湿浊内盛，阳气被遏所致，因此其主病为湿浊、痰饮、食积、湿热、顽痰等，舌苔黄厚腻，多为痰热、湿热、暑温、湿温、食滞，以及湿痰内结，腑气不利等；若苔白滑腻，则为湿浊、寒湿；若厚腻不滑，白如积粉，多为时邪夹湿，自内而发；若白腻不燥，自觉胸闷，多是脾虚湿重；若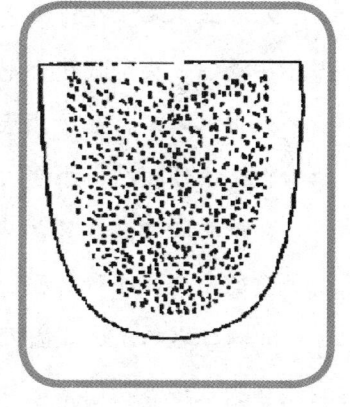
白厚粘腻，口中发甜，乃脾胃湿热，气聚上泛所致。另外，肝炎患者，腻苔久不退净，提示有复发的可能；如果急性黄疸型肝炎出现厚腻苔，提示丙氨酸氨基转移酶明显升高；乙型脑炎患者，厚腻苔持续日久，则提示重型患者；如果舌前半部光滑而红，后半部厚腻苔满布，提示罹患蛔虫症。

牙齿好坏关乎脏腑健康

"齿乃百骨之精"，牙齿为机体内最坚硬的组织，具有咀嚼食物、辅助发育和保持面部正常形态的功能。中医认为，齿者骨之余而属于肾，龈者肉之类而统于胃。而肾为先天之本，生命之基；胃为后天之本，血气之源。凡气血之往来，津液之敷布，经络之灌注，莫不辐辏并至而至于齿。是以齿虽居外而连于内，方寸之地，而与脏腑经络息息相通。

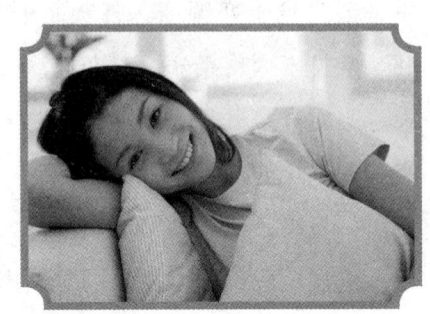

五脏疾病在牙齿症状的显现

1. **脾气虚弱**。在牙齿则表现为牙龈萎缩、牙齿松动、咀嚼无力。还伴有精神不振、容易劳累、胸闷气短。

2. **肝血不足**。在牙齿表现为牙龈淡白、经常出血、牙根外露。还会伴随口唇及指甲淡白、头晕眼花、记忆力下降、四肢麻木、皮肤干燥。

3. **胃火上蒸**。在牙齿表现为牙龈红肿热痛、出血、溢脓、牙齿松动、口臭、喜冷饮、大便秘结、小便短黄。

4. **肾阳虚弱**。在牙齿表现为牙齿过敏，食酸甜冷热时牙酸痛。并伴四肢发冷、食欲不振、尿频等症。

5. **阴虚火旺**。在牙齿表现为牙龈溃烂萎缩、牙根裸露、伴手脚心发热，腰酸背疼、失眠多梦、口干、咽燥等。

6. **大肠湿热**。在牙齿表现为牙龈肿痛、牙龈出血流脓、口气臭秽。伴皮肤疮疡、黄疸、尿道炎、尿道结石、腹泻。

牙齿润燥

正常人牙齿洁白润泽而坚固，是肾气充足，津液未伤的表现。牙齿干燥是胃阴（胃阴是中医生理学名词，胃的津液，与胃阳相对而言）已伤；齿燥如光石（也就是非常干燥）是胃热炽盛，津液大伤；齿燥如枯骨，多为肾精枯竭，肾水不能上承；牙关紧闭是风痰阻络（风痰阻络，表现为半身不遂，口舌歪斜，舌强语謇，肢体麻木或手足拘急，头晕目眩）或热极生风；睡中磨牙，多为胃火或虫积（虫积，因肠道寄生虫引起的，以饮食异常，脐腹疼痛，面黄肌瘦，面有虫斑为主要表现的常见病证，常见于小儿疳积、虚劳等），亦可偶见于正常人。

齿龈红肿

1. 如果出现齿龈红肿者，提示阳明热证，常见于急性牙龈炎，多属胃火上炎；不红而微肿者，多属气虚或为虚火伤络，常见于慢性牙周炎。故有"红而肿者郁火，淡而肿者气亏"之说。如果齿龈不但红肿而且疼痛，则提示阳明经热气旺盛；如果齿龈胀而发痒，则提示心血虚衰。如果齿龈出现红肿并且有溃烂的现象，疼痛剧烈，流出腐臭血水，甚或寒热交作，称为"风热牙疳"，提示风热邪毒攻胃，系平素脾胃积热，复感风热之邪所致。一般来说，肿而突然起病者多属实证；胀而缓慢起病者多属虚证。肿而坚硬者为脏腑积热；胀而松软者为虚火妄动。

2. 如果出现龈肉萎缩腐颓，牙根宣露，伴有口臭、口渴、喜凉饮，大便秘结，脉滑数，舌质红，苔黄厚，提示胃火上蒸造成的牙龈萎缩；如果出现牙龈萎缩溃烂，边缘微红肿，牙根宣露，伴牙齿松动，头晕耳鸣，腰酸，手足心热，脉细数，舌红苔少；则提示肾阴亏损造成的牙龈萎缩；如果出现牙龈萎缩颜色淡白，牙齿松动，伴牙龈出血，头昏目花，失眠多梦，脉沉细，舌质淡，苔薄白，这一般是提示气血双亏所造成的牙龈萎缩。

3. 齿龈红肿疼痛，提示外感风热邪毒或胃火上炎；齿龈浮而肿胀，不红但疼痛，提示外感风寒；齿龈微红而不肿，牙齿浮动，咬物时痛，午后疼痛加剧，提示肾阴不足，阴虚火旺。如果牙间齿龈生出胬肉，与龈肿不同，这种状况称之为"齿壅"，常与外感湿热，胃中有热或虚火上炎，齿龈长期充血肿胀，或好食辛辣动风之品等因素有关。齿龈长生小小肉瘤，提示痰火内聚或气血瘀滞。

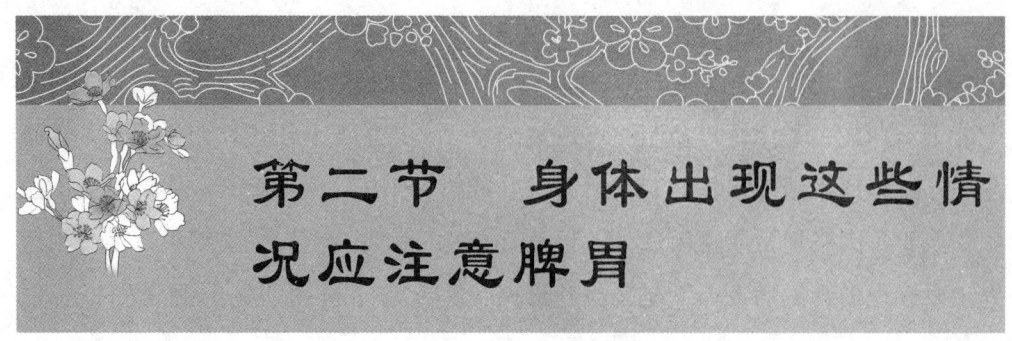

第二节 身体出现这些情况应注意脾胃

 口淡，觉得食而无味

味觉异常是指有人在进食时，口中有异味感，或不进食口中也觉有异常味道。这常常提示了可能得了某种疾病，在中医中，因脾开窍于口、胃、心、肾等，脏腑之气亦循经上至于口，故口中气味异常，则是上述脏腑功能失常或其他脏腑病变的反映。

口淡，指口中味觉减迟，自觉口内发淡而无法尝出饮食滋味，多见于炎症的初起或消退期，而以肠炎，痢疾以及其他消化系统疾病为多见，还见于大手术后的恢复阶段；内分泌疾病及长期发热的消耗性疾病，营养不良，维生素及微量元素锌的缺乏，蛋白质及热量摄入不足的病人，也常有口淡感，因为这类疾病可使舌味蕾敏感度下降而造成口淡无味。另外，口淡无味，味觉减弱甚至消失，还是癌症病人的特征之一。

中老年人发生原因不明的味觉突然减弱或消失时，要高度警惕癌症的可能。当然，这要同老年人味蕾退化，牙齿残缺不全（即使装了假牙，也因颌骨有不同程度的萎缩）使咀嚼不充分，甚至囫囵吞咽，食物不能和味蕾充分接触导致食不知味的情况区别开来。

中医认为，口淡无味，饮食不香，多属病后脾胃虚弱，运化失健。常伴有食欲不振，四肢无力，胸脘胀满，舌淡苔白等症状。脾主运化，如果脾气健运，则食欲旺盛，口味正常。若脾失健运，可见食欲不振，口淡无味。所以"口淡"者关键是要养胃健脾，用以补中益气。

临床常用四君子汤、补中益气汤加减，药如党参、白术、茯苓、木香、砂仁、陈皮、神曲、山楂等。若脾胃阳虚，阴寒内盛，则须加入温运脾阳之品，如附子、干姜等；若脾虚湿阻中焦，而口淡、腹胀欲呕，则须加芳香化浊之品，如藿香、佩兰等；若因外感风寒，而口淡者，是外寒逼肺、反侮脾土所致，则需温经散寒、疏散风邪，使脾气得伸，胃气得复，而口淡自愈。

在日常生活中，也可运用食疗调理，以健脾益气，开胃消食，芳香化浊为法，以增强脾胃功能，全面摄取营养，保证营养充分吸收，为大家推荐以下食疗方以健脾醒胃：

扁豆茭白瘦肉羹：鲜扁豆15克，鲜茭白2根，猪瘦肉150克，调料适量。猪肉先洗净、切丝；扁豆剥开；茭白剥开、洗净、切丝；锅中热油用葱、姜爆香后，下猪肉爆炒至变色，下扁豆、茭白及胡椒粉适量同炒。待熟后，下湿淀粉勾芡，加食盐、味精调味即成。可健脾醒胃，和中化湿。

参芪猪肚：党参30克，黄芪10克，川椒、胡椒、丁香各3克，猪肚1只，食盐、味精各适量。先将猪肚洗净，纳诸药于猪肚中，置锅中，加清水适量文火炖烂熟后，去药渣，将猪肚取出晾凉，切片，放回汤中，煮沸，放食盐、味精等调味服食。可健脾益气，消食化积。

烧心，是你的脾胃在作祟

提起"烧心"，想必不少人都有这样的体会，感觉胸骨后心窝有烧灼感，甚至感觉吃过的东西好像要从胃里翻涌出来一样，不过人们并没有放在心上。但专家指出，实际上烧心可能是脾胃不和的一种表现，如果经常出现烧心并伴有胀痛等症状，就要提高警惕。

烧心是一种位于上腹部或下胸部的烧灼样的疼痛感，同时伴有反酸的症状。

烧心是消化系统最常见的症状之一，对于多数人来说，最常见的原因是由于进食过快或过多，但是，有些人即使非常注意饮食也经常有烧心，还有一些人在进食某些特定的食物后，如：酒、辣椒等发生烧心现象，这些食物可以使您的食管下段括约肌松弛或胃酸分泌增多，也能引起烧心。

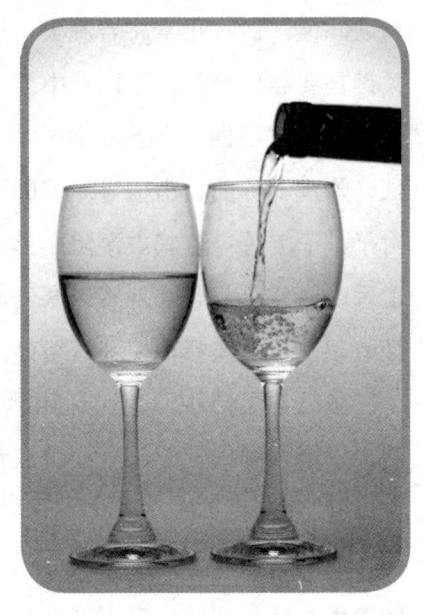

对于多数人尤其是年轻人，烧心的症状虽然可以很严重，但是常常是一过性的，很少反复发作。对于很多老年人来说，由于消化系统功能的减退，即使他们非常小心，烧心这种症状也会常常伴随着他们，天气变冷，饭菜稍凉，进食不好消化的食物都能引起他们烧心的症状。

要想避免烧心首先要注意平日的饮食，避免进食过快，同时尽量少进食或不进食某些的食物，如茶、咖啡、油炸食品、糖果、辣椒、烈性酒等，不过即便能引起您烧心的食物不在上面提到的范围内，您也应当避免进食这种食物。

其次在饭后不要马上卧床或弯腰，也不要马上开始剧烈的运动，明智的选择是饭后30分钟后进行一次轻松的散步，既可帮助消化，又可减轻烧心的症状。

如果上面的办法还不起作用的话，您还可以选用一些抗酸药物如：碳酸钙片、氢氧化铝凝胶等，这些药物可以中和胃的胃酸，很快地消除烧心的症状，但是如果长期服用这些药物，会造成便秘或腹泻。也可以运用中药来调理肠胃功能，如调理肠胃的肠胃调神剂可取得很好疗效。

如果您经常有严重的烧心，或者症状严重且持续存在的话，不要仅仅认为是上了年纪或吃得不合适，去接受医生的检查才是您最明智地选择。

胃酸过多除积极到正规医院检查就诊外，日常饮食还应多餐少食，不要吃得太饱。细嚼慢咽，以缓解腹胀不适。食物要易消化，减轻胃的负担。不宜饮酒及吃辛辣刺激食物。戒急戒躁，改善情绪。吃含维生素U的紫菜或椰菜，能加促溃疡愈合。

嗳气（打嗝），胃气失和上逆而致

嗳气，俗称"打嗝"、"饱嗝"，是各种消化道疾病常见的症状之一。中医认为嗳气是胃中气体上出咽喉所发出的声响，其声长而缓，古代称为噫气，亦属胃气失和而上逆的一种表现。胃为水谷之海，无物不受，若因饮食不调，起居不时，致脾胃阴阳不和，脾之清阳不升，胃之浊阴不降，或胃中生痰生火，或脾胃虚衰，致使胃气上逆而为嗳气。属于"气机上逆"。嗳气与短促冲击有声的呃逆不同。饱食之后，偶有嗳气，无其他兼症，不属病态，多可自愈。

引起嗳气的原因有很多，主要有以下几方面：

1. 导致胃气上逆的原因较多，诸如食滞不化，寒气客胃、肝气犯胃、脾胃虚弱等使中焦升降失常，则发生嗳气之变。

2. 饮食不节，恣食生冷水果或黏滑难消化等物，致使损伤脾胃，其物滞于中宫，宿食不化故为嗳气。

3. 嗳气是各种消化道疾病常见的症状之一。尤其是反流性食管炎、慢性胃炎、消化性溃疡和功能性消化不良，多伴有嗳气症状。

4. 病后或年迈脾胃虚弱，胃虚气逆，可致嗳气。

中医根据嗳气的不同，把嗳气共分为四种类型：

寒性

寒性嗳气的引起是因为饮食不节，过食生冷。这是因为脾胃属土，位居中州，主受纳水谷并运化精微。若脾胃阳虚，寒气客于胃，则纳化失职，其气厥逆从下而上，出于口而为嗳气。寒性嗳气的症状为：呕吐泄泻，脘腹疼痛，畏寒不渴，宿食不化，嗳气频频，喜唾涎沫，舌淡苔白，脉象沉迟。对于寒性的嗳气治疗方应选择温胃散寒。如方用理阴煎。若胃虚气滞，用十味保和汤；如胃寒、饮食不易消化，用养中煎、理中丸。

热性

引起热性嗳气的原因是饮食不节，过食辛热。这是因为过饮则脾湿，过食辛热油腻之物则生痰，痰火客于胃府，痰随火而升降，火引痰而横行，致使脾胃之阴阳升降失调，而为嗳气。热性嗳气的症状为：面赤而热，胸隔膨闷，口干唇燥，渴不欲饮，咳吐热痰，时嗳热臭，舌苔黄腻，脉象滑数。对于热性的嗳气治疗方应选择清气化痰。如胃有痰火，星夏栀子汤。如属肺气不降者，用苏子降气汤。

虚性

引起虚性嗳气的原因是饮食不节。这是由于脾胃虚弱，运化失司，因致痰浊内阻，胃气上逆，所以嗳气不除。虚性嗳气的症状为：面黄肌瘦，心下痞硬，饮食不化，时时嗳气，大便秘结。舌苔浊腻，脉象弦虚。对于虚性嗳气的治疗方法是补中降逆。如胃虚，用旋复代赭汤；若胃虚挟痰，用和胃二陈煎。

实性

引起实性嗳气的原因也是饮食不节。这是由于伤于饮食，损及脾胃，宿食不化，食积壅滞，阻塞气机，胃气上逆，逐为嗳气。实性嗳气的症状为：胸脘痞满，腹胀而痛，宿食不下，嗳气吞酸，呕吐泄泻，不欲饮食，舌苔黄腻，脉象弦滑。对于实性嗳气的治疗方法是和胃消食。若胃有宿食，服保和丸、曲术丸。

口臭，脾胃积热导致

所谓口臭（也有称"口气"的），就是人口中散发出来的令别人厌烦、使自己尴尬的难闻的口气。别小看口臭这小小的毛病，它会使人（尤其是年轻人）不敢与人近距离交往，从而产生自卑心理，影响正常的人际情感交流，令人十分苦恼。

很多人认为口臭是口腔不卫生引起的，但实际上并不是的。引发口臭的原因比较多，如《杂病源流犀烛》所说："虚火郁热，蕴于胸胃之间则口臭，或劳心味厚之人亦口臭，或肺为火灼口臭。"其中，比较普遍的是脾胃积热。

脾胃积热，火热之邪犯胃，胃内邪浊之气熏蒸上行，必定导致口内出气臭秽，甚至臭不可近。这样的口臭，同时还伴有口糜口疮、牙痛龈肿、胃痛、腹痛、口渴便秘、烦躁失眠之类的问题。

口臭并不可怕，只要查明原因是可以治疗的。首先考虑口臭是口源性还是非口源性的，对于不能排除与口臭相关的因素，如呼吸系统疾病（鼻腔、上颌窦、咽部、肺部的感染与坏死）、消化系统疾病（胃炎、胃溃疡、十二指肠溃疡、胃肠代谢紊乱、便秘等）、实质脏器损害（肝衰、肾衰）及糖尿病性酮症、尿毒症、白血病、维生素缺乏等，则应该先对这些疾病进行局部或全身的系统治疗。

如有可能引起口臭的口腔疾病，如未治疗的龋齿、残根、残冠、不良修复体、牙龈炎、牙周炎及口腔黏膜病等，应该及时对龋齿进行内科治疗，拔除无用的残根残冠、去除不良修复体、去除不正确的解剖结构、治疗口腔黏膜病，对于牙周病患者则先进行洁治和根面刮治等基础治疗，再进行系统的牙周治疗和菌斑控制。

对于口臭，家庭的治疗方法如下：

口腔卫生

掌握正确的口腔卫生方法及良好习惯是预防口臭的最基本方法。首先刷牙要认真，仔细彻底，将食物残渣完全清除掉。同时不要忘记舌面及上腭的清洁，可用牙刷轻轻地把附于其上的黏液清除掉。再者一定要养成餐后漱口和睡前刷牙的习惯。如清水漱口效果不好，可选择用漱口液漱口。

祛除病因

对于由各种疾病所引起的口臭,首先是治疗原发病,同时配合必要的祛除口臭的方法。

防止便秘

保持大便通畅,防止便秘发生。

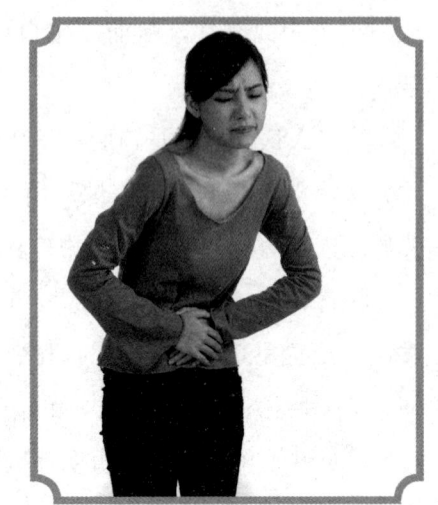

少喝酒不吸烟

白酒、啤酒、葡萄酒、威士忌等都是需要避免的饮料。它们的残留物会附着在齿垢上及渗入消化系统,当你呼气时就可能吐出酒气,给人酒气熏天的不良感觉。抽烟的人口腔里总有一股烟焦油的恶臭,要想口气清新,最好戒烟。

嚼口香糖

和漱口水一样,薄荷口香剂或口香糖都只能暂时遮盖口气,仅适用于简短的面试或约会等场合。

嚼茶叶

茶叶是很好的口腔清洁剂,你可以用茶水漱口,如果你正好刚吃过大蒜或腥鱼,而又有一个重要的约会,那你不妨以茶漱口,再拿一小撮茶叶放在口中咀嚼,它会帮你渡过短时间的难关。

吃香芹

香芹不只是餐盘上的绿色点缀物,它也可净化口气,是天然的清新剂。因此,不妨挑一把嫩香芹,放入口中彻底咀嚼。

常用食疗方也能有效地去除口臭：

山楂去除口臭

山楂 9～12 克，煎汤当茶喝，可除口臭。

橘皮甘草白糖去除口臭

等量橘皮、甘草、白糖，开水冲服，常服可除口臭。

蜂蜜葵花子去除口臭

将葵花子捣烂与蜂蜜调成丸，含在口中，可除口臭。

荷叶去除口臭

荷叶 3～5 克冲泡饮用，口臭可除。

菊花茶去除口臭

20 克菊花，放 4 杯水煮成菊花茶，经常饮用，可除肝、胃疾病引起的口臭。

芦根去除口臭

取 40 克鲜芦根、10 克防风，加适量冰糖，煎汤饮服，每日 3 次，连服数日，即可去除口臭。

流涎，脾胃虚弱不能固摄

流涎是一种征象，有些并非是唾液分泌过多，而是不能咽下所致。婴幼儿流涎是自然而正常的情况。帕金森（氏）病患者常有流涎症状，其原因主要是面肌处于"僵直状态"而不能行使正常功能。口腔异物如局部义齿修复后有可能促使唾液暂时分泌增多。口腔恶性肿瘤，特别是舌或口底癌晚期、口咽癌等，因咽下困难、疼痛，流涎也是常见现象。有些三叉神经痛病人害怕触发"扳机点"，唾液外流而不敢咽下或擦拭。真正的唾液分泌过多致流涎极其少见。

小儿流涎也就是流口水，是指口中唾液不自觉从口内流溢出的一种病症。一般来说，1岁以内的婴幼儿因口腔容积小，唾液分泌量大，加之出牙对牙龈的刺激，大多都会流口水。随着生长发育，大约在1岁流口水的现象就会逐渐消失。如果到了2岁以后宝贝还在流口水，就可能是异常现象，如脑瘫、先天性痴呆等。另外，宝贝患口腔溃疡或脾胃虚弱，也会流涎不止。

什么是涎？大家都习惯称之为"口水"或是"唾液"，但是这两个是有区别的。肾主藏精，精气化生为唾；脾主运化，运化水谷水液为涎。涎是五液之一，与唾同为口津，俗称："口水"，是唾液中质地较为清稀者。脾的经脉连舌本散舌下，涎为津液上溢于口而化生，故脾在液为涎。涎是保护和清洁口腔，湿润和溶解食物，使之易于吞咽和消化作业。所谓脾在液为涎是指人体涎液主要由脾气所主管。唾是唾液中质地较稠厚者。肾的经脉上挟舌根通舌下，唾为肾精所化，故肾在液为唾。唾具有溶解食物，以利吞咽和保护滋润口腔的作用。

流涎，又称之为"滞颐"。中医认为，"脾在液为涎"。也就是说，这口水是归脾来管的，换句话说，流涎主要是脾的问题，大多是脾胃虚寒的表现。正如《诸病源候论》中所讲："滞颐之病，是小儿多涎唾流出，渍于颐下，此由脾冷液多故也。"脾有统摄的作用，如果脾胃虚寒，统摄无力，口水自然可劲儿分泌，可劲儿往外流了。所以，要想解决小儿流涎的问题，还要温补脾胃。

给大家介绍一个比较灵验的妙方：制南星30克，生蒲黄12克。上两味药共研成细末，加适量的米醋调成饼状，敷于双足的涌泉穴，12小时换1次，一般用5～7次。然后，配合明矾15～20克，将明矾研成末，用开水化开，再加温水，浸泡双足，水量以浸没足背为宜。一般用3～5次。

用敷脐来治疗小儿流涎是最安全的一种方法。可选择用益智仁9克，车前子6克，甘草3克，将所有药材研磨成细末，装瓶中备用。每次取适量药末用米醋调成糊状，填平肚脐，外用纱布覆盖，再以胶带固定，间断着用热水袋敷脐部。24小时更换1次药物，一般3～5天就能够见效了。

另外，中医认为小儿流涎的原因有脾气虚寒、脾经蕴热两种情况。

脾气虚寒

这种原因流涎，口水清澈，色白不稠，大便不实，小便清长，舌质胖嫩，舌苔薄白。病机为脾阳不足，胃腑虚冷，脾寒则涎无约制而外溢。治疗当用温补脾阳之法，可服温脾散或六君子汤加木香。

脾经蕴热

这种原因造成的流涎，口水较稠，浸湿胸前，进食时更多，伴有面色潮红，大便偏干，小便短少，舌红，苔薄黄。其病机或由素体阳盛，或由食积化火，致使脾经积热，而廉泉不能制约而成。故治疗应用清泻脾热之法，可服用泻脾散。

当然，有些小儿症状不太典型，也缺乏全身症状的参考依据，对这样的病例，可以用益智仁、乌药各 100 克，石榴皮 50 克，酒煮山药 150 克，捣烂为丸，每日用 4 次，用淡盐水冲服。

困乏，多是脾虚在作怪

俗话说："春困秋乏夏打盹儿，睡不醒的冬三月。"这反映了不同季节，人体的生理反应。

春困是因为季节交换给人们带来的生理变化的一种反应。寒冷的冬天，人体受到低温的影响和刺激，皮肤的毛细血管收缩，血液流量相对减少，汗腺和毛孔也随之闭合，减少了热量的散发，以维持人体正常体温。进入春季后，随着气温的升高，人的身体毛孔、汗腺、血管开始舒张，皮肤血液循环也旺盛起来。这样一来，供给大脑的血液就会相对减少。随着天气变暖，新陈代谢逐渐旺盛，耗氧量不断地加大，大脑的供氧量则必然就显得不足了。加上暖气的良性刺激，使大脑受到某种抑制。因而人们就会感到困倦思睡，总觉得睡不够。但是值得人们注意的是，其中也含有一些病理因素，一些"春困"是疾病的表现。比如：精神病发作前所出现的抑郁症状；肝炎前期的低热嗜睡现象；糖尿病、心脏病等慢性病因体虚引起的困乏。有人还发现，高血压患者在春天嗜睡，哈欠频频，很可能是中风的先兆。因此，疾病引起的"春困"，应及时去医院检查确诊。

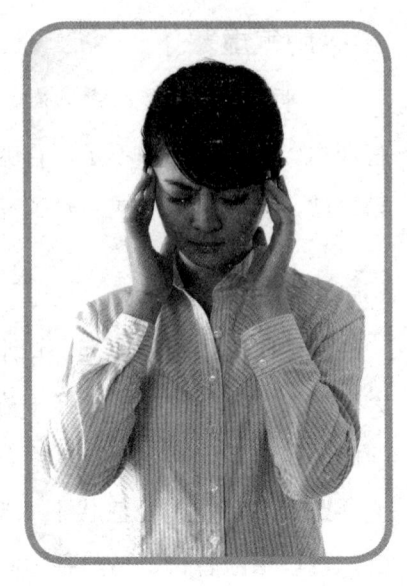

夏天，人体大量出汗使水盐代谢失调，胃肠功能减弱，心血管系统的负担增加，身体处于过度消耗阶段。到了秋天，气候凉爽宜人，人体出汗减少，机体进入到一个周期性的修整阶段，水盐代谢逐渐恢复平衡，心血管系统的负担得以缓解，消化功能也恢复到常态，此时身体却有一种莫明的疲惫感，这就是秋乏。其中，夏季困倦大多是脾虚造成的。

夏季是多雨的季节，地面或者空气中都充满着湿气。中医认为，湿属于阴邪，而脾为阴土，喜燥恶湿，因此在夏季脾容易生病。明朝著名医家张景岳对此作了十分详细的解释："脾属土，其应湿，湿盛则伤肌肉，故恶湿。"也就是说，脾虽主湿，但湿过多最容易伤脾。清朝医家姚止庵也讲了："脾本湿土，而性则喜燥，盖湿极则气滞而不能运化也。"另外，夏季还有一个特点，就是阳气最盛，非常炎热。而人体中的阳气此时最易发散，体内剩下阴寒。再加上夏季人们贪凉饮冷，脾胃非常容易生病。寒凉，中医上认为是阴性的，过于寒凉会使脾胃功能下降。用西医的道理说，就是寒冷的东西会使胃黏膜快速收缩，导致胃肠痉挛，引发疼痛、腹胀、腹泻。

所以，夏季困倦的话有极大可能是你的脾虚在作怪。脾虚非常常见，以下条件只要满足一条，就可以说明是脾虚。

困顿，乏力，睡不醒；有的人睡眠长期不好，早早入睡但夜里多梦，早醒，起床后浑身没劲。

舌头两侧有齿痕；有的人早晨起床嘴里很黏，甚至用牙刷刷舌头也难以缓解

（脾虚湿热）。

食欲很好，吃得多但消瘦，怎么吃也不胖；虚胖，特别是夏季，别人因为"苦夏"而瘦，脾虚的人却还变胖。

有时一天排3次便，吃点凉的就腹泻（脾虚寒湿）；腹胀，早晨起来肚子平平的，越到晚上肚子越胀；便秘，有时候便干燥，有时候便黏腻、沾马桶，排便还有不尽感（脾虚湿热）。

面部痤疮，过了青春期青春痘还是旺盛；皮肤上起纤维脂肪瘤，一粒一粒或者成片的小疙瘩；脱发，毛囊油脂分泌旺盛，形成脂溢性脱发。

女性乳腺增生；脂肪肝……

脾虚，这个中医术语在生活中常常听到，但究竟何为脾虚？脾虚有哪些症状，应该怎样调理？

中医的脏腑分气、血、阴、阳，脾虚大部分是指脾气虚和脾阳虚，表现为怕冷、腹泻、四肢不温；脾阴虚不多，主要表现为火旺、舌红、苔少或无苔、便秘。脾虚产生湿，如果本身是热性体质就是湿浊热化，主要表现为口干、口苦、口黏，早晨起来嘴唇上有一层黏质，舌头也觉得黏黏的，大便黏腻；如果本身是寒性体质则为湿浊寒化，主要表现为困顿乏力、腹胀、腹泻、怕冷。

所以要想从根本上解决夏天困倦的问题，首先要记得健脾利湿。

脾虚湿困时，应健脾去湿，把多余的水分排出体外（利尿）或者减少、清除引起身体免疫反应的物质，而温补脾胃是解除湿困的最好途径。温补脾可食用健脾的食物，如：鲫鱼、胡萝卜、苹果、淮山、莲子、芡实、猪肚、鸭子等；祛湿食物有赤小豆、薏米、莴笋、扁豆、冬瓜等，或者平时坚持喝治疗祛湿饮品。潮湿往往与"寒"一起来，要注意保暖，不要受凉，也不要吃太寒凉的食物。

如果春季得了胃肠型感冒，感觉整身困倦、胃口不好、大便烂、脘腹胀满、舌苔厚腻，可服藿香正气丸或者藿香正气水；如果平时脾胃虚弱者，出现胃口不好、大便稀溏，感觉困倦，可服健脾补血颗粒、参苓白术散调补脾胃。

另外，食疗健脾利湿的效果也很不错。喜欢的话可以尝试做一做白鲫鱼汤。

用油将鱼两面煎黄，用开水猛火煲汤，煮成白色乳状。然后加砂仁3克、陈皮3克、香菜20克、生姜10克，稍滚3分钟。鲫鱼味甘性平，补而不燥，健脾去湿，而且还含有丰富的营养。中医认为此方补脾胃甚好。

呕吐，胃气上逆而致

呕吐是临床常见症状，恶心常为呕吐的前驱感觉，也可单独出现上腹部特殊不适感，常伴有头晕、流涎、脉缓、血压降低等迷走神经兴奋症状。呕吐是指胃内容物或一部分小肠内容物通过食管逆流出口腔的一种复杂的反射动作，呕吐可将有害物质从胃排出人体从而起保护作用，属于自动防卫行为，但持久而剧烈的呕吐可引起水电解质紊乱。

其实，"呕"和"吐"原本指的是两种不一样的疾病状态。根据金朝著名医学家李东垣在《东垣十书》中的表述，"声物兼出（即有声有物）谓之呕""物出而无声（即有物无声）谓之吐"。说直白一点的就是，有东西从嘴里吐出来并且还伴随着"哇"的声音就称为"呕"，如果是光有东西吐出来，却一点声音都没有就称为"吐"。但是"呕""吐"一般情况下都会一起发生，人们习惯称之为"呕吐"。

一般来说，呕吐与胃气上逆有关，就像《圣济总录呕吐》中说的："呕吐者，胃气上而不下也。"本来胃主受纳腐熟，其气以息息下行为顺，以降为和。如果外邪犯胃，或饮食所伤，痰浊积滞，或为肝气所犯，胃失和降而胃气上逆；或胃的气阴亏虚，胃气虚则胃降无力，胃阴虚则胃失润降，凡此者，均可致胃气上逆，常以呕吐、呃逆、嗳气、恶心、反胃、吐酸为常见症状。

呕吐，因胃气上逆而成，故无论选用何种治法，皆应注意配合和胃降逆之品，以顺应"胃气以下行为顺"之理。法半夏、代赭石二味为较为常用止呕药，而在辛开苦降法中，生姜、黄连亦有一定的代表性。另外，较重的呕吐证，还心加用丁香，"疗呕逆甚验"。对于因热而呕者，可以用丁香配鲜生地黄，相反相成，亦有效验。对于久呕津伤者，用石斛配沉香，加沙参、麦冬、竹茹、法半夏等，刚柔相济，常可取得较好效果。

另外，还可以采用推拿法来治疗呕吐。方法是：推揉脾经100～300次（约3分钟），健脾和胃。推板门穴100～300次（约3分钟），降逆止吐。按揉外劳宫穴100～300次（约3分钟），温阳散寒止吐。直推天柱穴100～500次（约5分钟），降逆止呕。摩腹100～300次（约3分钟），消食和胃，降逆止呕。

也可以采用食疗的方法来治疗呕吐。

胃热呕吐

证候为食入即吐，呕吐频繁，吐物量多臭秽，热气喷人，口渴多饮，面赤唇红，或伴发热，烦躁不安，大便秘结，小便短赤，舌红苔黄，脉滑数或指纹紫滞。治宜清热和胃，降逆止呕。

1. 白菜干100克、腐皮50皮、蜜枣2个。先将白菜干略为浸泡片刻，洗净，与腐皮、蜜枣共放砂煲内，加适量清水煲汤，汤成后，用油、盐调味，佐膳。

2. 沙参15克、麦冬12克、竹茹12克、生姜6克。上三味，共放砂锅内水煎服，每天1次。

3. 甘蔗汁适量、生姜汁适量。每次用甘蔗汁一杯，生姜汁一汤匙，炖热温服。

胃寒呕吐

胃寒呕吐，症见病程长，病情发展缓慢，食久方吐，或朝食暮吐，吐出物不消化，臭味不大，或吐清稀痰涎，呕吐时发时止，面色苍白，精神倦怠，四肢发凉，或腹痛绵绵，大便稀溏，小便清长，舌淡苔白，脉细无力。治以温中散寒，降逆止呕。

1. **丁香姜糖**：丁香粉5克，生姜末30克，白糖250克。先将糖水熬稠，放入姜末、丁香粉调匀，再继续熬至用铲挑起即成丝状而不黏手时停火，将糖倒在表面涂过油的瓷盘中，稍冷却后，将糖切成条，即可。

2.**苏叶饮**：鲜紫苏叶30克，水煎，少量多次服。

3.**姜蒜牛奶羹**：蒜250克，生姜25克，洗净切碎，捣烂，用纱布绞汁，放入锅内，加牛奶250克，加热煮沸，趁热饮服。

胖和瘦有可能是脾胃失去运化所致

说到肥胖，不得不说肥胖对人体的危害。它不仅影响一个人的外形美观，还会衍生出很多疾病。例如，肥胖者多会有头晕乏力、体倦懒动、行动不便、动则气短喘促、汗出心悸等症状，癌症、糖尿病、不孕不育等疾病也都跟肥胖有极大的关系。

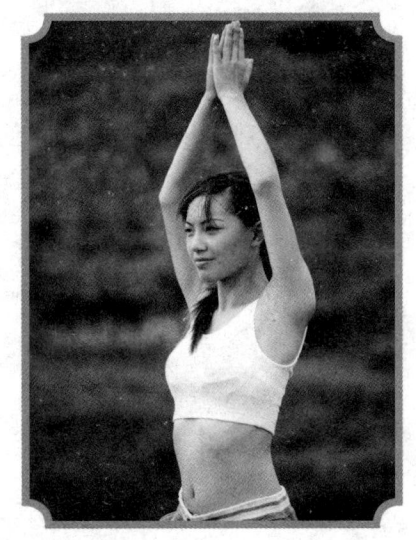

很多人都把肥胖的原因归结于"吃得太多"上，认为所有的肥胖都是因为由吃引起的。但实际上，引起肥胖的原因有很多。中医认为肥胖发生原因多与"湿、痰、虚"有关。中医根据成因把肥胖分为以下几类：

气胖

因三焦经异常引起，属精神压力型肥胖。

腹型肥胖

因肝气过剩引起，多伴有便秘及高血压倾向。

脂肪型肥胖

因血气过盛引起，容易引发心脏病。

虚胖

因肾功能太强或太弱引起，女性多伴有月经不调、手脚冰凉等症状。

病态肥胖

因血气不足，脾脏阳气太盛引起，产后肥胖、激素性肥胖属于此类。

其实，这些本质的原因可以归于脾失运化。

脾主运化，运化水湿，有转输和散精作用，使水液上输于肺，在三焦和肺的协助下，通过经脉输布全身，完成正常的水液代谢过程。若脾胃虚弱，运化失司，痰湿聚集，或兼水湿内停，加之精微不散，蓄于体内，血瘀气滞，就会令人肥胖，所以有"肥人多湿""肥人多痰"之说。脾虚还会出现"脾不束肌"的症状，肌肉变松弛，身材看上去就会臃肿肥胖。如果脾虚较重，可能小时候就成了胖子，轻些的成年以后才会变胖。还有些妇女本来就是脾虚体质，再加上分娩时耗费大量的气血，使得脾气更为虚弱，所以在怀孕生产之后身体也会发胖变形。

正如《中医汇通医经精义》中所讲的："凡膏油皆脾所生物……脾气足则内生膏油，透于外则生肥肉。"膏浊来源于饮食，是维持人体正常生命活动所必须的。但是，如果是脾虚不能正常运化输布膏浊，它们就会成为病理膏浊，成为体内多余的脂肪、糖浊、尿酸浊等。

所以，对于肥胖在日常饮食中，还要多吃健脾养胃的食物，如薏米、莲藕、大枣以及各种豆类食物。当然，坚持体育锻炼也是一个很不错的减肥法，可以根据自己的情况进行适当的选择。另外，还可以经常按摩腹部，这样不仅能健脾开胃，还能有效地去除小肚子，让你不再大腹便便。

还有一些人吃再多也不会发胖，好像瘦是天生的，怎么吃，吃得再多也不会发胖。现代医学认为吃不胖的最大生理原因可能是胃肠系统较弱，消化吸收系统无法正常运动，吃进的食物还没消化就被排泄掉，自然胖不起来。如果你属于这种类型，千万不要暗自窃喜，这样的人体质比较弱，免疫力较低，实际上也是处于一种亚健康范畴。

一个人是胖是瘦不是凭眼睛看就能测算的，可以根据以下公式算出自己是否瘦弱了点：用身高的厘米数减去 100 后乘以 0.9，得出的答案就是本人标准体重。如个人身高 180 厘米，标准体重就是（180～100）×0.9=72 千克，低于或高于标准体重 10% 都属于正常现象。如果你的实际体重低于标准体重 10% 以上，就要考虑自己是否偏瘦了。

消瘦的身形不仅不能体现出男子汉的阳刚之气，过瘦的人还容易出现免疫力偏低，易患呼吸道疾患、骨质疏松，影响身体健康。"怎么吃都不长肉"恐怕是许多"豆芽菜"的苦恼，"增肥"似乎成了遥不可及的梦想。

中国医学认为，体病多因脾胃功能低下，气血不足所致。脾为后天之本，气血生化之源。脾胃健，气血盛，则肌肉丰腴，肢体强劲。反之，则身体消瘦，肢软乏力。所以，要想增肥，首先应当做到科学增肥，为健康增肥。平衡饮食外，还应保持充足而良好的睡眠。人的睡眠若比较充足，胃口就比较好，而且也有利于对食物的消化和吸收。对于那些长期坐办公室的瘦人来说，每天应抽出一定的时间来锻炼，这不仅有利于改善食欲，也能使肌肉强壮、体魄健美。人体的肌肉是"用进废退"，如果长期得不到锻炼，肌肉纤维就会相对萎缩，变得薄弱无力，人也就显得瘦弱。

瘦弱男女在饮食方面，有不少都存在挑食和偏食现象。因此，应改掉这些不良习惯，增加膳食的摄入量，膳食应丰富多样。多吃碳水化合物，面食最管用，此外，高蛋白食品、蔬菜和水果一样都不能少，平日里更要口不离那些健康的零食，如花生、奶糖等，喝完啤酒再喝点果汁也是不错的主意。

气色不好多是脾胃失调惹的祸

年龄的增长、繁重的工作压力、不规律的生活习惯、不合理的饮食……女人一不留心就跨入了"黄脸婆"的行列。做一个女人多不容易，这是现代女性的感觉，在以男人为主导的世界中，职场上千变万化，生活中种种考验，以及锅碗瓢盆的操劳，而女人必须打拼出一片自己的天地。女人需要睿智的头脑，女人要有温柔的性格。面临着家庭与事业的双重压力,难道"黄脸婆"就是女人最后的境地?可是,又有哪个女人会甘愿容颜憔悴呢?

于是就有很多女性朋友为了留住青春,让自己变得更美丽,可谓是费尽心思、想尽办法,四处寻找所谓的灵丹妙药。有的人不惜花高价买进口化妆品,企图用化妆品来掩盖自己即将褪去的美丽。殊不知,使用化妆品美容就如同扬汤止沸。往沸腾的水里加一些凉水,虽然暂时可以止沸,但这种方法是治标不治本的,过一会儿水还是会沸腾的。最好的办法就是抽掉锅底的柴草,即釜底抽薪,便会从根本上消除了水沸的基础或依靠物。

因此,想要美容,我们要从根本上想办法。对于一个女人来说,气血充足才会有好面子。气和血是人体生命活动的动力源泉,气是血的统帅,血是气的母亲。血是物质性的,它输送到人体各处,为身体提供必要的营养;气是功能性的,它推动着血液的正常运行。

人在年轻的时候,气血旺盛,运行正常,容颜也靓丽;到了老年,人的气血亏虚,人也变得老态龙钟了。反过来说,如果你身体的气血提前失调,那么用再好的化妆品、天天去做美容,也不会从根本上延缓衰老。尤其是女性朋友一过了35岁(《黄帝内经》认为,女子"五七,阳明脉衰,面始焦,发始堕"),气血亏虚得厉害,月经、怀孕、生孩子、哺乳这些时期都严重地损耗着身体的气血。看看周围那些结完婚生过孩子的女性,有几个还能像以前一样保持光鲜的。

女人想要变美就要补益气血。说到气血,就不能不讲到脾胃了。脾胃乃后天之本,为气血生化之源,还是脏腑气化升降的枢纽。如张介宾在《类经》中说:"凡平人之常,受气于谷,谷入于胃,五脏六腑皆以受气,故胃为脏腑之本。"《东医宝鉴·内景》讲,脾"能为胃行其津液",两者相互配合,相互为用,起到"内则五脏敷华,外则肌肤润泽、容颜光彩"的美容作用。

所以,只有脾胃健运,正常腐熟、运化水谷,并将水谷精微转输心肺,才能化生出足够的气血以濡养面部肌肤;脾胃健运,气机条畅,既可排毒养颜,又可调神助颜。如此,才能面色红润、有光泽、弹性好。正如《素问·脉要精微论》中所讲的:"五脏精气充沛则两目炯炯有神,面色红润有光泽。脾胃属土,不独主时,人的五脏六腑均有土气。"《景岳全书》也说了:"即脏腑、声色、脉候、形体,无不皆有胃气。"

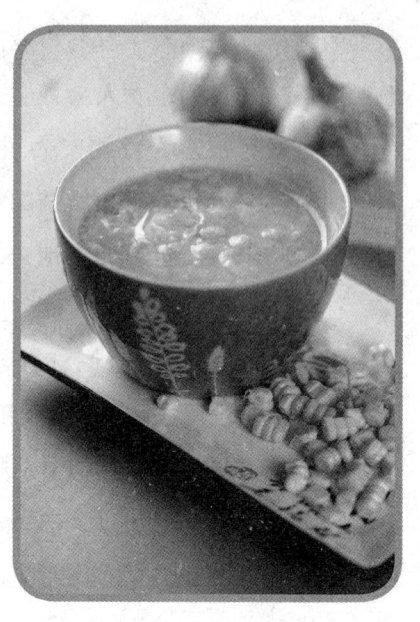

相反,如果一个人的脾胃不好,气血生化不足,或者脾胃气机失调,颜面部能得到足够的气血濡养,必然会精神委靡,面色无华,整张脸看上去就像白纸一样苍白或者萎黄无光泽。现在很多人由于食物过于精细、起居无常、工作压力大、运动量少、烟酒过度、环境恶化等原因,导致脾胃受损,出现面色问题,再高明的美容师,恐怕也难掩其憔悴之态。所以,"欲要靓丽,当调脾胃"。

饮食方面,除了节制饮食不要过量之外,还包括定时吃饭、细嚼慢咽、不偏食、饭前后半小时不要喝较多的水。粥是健脾好帮手,用莲子、白扁豆与薏苡仁煮粥食用;或者银耳、百合与糯米煮粥食用;或者山药、土茯苓与炒焦的粳米煮粥食用,都有健脾祛湿、清热的效果。晚饭一小时后吃一个水果,可帮助健脾。取生蒜泥10克,用少许糖、醋拌食,不仅有醒脾开胃的功效,还可以预防肠道疾病。取生姜丝30克,山楂20克,用少许糖、醋拌食,可醒脾助消化。取鲜橘皮10克,打碎成细粒后用糖浸渍20分钟,再和入面粉制成糕点食用,可护脾和胃。取红薯100克,生姜3片,加入适量蜂蜜同煮,吃红薯生姜饮汤有温脾和胃的效果。

中医认为芳香之气有调养脾胃的功效,用薄荷、藿香、佩兰等芳香药材做成香包佩带,可醒脾、健脾。以肚脐为中心,按顺时针方向用手掌摩擦腹部约30次,每天按摩两三次,可以调顺脾胃、畅通经络,促进气血的化生。常参加不同类型的运动,能促进气血循环,有利于脾胃的保养。

失眠少寐多是脾胃不和

失眠几乎是现代人最常遇到的问题，每个人都或多或少都有点失眠问题。正常情况下，因精神紧张、工作压力大、环境不适而出现的偶尔失眠并不算是失眠的病理范畴。只有经常性的睡不着，才能称之为失眠症。在中医学里，失眠属于"不寐"的范畴。

失眠的原因有很多，在现实生活中，很多人尤其是白领一族容易出现失眠症状，多是因为不良饮食习惯导致脾胃不和造成的。俗话说得好，"胃不和则卧不安"，一个人的脾胃不和，晚上怎么能睡好觉呢？

胃不和，顾名思义，是指胃病和胃肠不适；卧不安就是睡眠障碍，表现为入睡困难、睡眠不深、易惊醒、醒后不易入睡、夜卧多梦、早醒、醒后感到疲乏或缺乏清醒感等。有学者对患有慢性胃炎、肠炎、胃溃疡、十二指肠溃疡急性期失眠症的患者群做过调查，大部分患者晚上不易入睡，睡后易醒，睡眠时间少于4小时；几乎所有的患者都出现睡眠不实、多梦、难入眠、起床后乏力、头昏、记忆力差。可见"胃不和"确实与睡眠障碍有着密切的关系。

为什么脾胃的问题会影响到睡眠呢？《素问·逆调论》就说了："阳明者，胃脉也，胃者，六腑之海，其气亦下行，阳明逆不得从其道，故不得卧也。"也就是说，阳明胃气本来就应当以下行为顺，如果胃气不得下行而上逆，就会让人不得安卧。原因就在于，胃络通于心，脾胃又是升降之枢纽，为心肾相交、水火交济之处，胃失和降，必然导致不得入于阴，常留于阳，留于阳则阳气满，阳气满则阳跷盛，不得入于阴则阴气盛，故目不得瞑矣。"

现代研究证实，原来认为只存在于脑内的肽类物质被发现在胃肠道中呈双重分布，如与睡眠密切相关的5-羟色胺、胆囊收缩素、血管活性肠肽等。另外，参与调节人体生物节律、睡眠－觉醒周期的松果体素也呈脑肠的双重分布。这些物质同时对胃肠道运动有重要的调节作用。当胃肠出现疾病的时候，就会影响上述物质的分泌与调节作用。因而，胃肠与睡眠之间有着相互影响的物质基础。

胃病引起的睡眠障碍，睡眠时好时坏，一般没什么规律，并且用安眠药的效果也不好，现在睡眠障碍的人群越来越庞大，许多情况就是"胃不和"引起的。所以，我们不能一遇到失眠就认为是神经衰弱，于是就服用安眠药、养神药，这可能暂时起到改善睡眠状况的作用，但是治标不治本，所以要想解决睡眠障碍，我们必须先得治疗引起睡眠障碍的疾病。特别是已经确诊有胃炎、肠炎、胃溃疡、十二指肠溃疡等消化系统疾病的，有慢性胃病病史，经过一段时间治疗还没有痊愈的，或者还没有做过相关检查，没有明确病情，但是经常感觉胃部不适的患者，都应该意识到是胃病导致了睡眠障碍，可以去看消化科医生，以治疗胃病治失眠，往往能收到意想不到的效果。

首先，要明确病情，通过相关的消化系统检查来确诊疾病的类型、进展程度如何，再给予系统的治疗，争取早日治愈胃病，使胃肠的消化吸收功能恢复正常，从而改善"卧不安"。其次，日常生活习惯和饮食上要特别注意，做到每餐食量适度、每日三餐定时、避免过饥或过饱，细嚼慢咽；食物温度要适中，注意胃部的保暖，不要受寒；少吃油炸食物，因为这类食物不容易消化，会加重胃肠道负担，多吃会引起消化不良；少吃生冷食物及刺激性食物，生冷和刺激性强的食物对消化道黏膜具有较强的刺激作用，容易引起腹泻或消化道炎症；不吸烟，因为吸烟使胃部血管收缩，影响胃壁细胞的血液供应，使胃黏膜抵抗力降低而诱发胃病；还应少饮酒、咖啡、浓茶、碳酸性饮品，少吃辣椒、胡椒等辛辣食物。

睡觉的时候尽量选择右卧位，因为胃在身体的左侧，右侧卧不会对胃造成压迫而引起不适，胃舒适了，睡眠自然就会安稳一些。

爱感冒有可能是脾胃虚引起的

经常感冒的人体质不好，体质不好的一个重要原因与脾胃功能弱有关。而经常感冒的人，反过来又导致脾胃功能减弱。也就是说，如果脾胃的功能弱，就会表现为老百姓常说的"爱闹病"。很多上班族的体质，就是让不断的感冒给拖垮了。

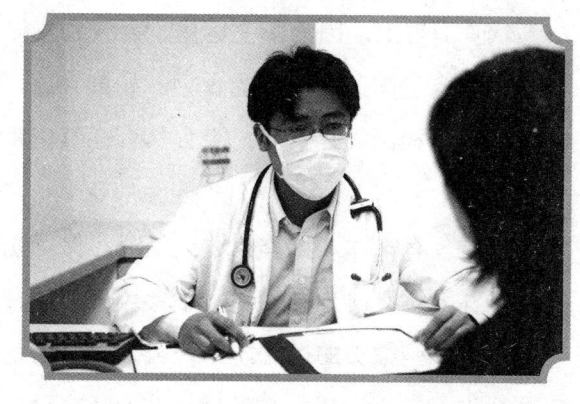

一个人体质的好坏是"禀受于先天，充养于后天"的，而脾胃是后天之本，体质雏形一旦构成，内结脏腑经络，外联四肢百骸，只有源源不断地得到后天之本所化生的精微物质的供养和补充，才能逐渐发展为皮坚肉满、血脉和调的健壮体质。明朝陈实功在《外科正宗》中指出："盖脾胃盛者，则多食而易饥，其人多肥，气血亦壮；脾胃弱者，则少食而难化，其人多瘦，气血亦衰。所以命赖以活，病赖以安。"因此，我们说，脾胃与体质有十分密切的关系。

体质不好的人，免疫功能自然低下，尽管一个人的免疫功能不完全决定于脾胃功能的强和弱，但是脾胃功能不好，就会表现为免疫功能低下。再加上现代人饮食无规律，工作过度劳累，精神压力过大，本来已使免疫力长期处于低下状态，再染上感冒之后，不能让体质得到真正的恢复与调养，从而形成恶性循环，出现反复感冒的问题。

一般来说，脾胃虚弱会造成气虚体质，而气虚体质的人比较容易感冒。气虚体质造成的感冒症状为患病后恶寒重，发热轻，体温一般在38℃以下，甚或高热，骨节酸楚，肌肉疼痛等。多因饮食不节，劳倦伤脾，脾胃气虚所致。李东垣《脾胃论》指出："内伤脾胃，乃伤其气，外感风寒，乃伤其形。伤其外为有余，有余者泻之，伤其内为不足，不足者补之……然则奈何？惟当以辛甘温之剂，补其中而升其阳，甘寒以泻火则愈。经曰：劳者温之，损者温之。"又云："温能除大热，大剂苦寒之药损其脾胃"。

中医认为，气虚感冒主要在于脾胃不足，卫阳不固，最好的办法是以补脾益胃，升举阳气，以疏散外邪。我们可以在医生的指导下使用补中益气的中药或者食物来治疗此病。

养好脾胃身体健

饮食调理上,因为脾主运化,为气血生化之源,所以气虚体质者的饮食调养可选用具有健脾益气作用的食物,如黄大豆、白扁豆、鸡肉、鹌鹑肉、泥鳅、香菇、大枣、桂圆、蜂蜜等。少食具有耗气作用的食物,如槟榔、雍菜(空心菜)、生萝卜等。

起居宜有规律,夏季应适当午睡,保持充足的睡眠。平时要注意保暖,避免劳动或激烈运动时出汗受风;不要过于劳作,以免损伤正气。

可做一些柔缓的运动,如在公园、广场、庭院、湖畔、河边、山坡等空气清新之处散步、打太极拳、做操等,并持之以恒。平时可自行按摩足三里穴以健脾补气。不宜做大负荷运动和大出汗的运动,忌用猛力和做长久憋气的动作,以免耗损元气。

多参加有益的社会活动,多与别人交谈、沟通。以积极进取的态度应对生活。

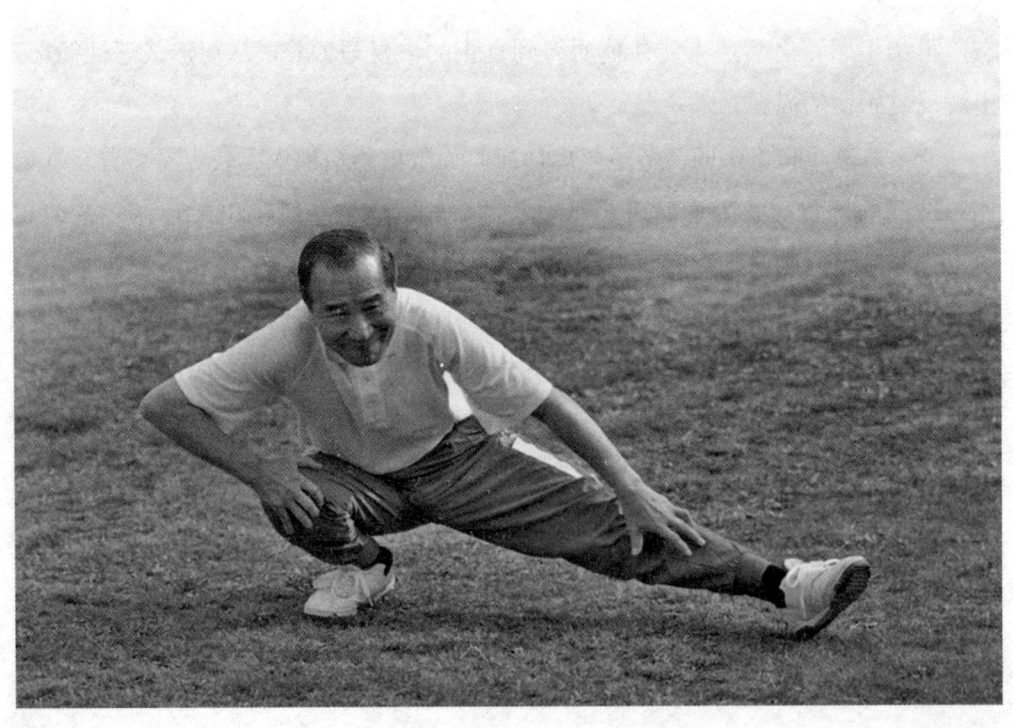

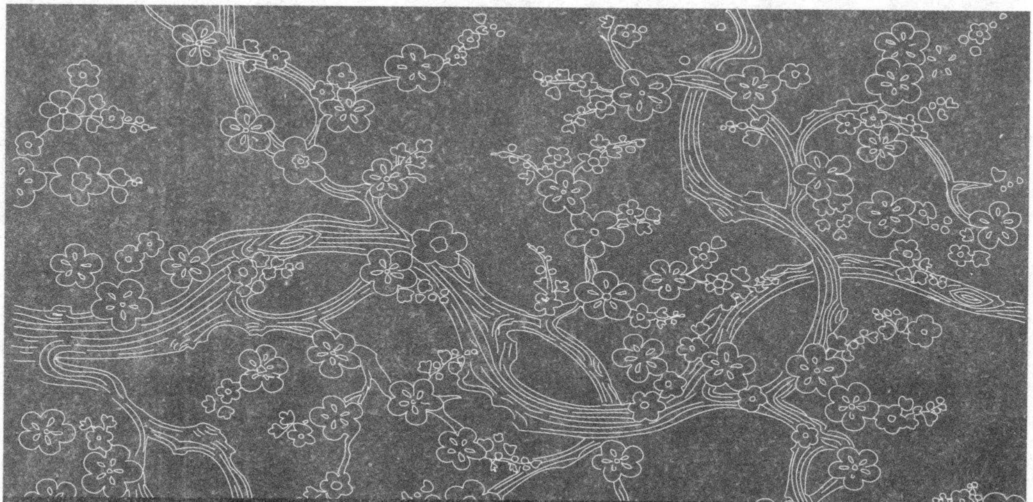

【第四篇】
学会用饮食调养脾胃健康

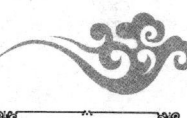

篇首语

脾胃不好的**人**群，应注意饮食要有规**律**，一日三餐要有固定的时间，每次进食要定时**定**量，不可暴饮暴食。要**注**意多吃一些易消化的、松软的**食**物，要少吃辛辣的、刺激的、坚硬的、不易**消**化的、过热、过凉、过**甜**、过咸的食物。

第一节 要想脾胃健应注意饮食之"道"

养好脾胃应注意膳食平衡

我们知道，没有任何一种食物的营养成分是齐全的。食物品种多样化是获取营养全面的必要条件。做到主食以粗细粮搭配，副食以荤素食搭配。为了摄取营养全面而又平衡的膳食，我们每天必须吃以下四大类食品：

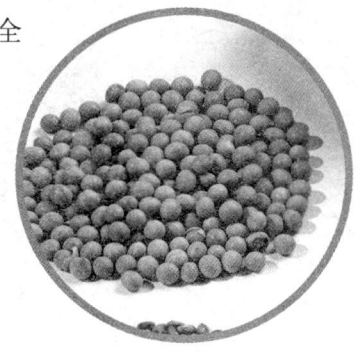

谷类

主要提供热能以维持人体生理活动和体温的需要。谷类所含营养成分以糖类为主（占70%～80%），其次为蛋白质（占10%左右），脂肪甚少。粗粮所含的维生素和食物纤维比细粮多。

豆类（大豆类）和肉、禽、鱼、乳、蛋类

主要提供蛋白质，还含有无机盐和维生素。黄豆钙含量亦高。肝等内脏富含铁及B族维生素。

蔬菜、水果类

主要提供无机盐和维生素以及食物纤维。在我国的膳食中蔬菜是提供这三种

营养素的重要来源。

油脂类

主要提供热能。

上述四类食品必须搭配合理，并保持各种营养素之间的平衡。

合理三餐有助于脾胃健康

人人都知道，一日三餐很重要。《千金要方》说："饮食以时。"其意是说，饮食一定要定时，要有规律，这样才能使身体及时获得维持生命的营养素。饮食的定时原则，就是要做到"早餐宜好，午餐宜饱，晚餐宜少"。

早餐宜好

《琐碎录》中说："朝不可虚，暮不可实。"意思是说早上不可饿肚子，晚上也不能吃得太多。还有古书记载，在商周时期，早饭被称之为"朝食"，在早上7～9点吃，虽然我们在晚上并没有活动，可还是会消耗一定的能量，只有吃好了早餐，才能补充能量，为接下来一上午的身体活动提供充足的能量。而且，经过一夜，胃里必定空虚。可是，胃还在不停蠕动，特别是辰时（7～9点）和巳时（9～11点）分别是脾经和胃经当令，脾胃最为活跃。这个时候如果不往胃里填点东西，就相当于空机器不断运转，是很伤脾胃的。另外，脾胃空虚造成脾气不上升，不能运送营养到人体的五脏，往往这个时候就会感觉到头晕。所以说，早上吃早餐是有益于健康的。早餐要吃好，并不是要我们吃大鱼大肉、山珍海味，而是要吃得舒心，饮食最好清淡一些。从中医的角度来讲，早餐最好选择温热的食物，这样才可以很好地保护胃气。你可吃一些热的小米粥、大米粥、燕麦粥，然后再配着吃一些青菜、面包、水果、点心等。实在是急于上班，也要饮上一杯热牛奶，或是热豆浆等。

午餐宜饱

对于那些不吃早餐的人来说,上午忙了半天也该饿了,午餐一般会好好补充一下油水,好好安慰一下自己的胃,于是就会出现海吃豪饮,吃得过饱,这种饮食方式难免会让脾胃受累。正所谓:凡事都要有个度。"午餐宜饱"并不是要求你吃得过饱,而是吃八分饱为宜。在吃饱的同时要注意搭配,可以多吃蛋白质和胆碱含量高的肉类、鱼类、禽蛋和大豆制品等食物,因为这类食物能使头脑保持清醒,对理解力和记忆功能有重要作用。另外,还可以多吃些鲜果或果汁等脂肪含量低的食物。要保证有一定量的优质蛋白质的摄入,这样可以使人的反应灵活,思维敏捷。需要注意的是,午餐最好在下午 1 点以前吃完,这是因为下午 1~3 点是小肠经当令,是养护小肠的最佳时间。如果在未时之前吃完午餐,可以在小肠经精力最旺盛的时候把营养物质都吸收进人体。此外,午餐前喝些汤还可以很好地调摄胃气。

晚餐宜少

民间有"晚饭少一口,活到九十九"的说法,晚餐的要求包括食用的数量少和脂肪少。因为晚上睡觉,活动量降到最小值,如摄入过多营养物质,容易造成营养过剩,转化成脂肪储存起来,天长日久人必然发胖,增加心脏负担,易产生心血管疾患。同时,晚餐过饱,会增加胃肠负担,出现消化不良、腹胀,而影响睡眠。吃晚餐的最佳时间是下午的 5~7 点,不可太晚,否则就会导致"胃不和而卧不安"。所以晚餐一定要少吃。晚餐尽量以素食为主,如用一点橄榄油或麻油调凉菜,因为橄榄油、麻油富含不饱和脂肪酸,可以降低胆固醇,减少动脉堵塞的危险。或喝一点红葡萄酒,能保护你的心脏,主食可吃小米稀饭、莲子银耳羹、百合粥等能健脾益气安心宁神,调整大脑状态,帮助人体尽快放松、休息,顺利进入梦乡。

健康还需要注意饮食有节

我国古代养生学家十分重视节食与健康长寿的作用，被后世称为"医书始祖"的《黄帝内经》即有"饮食有节，度百岁乃去"，而"饮食自倍，脾胃乃伤"之记载。我国古代很多大家也都推崇此法。《吕氏春秋》记载："凡食之道，无饥无饱，是之为五藏之葆。""葆"字的意思是安，就是说要注意掌握进食量，不可食之过饱。宋朝诗人陆游曾将节食的好处凝练成一句诗："多寿只缘餐饭少。"明末宿儒朱柏庐在《治家格言》中有一句话："饮食约而精，园蔬逾珍馐。"饮食约而精，就是指饮食要简单，并指出园蔬胜过珍馐。

我们这里所讲的饮食有节，是指饮食要有节制，不能随心所欲，要讲究吃的科学与方法。具体来说，是要注意饮食的量和进食的时间。

《洞微经》里边讲到："太饥伤脾……盖脾借于谷，饥则脾无以运而虚脾……故先饥而食，所以给脾。"脾胃是消化食物、运化水谷精微的脏腑，饮食入胃，脾胃才能发挥好自己的作用。在十分饥饿的情况下，脾胃没有运化之物，反而会导致脾胃的虚弱。所以说，按时进食是中医饮食养生的一个重要原则。正如《吕氏春秋》中所说的："食能以时，身必无灾。"《尚书》中也有"食哉惟时"的说法。按时进餐，才有益于健康。按照一般的吃饭时间，进餐不可推迟太晚。早餐宜 7 点左右，午餐 12 点左右，晚餐在下午 6 点左右。如果实在太忙，顾不上吃饭，那就适当的给自己准备一下健康的零食，如核桃、大枣、海苔以及水果等，饿的时候吃一点，也不至于让脾胃太空虚。

另外，吃得太饱也不好。有句谚语说的好："宁可锅中放，不让肚饱胀。"说的意思就是吃剩下的饭菜宁可放在锅里或倒掉，也不能勉强自己吃完。然而现在的人们在对待饮食的量上，"吃要吃饱"仍是相当多的人的饮食要求，一日三餐都狂吃海饮者大有人在，毫无节制的饮食使人的胃、肠等消化器官时时处于紧张的工作状态，各内脏器官也被超负荷地利用而无法保养。吃得过饱，会使胃像一部不停工作的机器，食物在消化过程中就会对胃黏膜造成机械性损伤。产生胃部炎症，出现消化不良症状，长此以往，还可能发生胃黏膜糜烂、胃溃疡等；吃得过饱，会造成抑制细胞癌化的遗传因子活动能力降低，增加患癌症的可能性，而且临床数据也充分证明了肥胖能够增加发生患癌的危险性；吃得过饱，还会造成营养过剩，并且增加体内各脏器的负担与畸形发展，使体内能量囤积过多，引起心脑血管病。

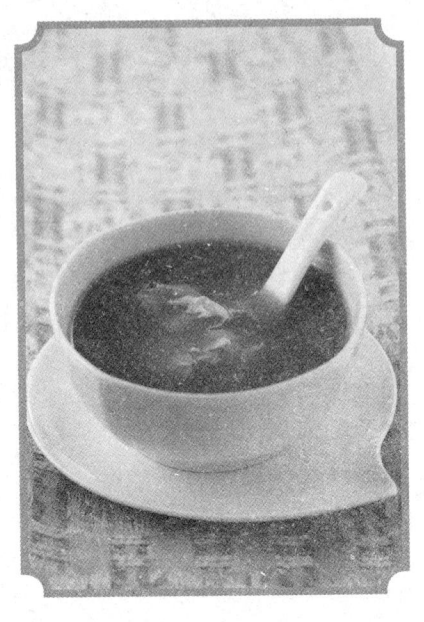

所以，自古以来，养生家们就提倡人们吃饭的时候要"量腹"，根据自身的消化能力来决定进食的量，多少需自己审量，宁少勿多。如此，脾胃的负担不至于过重，是安脾养胃的好办法。正如《抱朴子》所讲："食欲数而少，不欲顿而多。得此意也，凡食总以少为有益，脾宜磨运，乃化精液，否则极补之物，多食反至受伤，故曰少食以安脾也。"脾胃好了，身体的其他部位也都运行正常，自然就不会疾病丛生了。

饮食清淡勿太咸

盐是人们生活中离不开的调味品，也是人体所必需的物质。它在保持人体健康方面发挥着多种作用。缺少了必要的盐的摄入，人的健康就会受到影响。但事物都有两面性。人体对于盐的摄入量，也并非是越多越好。

国外一些学者认为，摄盐过多是加重胃肠负担的重要原因之一。生活在北极圈的爱斯基摩人，每天食盐摄取量低于5克，很少发现胃肠有疾者。据调查，日本东北部居民每天吃盐25克，而胃肠功能不好者为10%～40%。因此，许多医学专家提出，每日摄盐量应控制在2～5克。医学专家们还建议，从婴儿时期就开始养成淡食的习惯，有利于防止成年后的胃肠疾病。另外，胃肠有疾的患者，更要严格限制摄盐量，否则病情会加重。

在现实生活中，一部分人养成了嗜盐的不良习惯，觉得盐少无味，凡是菜肴汤水一类，盐味重则味道美。殊不知，这种心态不但对自身健康不利，且极易影响下一代的健康饮食习惯。因此，为了你有一个健康的身体，也为了能够享受多种多样的美食，食盐重者要学会逐渐调整嗜盐的不良习惯，在饮食方面，选择一些清淡的饮食或一些既滋补美味又养胃肠的汤水，从而使身心内外健健康康、漂漂亮亮、清清爽爽。

细嚼慢咽的养生智慧

有些人习惯于快饮快食，狼吞虎咽，这是有损胃肠的不良行为。食物在没有经过细嚼即咽下，加重了胃的负担，粗糙的食物还会使胃黏膜受损，对炎症病灶、溃疡表面造成伤害，加重病症，或使稳定的病情复发。所以平时饮食一定要做到细嚼慢咽，这样对身体非常有益。细嚼慢咽到底有什么好处呢？

首先我们来了解一下食物在我们人体的转化过程：当食物进入我们人体之后，从口腔经咀嚼并且加入适量唾液初步的处理之后进入胃部，经胃酸的溶解再送入小肠，经胆汁和各种消化酶的分解之后，部分食物呈电解性的液体状态，部分仍是固体状态。其中液体的部分才能渗透进入小肠壁被小肠吸收，固体的部分则流向大肠，在大肠中身体进一步把剩下的液体吸收干净，固体的残渣就成了大便排出体外。

在食物被消化的过程中，我们可以发现食物只有转化成液体状态才有机会被人体吸收，固体食物是不容易被身体吸收的。我们所吃的食物大多数是固体的，因此才需要咀嚼将之磨碎，嚼得越碎的食物到了小肠时成为液态的比例一定越高。另外身体分泌的消化酶的充分与否，也决定了食物被吸收的比例。

由于现代生活的快节奏，使得许多人出现了囫囵吞式的吃饭习惯，这样就造成了大多数的食物都在很大颗粒的状态下就进了肚子，加上生活习惯不好和阻塞的经络使得消化酶的分泌不足。这样快速的吃饭习惯，更使身体分泌消化酶的速度赶不上食物的供应。大多数的食物不是由于颗粒太大，就是由于消化酶的不足；而使食物到达小肠时成为液态的比例非常低。大多数食物仍然是块状的固体，这些固体的食物最终只能被当成大便排出体外。虽然吃了很多的食物，可是身体吸收到体内的比例很低。

食物的吸收比例是一个大多数人从来没有考虑过的问题，总以为吃进肚子里的食物都被身体所吸收了。真实的状况是只有很小一部分被吸收了，大多数都成了排出去的大便。而食物被吸收的比例会随着咀嚼的结果和吃饭的速度而改变。咀嚼愈细消化酶愈充分，食物到达小肠时成为液态的比例就愈大，被吸收的比例也愈高。细嚼慢咽和囫囵吞式的吃饭习惯，其食物的吸收比例有可能相差数倍之多。

"细嚼慢咽"的吃饭习惯可以大幅提高食物的吸收比例，身体由于吸收了充分的营养，食欲自然降低，不再需要那么大的饭量。饭量减少加上大多数食物被小肠所吸收，食物的残渣大量减少，包含肠胃在内的整个消化系统的负荷大幅减轻。所以，《医说》中说："食不欲急，急则损脾，法当熟嚼令细。"提倡我们吃饭的时候细嚼慢咽，免得伤了脾胃。

那么如何才能做到细嚼慢咽呢？

第一，把握好吃饭的时间，最好在感到有点儿饿时开始吃饭，而且每餐在固定时间吃，这样可避免太饿后吃得又多又快。

第二，吃饭至少保证20分钟，这是因为从吃饭开始，经过20分钟后，大脑才会接收到吃饱的信号。如果吃饭太快，大脑很可能还没得到最新情报人就已经吃多了。

第三，每口饭都要咀嚼30次以上。

第四，用小汤匙代替筷子，减慢速度。

第五，可以多吃些凉拌菜和粗粮，生的食物不好好咀嚼就咽不下去，喝燕麦粥一定比喝白米粥慢，吃全麦馒头也比吃白馒头的速度慢。

饭前喝汤是养脾胃的良方

俗话说"饭前喝汤，苗条又健康；饭后喝汤，越喝越胖"，这是有一定道理的。饭前先喝几口汤，将口腔、食管润滑一下，可以防止干硬食品刺激消化道黏膜，有利于食物稀释和搅拌，促进消化、吸收。最重要的是，饭前喝汤可使胃内食物充分贴近胃壁，增强饱腹感，从而抑制摄食中枢，降低人的食欲。有研究表明：在餐前喝一碗汤，可以让人少吸收 100～190 千卡的热能。相反，饭后喝汤是一种有损健康的吃法。一方面，饭已经吃饱了，再喝汤容易导致营养过剩，造成肥胖；另外，最后喝下的汤会把原来已被消化液混合得很好的食糜稀释，影响食物的消化吸收。

有些人习惯在吃饭的过程中时常进点汤水，这倒是值得提倡的。吃饭时喝点汤，有助于食物的稀释和搅拌，从而有益于胃肠对食物的消化和吸收，可以减少食管炎、胃炎等的发生。

但是，吃饭时适当喝点汤并不意味着提倡汤泡饭。如果吃饭时将干饭或硬馍泡汤吃就会有所不同。这是因为我们咀嚼食物，不但要嚼碎食物，便于咽下，更重要的是要由唾液把食物湿润，而唾液会由不断地咀嚼产生，唾液中有许多的消化酶，并有帮助消化吸收及解毒等的生理功能，对健康十分有益。而汤泡饭由于饱含水分，松软易吞，人们往往懒于咀嚼，未经唾液的消化过程便把食物快速吞咽下去，这就给胃的消化增加了负担，日子一久，就会导致胃病的发作。所以，不宜常吃汤泡饭。

当然，饭前喝汤有益健康，并不是说喝得越多越好，要因人而异，也要掌握进汤时间。一般中晚餐前以半碗汤为宜；而早餐前可适当多些，因为一夜睡眠后，人体水分损失较多。进汤时间以饭前 20 分钟左右为好，吃饭时也可缓慢少量进汤。总之，进汤以胃部舒适为度，饭前饭后切记勿"狂饮"。另外，还需要注意的是，绝大多数人饭前喝汤好，但是对于慢性萎缩性胃炎、胃溃疡、胃下垂患者来说，饭前喝汤并不合适。胃病患者中，胃酸分泌较少的，如果饭前汤水摄入过多,就会冲淡胃液,影响消化,加重病情;胃酸分泌过多的,一些煲汤(鸡汤、浓缩的肉汤)会刺激胃酸分泌更多,引起烧心、打嗝等不适。所以,胃病患者,最好是在饭后半个小时再喝。

谷物杂粮健脾养胃

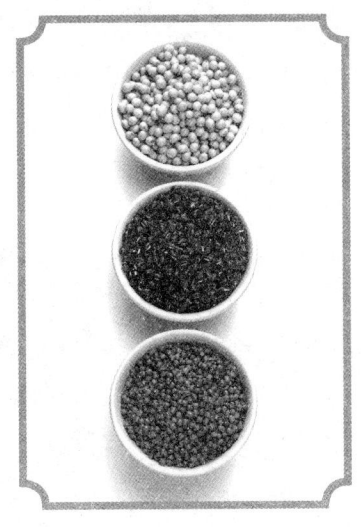

古人云"五谷为养",是指吃五谷杂粮对健康有利。"粗粮"主要包括玉米、高粱、小米、荞麦、燕麦、莜麦、薯类及各种豆类。现代人吃惯了精细食物,适当吃些玉米、小米、高粱、燕麦、荞麦等粗粮,对锻炼消化功能,全面吸收营养有好处。

杂粮对健康的意义是很明显的。现代人的食物越来越精细,如精白米、精白面等,谷物的食量也不够,从营养上来说并不好,慢性病发病率非常高就与此有关。2002年第四次全国营养调查发现,主食、杂粮、粗粮吃得越少,高脂血症、高血压、肥胖的发生率就越高。这是因为:

1. 杂粮中含有丰富的膳食纤维,可以降血脂。普通食物转化成葡萄糖进入体内,血糖指数会很快地升高,随后又很快地下降,而杂粮被摄入后,血糖指数相对比较平稳。这对于糖尿病患者等控制血糖有好处,血糖得到控制后也有利于血脂的代谢。

2. 吃杂粮容易耐饥,有利减肥。曾对两组40多个糖尿病患者做过实验,想通过控制饮食来控制糖尿病,其中一个很重要的措施就是增加杂粮和粗粮——杂粮占到主食的1/3。实验进行了2个月后,患者的血糖、血脂明显下降,体重减少。

3. 吃杂粮还可以改善便秘。

4. 杂粮中有许多营养，如含有丰富的 B 族维生素，还有钙、铁等元素。

杂粮虽好，但也不是所有的人都需要多吃杂粮。有些人就不太合适，如胃肠不好的人，诸如有溃疡病、肠炎、胃肠道手术后的患者，因为杂粮比较粗糙，消化较难。这也要多加注意。

膳食纤维能有效地清涤胃肠

膳食纤维是重要的食物成分，它是由许多葡萄糖分子组合而成的，只是结构和淀粉不一样。人体内缺乏分解纤维素的酶，所以无法消化和吸收。食物中的营养成分经消化吸收后大多被身体利用，而膳食纤维则基本上只形成食物残渣，被排出体外。

膳食纤维可分为水溶性与非水溶性两种。非水溶性纤维包括纤维素和半纤维素，可以刺激大肠蠕动，包括来自谷类、杂粮和豆类种子的外皮（如米糠、麦麸、干豆皮等），以及蔬菜的茎、叶和果实。

水溶性纤维包括果胶和藻胶，多存在于水果和海藻之中。它在胃肠中滞留的时间比非水溶性食物纤维更长，对肠道有益菌的发酵促进力更强，抑制胆固醇、降低血糖的功能也更强。因此，应该多吃有黏性的海藻类食品，其他如苹果、胡萝卜、燕麦等也含有丰富的果胶。多吃新鲜蔬菜、水果不仅可使胃肠道多摄入水分和维生素等营养素，而且可增强胃肠道蠕动，能防治由于消化液分泌减少引起的便秘。

膳食纤维的生理功能如下：

促进胃肠蠕动

膳食纤维有一定体积，可促进肠道蠕动，缩短食物残渣在大肠停留的时间，增加粪便重量，减少粪便的硬度，有利通便，防止便秘，并能缓解痔疮和肛裂患者的症状，有类似括约肌扩张的效能。

预防结肠癌

膳食纤维可使排便加快,因而缩短了废物或有害物质在肠道的停留时间,而且粪便量增多,对有害物质起稀释作用,减少了有害物质对肠壁的刺激,故有利于预防结肠癌。

解毒作用

纤维素可与金属结合,对抗化学药物及食物添加剂的有害作用。

刺激体液分泌

纤维素在口腔里可增加咀嚼,刺激唾液分泌并增加其缓冲酸碱的能力,减少附在牙齿上的残渣,有利于防止牙周病和龋齿。另外,咀嚼时间延长,还可以增加胃液和胆汁的分泌。

预防心血管病

膳食纤维能抑制机体对胆固醇的稀释和增加胆酸的排泄,从而可显著地降低血胆固醇,因此可防止动脉粥样硬化的形成,预防心脑血管疾病。

预防糖尿病

膳食纤维有降低血糖的作用,可减少糖尿病患者对胰岛素和药物的依赖作用。

控制肥胖

膳食纤维可防止摄入热量过多,控制肥胖。

警惕破坏胃肠的"杀手"

食品有时也可成为无声的"杀手",让我们来看看胃肠的无声"杀手"吧!

1. **精制面粉**:它容易使大便变硬,特别是在食物中缺乏天然食品,如水果和蔬菜的时候。

2.**奶油和黄油**：它们使肠道内壁的渗透性增强，这样细菌就很容易通过。

3.**饱和脂肪**（**动物脂肪**、**人造奶油**）：饱和脂肪不规则地刺激胆汁分泌，以此产生大量的胆汁酸。另外，饱和脂肪的富集改变了肠道内的菌群状况，增加了那些促使胆汁酸盐变为致癌物的细菌含量。那些人造的固体植物脂肪，与自然的脂肪不同，它们增加了对维生素 E 的需要量，从而打乱了正常的免疫过程。

4.**白糖**：它有利于细菌在肠道内的迅速繁殖，特别是大肠杆菌。它易于形成草酸，是风湿病的诱因。

5.**酒精**：根据最近挪威的研究结果，酒精与结肠癌、直肠癌有密切的关系。

6.**肉类**：它没有富含纤维素的纤维。如果没有充分咀嚼，那它就不易消化，而且成为肠内腐败的元凶。我们看到，在那些肉类消费大国内，结肠癌的发病率在直线上升。

7.**谷蛋白**：它是靠维生素 E 来消化吸收的。维生素 E 存在于生的小麦粒、大麦粒、黑麦粒、燕麦粒或荞麦粒中。当这些麦粒被磨成面粉或是煮熟后，维生素 E 就被破坏掉了。谷蛋白形成一种糊状的黏性物质，附着在肠道内壁上。它延缓了食物的通过，容易引发肠道腐败，而且妨碍了 B 族维生素的吸收。

注意莫"烫"伤了你的胃

在人体的各种器官中，以口的耐热度最高。烫得连手都不敢碰的开水照样能慢吞吞地喝下去。倘若人跳入 80℃ 的热水中，全身都会被烫伤，但将 80℃ 的热水喝入口里，口腔却安然无事。我们经常看到，在严寒的冬天，有些人习惯一面对烫的食物吹气，一面匆匆忙忙地吞进去。喜欢烫的刺激并不是好现象，因为很容易引起食管与胃部的炎症，患上食管癌的人大多喜欢喝热汤。当然，话虽这么说，但我们也不必太紧张，只要平时养成不吃太烫的食物的习惯就行了。

烫食会使口腔黏膜充血，损伤黏膜造成溃疡；另外，烫食对牙齿也有害处，易造成牙龈溃烂和过敏性牙病；太烫的食物还会损伤食管黏膜，刺激黏膜增生，留下的瘢痕和炎症还可能引起恶性病变。许多肿瘤学专家的研究都表明，癌症实际上就是在慢性炎症的基础上发展起来的。

解读保养胃肠的"五味"

1. **温**——温热，不吃过冷、过烫、过黏的食物，如冰淇淋等冰镇饮料，刚从冰箱取出的食物，糯米饭、糯米汤圆等。

2. **软**——软烂，不吃过硬的、没有煮烂的食物，如炒蚕豆、炒黄豆等，这些食物都会损伤胃黏膜。

3. **淡**——清淡，主要是不吃过咸的食物。高盐饮食可以直接对胃黏膜造成损害，抑制可以提高胃黏膜抵抗力的物质的形成。需要注意的是，世界卫生组织推荐每人每天用盐量为6克，其中包括了一些含盐食物中易被忽略的盐，比如酱油；各种腌渍食物；海鱼、虾、牡蛎、海带；各种熟食，如火腿、香肠、肉干、咸蛋、烧鸡，以及各种酱菜等。这些物质人均摄入盐量为每天2克，减掉这2克，实际上每天人均用盐量只有4克。可以采用餐食加盐法，或者用酱油、豆酱代替食盐，5克酱油、20克黄豆酱含盐1克，但味道好，用盐少。

4. **素**——素净，不吃油腻的煎炸或烧烤食物，控制肉类摄入。这是因为"辛辣助火""肥甘生痰"，偏食油腻之物，可导致胃脘灼热而致胃痛。

5. **鲜**——新鲜，不吃腌渍、熏制以及过度加工或霉变的食物。这些食物，如火腿、香肠、方便面、肉松等，含有较多的防腐剂和硝酸盐。硝酸盐可以在胃液的作用下被还原为致癌物质亚硝酸盐。霉变食物还可以刺激食管和胃黏膜，久之可诱发癌变。

甘入脾，甘味食物补养脾胃

中医所说的甘味食物，不仅指食物的口感有点甜，更主要的是它具有补益脾胃的作用。《黄帝内经》中反复强调"甘入脾"，也就是说脾主甘味，因此脾气虚、脾经弱时，适当多吃点甘味食物，可补益脾胃。

《说文解字》对甘字的解释是："甘，美也。从口含一。"人嘴里吃着东西，感觉肯定是美滋滋的，所以"甘"便代表着美味。像泉水清冽必是"甘泉"，酒香绵长必是"甘醇"，就连久旱下的雨也一定是"甘霖"。有个成语叫"食不甘味"，并不是说感觉不到食物有甜味，而是说感觉不到它有滋味，不可口，味同嚼蜡一般。

因为脾在身体中居于中央，在五行属土，甘在五行中也属土，所以根据"同气相求"的原则，凡是土里生的味道基本上都是甘的，比如小麦、甘薯、玉米、山药等。然而，"甘味"又有"甘温"和"甘凉"之分，阳不足者，治宜"甘温"；阴不足者，治宜"甘凉"。就脾胃而言，"脾为阴土"，"喜燥而恶润"，故治脾病，多宜"甘温"以助其升；"胃为阳土"，"喜润而恶燥"，故治胃病，多宜"甘凉"以助其降。

在我们日常吃的食物当中：糯米、面粉、莲子、南瓜、芋头这样的食材属于甘温类型，而黄豆、绿豆、薏米、冬瓜、丝瓜、茄子、白菜、黄瓜这样的食材则属于甘凉的类型。有一些食材则是生、熟不同，性味也发生了相应的变化，比如莲藕，生藕性寒，甘凉入胃，可消瘀凉血、清烦热、止呕渴，适用于烦渴、酒醉、咳血、吐血等症；而熟食藕则性质变为甘温，其色由白变紫，有养胃滋阴、健脾益气的功效。

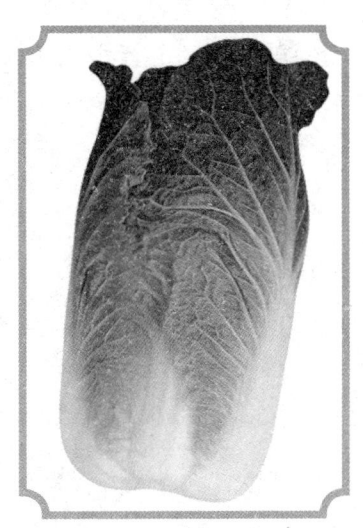

总之，脾胃都喜欢"甘味"。但必须注意的是，

甘味补养脾胃，也要适可而止。《内经》认为，"甘走肉，多食甘则痰溢，皮肤粟起"，意思是说，甘味有滋养肌肉的作用，但是过度进食甘味，不但起不到滋养的作用，反而会化生为痰饮，痰饮积聚于皮下，就会形成痰核，于是就有皮肤粟起的感觉。"脾主肌肉"、"脾主四肢"。脾运功能健全，则体丰满肤光泽，面色红润，四肢强劲；反之，则肌肉消瘦，面色萎黄，四肢无力。

所以，应该注意的是，食用甘味要适可而止，过犹不及。味过于甘，一则滞缓上焦，所以心气喘满；另一方面，甘从土化，土盛则水病，所以颜面发黑，肾气失去平衡，同时会使骨骼疼痛，头发脱落。

五色养五脏，黄色养脾胃

天地有五行，人有五脏，而五脏亦配合五行。其实，五行除代表我们熟悉的五种物质：金、木、水、火、土之外，也代表了我们的五脏：心、肝、脾、肺、肾，同时可引申出五色：白、青、黑、红、黄。只要每餐都吸收到五色的食品便可做到五行相生，达到调和五脏，从而滋补身体的功能。

《黄帝内经》中说：绿色养肝、红色补心、黄色益脾胃、白色润肺、黑色补肾。按照中医五行学说，红色为火，故红色食物进入人体后可入心、入血，具有益气补血和促进血液、淋巴液生成的作用；中医认为"青"对应到人体的肝脏部位，而五行中肝又属木，所以青色在五行中也属"木"，青（绿）益肝气循环、代谢，有益消除疲劳、舒缓肝郁、防范肝疾，能明目、保健视神经，提升免疫功能；黑色食物对应五行为水，入肾，能增强肾脏之气，可保健养颜、抗衰老、防癌等，对生殖、排泄系统大有好处；白色在五行中属金，入肺，利于益气。大多数白色食物，如牛奶、大米和鸡鱼类等，蛋白质成分都较丰富，经常食用既能消除身体的疲劳，又可促进疾病的康复。

黄色食物对应五行为土，入脾，能增强脾脏之气，促进和调节新陈代谢，所以黄色食物，如地瓜、黄豆等等，都可以保护脾胃健康，维持脾主运化、主升清、脾统血的功能；这些功能主要是将吃进的食物转化为营养，再将这些营养物质传送至全身，并代谢身体的废弃物，是身体血液、精气、身体运转时动力的来源，五脏六腑皆仰赖脾胃的滋养，也就是说人体的健康与否，都看脾胃功能是否良好，也印证了"脾胃为后天之本"这一句话。

以黄色为基础的食物如南瓜、玉米、花生、大豆、土豆、杏等，可提供优质蛋白质、脂肪、维生素和微量元素等，常食对脾胃大有裨益。此外，在黄色食物中，维生素A、维生素D的含量均比较丰富。维生素A能保护肠道、呼吸道黏膜，可以减少胃炎、胃溃疡等疾患发生；维生素D有促进钙、磷元素吸收的作用，进而起到壮骨强筋之功，不妨多食用。玉米尤其是粗粮中的保健佳品，它的纤维含量很高，可以刺激肠蠕动、加速粪便排泄，是降低血脂、治疗便秘、养颜美容、防止肠癌的最佳食物。玉米有利尿降压作用。胡萝卜维生素A含量很高，能促进机体正常生长繁殖、防止呼吸道感染、保护视力、有防癌抗癌的作用。

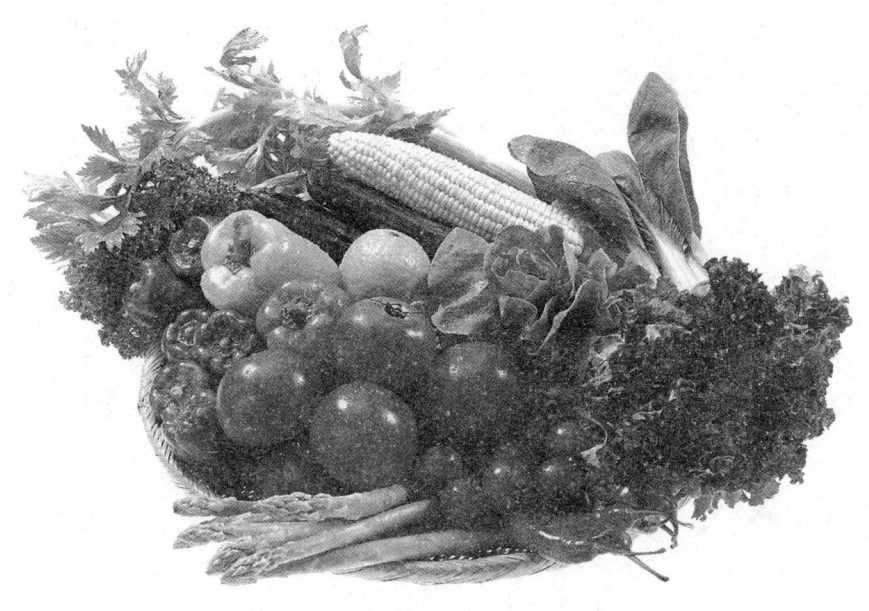

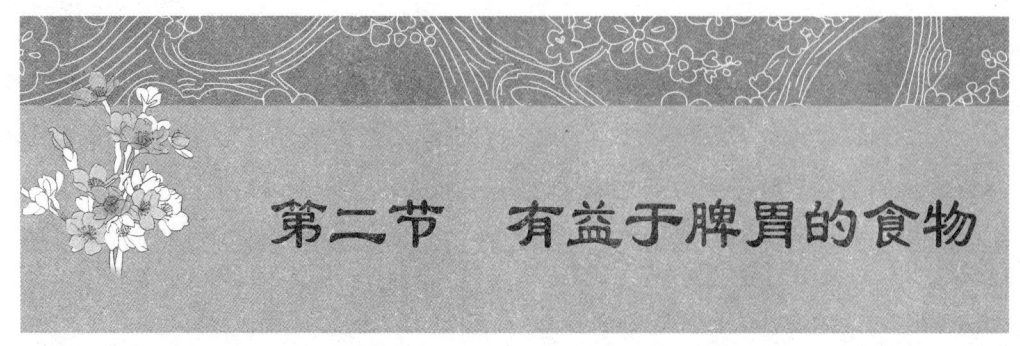

第二节 有益于脾胃的食物

 小米——最宜补脾养胃的"保健米"

五谷中最好的是什么呢？是小米。在中国古代，小米被称做"稷"，江山社稷的"稷"字，国家的代称叫做社稷，社是什么呢？社就是我们对祖先表示的一种祭祀。"社稷"的意思就是我们祖先用最好的粮食来供奉祖先。可见小米在古代是十分受推崇的。

小米又叫粟米、稞子、秫子、黏米，粟子的种子去壳即为小米。颗粒很小，黄色或黄白色，它是我国北方的主粮之一。据内蒙古华夏第一村的出土文物考证，谷子在我国已有7000多年的栽培历史，由于它的适应能力强，自古以来就是我国北方干旱和半干旱地区种植的主要粮食作物之一，也是大旱之年老百姓的"救命粮"。在我国，小米的种植面积居首要地位，历来就有"五谷杂粮，谷子为首"的说法。小米粥是上等滋补佳品，易消化，常用来作为病人和孕妇的膳食，有"代参汤"之美称。

小米营养丰富，富含蛋白质、脂肪、糖类、维生素B_1、维生素B_2、烟酸和钙、磷、铁等成分，容易被消化吸收，故被营养专家称为"保健米"。

对于小米的功效，《名医别录》曾这样描述小米的功效益肾气，去脾胃中热，益气。李时珍写道：粟（小米）之味咸淡，气寒下渗，肾之谷也，肾病易食之。降胃火，故脾胃之病宜食之。小米味甘、咸、性凉（陈粟米味苦，性寒）；入肾、脾、胃经；具有健脾和胃、补益虚损、和中益肾、除热、解毒之功效。主治脾胃虚热、反胃呕吐、消渴、泄泻。

为什么说小米最健脾养胃？我们通常说甘味入脾，黄色入脾，从五色上来讲，小米是黄色的，从味觉上来讲，小米味甘而咸，因此中医说小米能"和胃温中"。北方妇女生小孩，坐月子，是不吃荤的，主要是吃小米粥，主要就是因为这个原因。

除此之外，《本草纲目》还说，喝小米汤"可增强小肠功能，有养心安神之效"。因此小米还困扰作为镇静安眠的食疗保健品来食用，对于那些因胃肠不好导致的失眠，其疗效非安眠药可比。很多中医医生就常让患者用小米粥来代替安眠片。

食用小米要注意宜忌。小米适宜脾胃虚弱、反胃呕吐、体虚胃弱、精血受损、食欲不振等患者食用。小米粥是上好的滋补佳品，很容易消化，宜常用来作为病人和孕妇的膳食。需要注意的是淘米时不要用力搓洗或换水次数过多，以免小米外层的营养素流失。另外，小米不宜作为妇女产后主食来食用，主要由于它所含赖氨酸过低而亮氨酸又过高，故要注意饮食搭配，以免缺乏其他营养；还有，注意小米忌与大豆或肉类食物一起食用。

小米的营养价值很高，但是如何挑选优质的小米呢？专家教你正确的挑选方法：优质小米的米粒大小一致、颜色均匀，呈乳白色、黄色或金黄色，富有光泽，很少有碎米，无虫，无杂质，闻起来有清香味，无异味。质量不佳的小米用手易捻成粉状或易碎，碎米多，闻起来微有异味或有霉变气味、酸臭味或不正常的气味。

另外，小米的储存也要讲究科学性。通常将小米放在阴凉、干燥、通风较好的地方。储藏前水分过大时，不能曝晒，可阴干；储藏前应去除糠杂；储藏后若发现吸湿脱糠、发热时，要及时出风过筛，除糠降温，以防霉变；小米易遭蛾类幼虫等危害，发现后可将上部生虫部分排出单独处理。在容器内放1袋新花椒即可防虫。

为您推荐两款最佳的养脾胃食谱：

小米红枣粥

【原料】小米 100 克，红枣 50 克，白糖适量。

【制作】

1. 将小米、红枣洗干净，用清水浸泡 1 小时。

2. 把小米、红枣放入锅内，倒入适量清水，先用大火煮沸后，再改用小火煮成稠粥，加入白糖调好口味，即可食用。

【功效】补脾润躁，宁心安神。治疗失眠，多梦，纳食不香，大便干燥。

小米南瓜粥

【原料】小米 100 克，水 10 杯左右，南瓜 500～1000 克，冰糖或蜂蜜少许。

【制作】

1. 将小米洗净，南瓜去皮剔瓤，切成 1/2 寸的丁状或片状。

2. 将上述食物一同放入水内，煲约 30 分钟，稍焖片刻，加入冰糖或蜂蜜即可。

【功效】单用小米熬成的粥偏稀，与南瓜熬刚刚好中和了南瓜久熬后的黏稠，熬出的粥色泽金黄，喝起来甘香清润，有解热降暑之功效。

玉米——健脾胃的"黄金食物"

玉米又名玉蜀黍、苞谷、珍珠米等，它与水稻、小麦并称为世界三大农作物，被全世界公认为"黄金作物"。玉米原产于南美洲，1492 年哥伦布在古巴发现了玉米，两年后他把玉米带回西班牙，后逐渐传至世界各地，中国大约在 16 世纪中期开始引进种植。玉米是粗粮中的保健佳品，多食玉米对人体的健康十分重要。

玉米不仅是人类粮食的主要来源，已成为一种热门的保健食品，经常出现于餐桌上，并风靡曾经以食物精细著称的欧美世界。据报载，美国前总统里根曾每天都以玉米片粥作早餐。

玉米的营养价值很高，含糖类约67%，蛋白质约9%，脂肪4%，膳食纤维高达8%；玉米每100克含胡萝卜素0.1毫克，维生素B_1 0.3毫克，维生素B_2 0.1毫克，维生素E8毫克，烟酸2毫克，矿物元素含有钾、钙、铁、锌、磷、硒等。现发现玉米含有较多的卵磷脂、亚油酸、谷物醇等，所以常食用玉米的人不易患高血压、动脉硬化。

中医认为，玉米性平，味甘；有健脾利湿、开胃益智、宁心活血、利尿、利胆、止血、降压、降血脂的作用，适用于水肿、脚气病、小便不利、腹泻、动脉粥样硬化症、冠心病患者经常食用。玉米中的纤维素含量很高，具有刺激胃肠蠕动、加速粪便排泄的特性，可防治便秘、肠炎、肠癌等。玉米有延年益寿、美容作用。玉米的胚尖含有大量维生素E和不饱和脂肪酸等成分，这些物质有增强人体新陈代谢、调整神经系统功能，使皮肤细嫩光滑，抑制、延缓皱纹产生的作用。吃嫩玉米时，由于把玉米的胚尖全部吃进，其营养保健作用更为明显，因此，新鲜玉米被誉为长寿美容食品。

玉米的营养成分确实很高，但营养成分不够完善是美中之不足。如玉米蛋白质中缺乏色氨酸，长期食用玉米易发生癞皮病，所以以玉米为主食的地区应配上豆类、蔬菜或牛奶、羊奶，即可获得完全蛋白质。因为玉米粒的外壳比较粗硬，咀嚼起来粗糙涩口。如果把粗粮细做，口感会好一些。

玉米可以煮食或蒸食，玉米粒也可以用来做菜做汤，如松仁玉米即是一道名菜。也可做成玉米粥、玉米饼、玉米糕，玉米面加白面制作的面包、膨化玉米粉等，都是受欢迎的吃法。

玉米对治疗食欲不振、水肿、尿道感染、糖尿病、胆结石等症有一定的作用。脾胃气虚、气血不足、营养不良、动脉硬化、高血压、高脂血症、冠心病、肥胖症、脂肪肝、癌症、习惯性便秘、慢性肾炎水肿、维生素A缺乏症等疾病患者适宜食用。但是需要注意的是霉坏变质的玉米有致癌作用，不宜食用；而且，患有干燥综合征、糖尿病、更年期综合征且属阴虚火旺之人不宜食用爆玉米花，否则易助火伤阴。

下面专家教你如何挑选甜玉米和黏玉米：

真正的甜玉米，是颗粒整齐，表面光滑、平整的明黄色玉米，普通黄色玉米则排列不规整，颗粒凸凹不平。

真正的黏玉米，是颗粒整齐，表面光滑、平整的白色玉米，而普通的白色玉米则排列不规整，玉米颗粒凸凹不平。

老玉米和嫩玉米的区别：

嫩玉米：颗粒均匀，叶子嫩绿，玉米捏起来比较软，是新鲜的嫩玉米。同一批次的玉米，尽量挑选颗粒小的玉米。

老玉米：摸着硬邦邦，叶子发黄，颗粒有些发瘪。同一批次的玉米，颗粒越大，玉米越老。

为你推荐两款养脾胃食谱：

玉米粥

【原料】玉米粉50克，粳米50克。

【制作】

1. 将玉米粉用适量的冷水调和，再将淘洗干净的粳米入锅，加水适量，用武火烧开。

2. 加入玉米粉，转用文火熬煮成稀粥。

【功效】开胃，对老年人脾胃亏虚，胃纳不佳，久病、重病之后，脾胃虚弱，纳食不香者甚宜。

玉米山药粥

【原料】玉米面（黄）100 克，山药 50 克。

【制作】

1. 山药洗净，上笼蒸熟后，剥去外皮，切成小丁；玉米粉用开水调成厚糊。

2. 锅内加入约 1000 毫升冷水，以旺火烧沸，用竹筷缓缓拨入玉米糊搅散，再改用小火熬煮 10 分钟。

3. 山药丁入锅，与玉米糊同煮成粥，加入冰糖调味，即可盛起食用。

【功效】调中开胃，润肺滋肾、宁心、利水。

燕麦——补脾养胃的"植物黄金"

燕麦，就是中国的莜麦，俗称油麦、玉麦，是一种低糖、高营养、高能食品。其招牌营养素不但含量高，而且质量优，是较受现代人欢迎的食物之一。在《时代》杂志评出的十大健康食品中，燕麦名列第五（第一是西红柿、第二是菠菜、第三是坚果、第四是西兰花、第六是鲑鱼、第七是大蒜、第八是蓝莓、第九是绿茶、第十是红酒）。燕麦经过精细加工制成麦片，使其食用更加方便，口感也得到改善，成为深受欢迎的保健食品。据说，原英国首相撒切尔夫人多年一直坚持早餐食用燕麦面包的习惯，即使在我国访问的短短几天里也要从英国空运燕麦面包给她食用。

燕麦一般分为带稃型和裸粒型两大类。世界各国栽培的燕麦以带稃型的为主，常称为皮燕麦。中国栽培的燕麦以裸粒型的为主，常称裸燕麦。裸燕麦的别名颇多，在中国华北地区称为莜麦；西北地区称为玉麦；西南地区称为燕麦，有时也称莜麦；东北地区称为铃铛麦。

燕麦的营养丰富，据中国医学科学院卫生研究所综合分析，中国裸燕麦含粗蛋白质达 15.6%，脂肪 8.5%，还有淀粉释放热量以及磷、铁、钙等元素，与其他 8 种粮食相比，其含量均名列前茅。燕麦中水溶性膳食纤维分别是小麦和玉米的

4.7倍和7.7倍。燕麦中的B族维生素、尼克酸、叶酸、反酸都比较丰富，特别是维生素E，每100克燕麦粉中高达15毫克。此外燕麦粉中还含有谷类粮食中均缺少的皂甙（人参的主要成分）。蛋白质的氨基酸组成比较全面，人体必需的8种氨基酸的含量均居首位，尤其是含赖氨酸高达0.68克。燕麦含有维生素E，可以预防胆固醇堵塞血管，清除体内垃圾，建议男士们应多吃这类食物。

中医认为燕麦性平，味甘；具有补虚健脾、滑肠、止血之功效。可用于治疗病后体虚、盗汗、血崩、便秘等病症。现代医学研究认为，燕麦所含的脂肪酸，对高血脂有预防和治疗作用，且降低血脂的功能不亚于目前市场上出售的名药。因而，经常食用燕麦，对软化血管、降低血脂、防治高血压、冠心病均有益处。

燕麦的食用方法很多，最常见的吃法是用开水和面，趁热在涂了油的陶瓷板上推成薄片，再卷成指筒状的"窝窝"，或压成面条状的"饸饹"，蒸熟食用。也可制成炒面。燕麦片、燕麦粥都是很好的早餐食品，燕麦粉也是制作高级饼干、糕点、儿童食品的原料之一。用燕麦熬粥服用，可以补虚健体、降脂降压，更适合于老年人食用。

燕麦对于现状常常处于紧张状态的现代上班族来说，是一种兼顾营养又不至于发胖的健康食品。而对于心脑血管欠佳的人群，肝肾功能不全者，肥胖者，中年人，还有想要减肥的女性更是保健佳品。一般人群均可食用。适宜产妇、婴幼儿、老年人以及空勤、海勤人员食用；适宜慢性病人，如患有脂肪肝、糖尿病、水肿、习惯性便秘的人食用；适宜体虚自汗、多汗、易汗、盗汗者食用；适宜高血压病、高脂血症、动脉硬化者食用。但是需要注意的是燕麦一次不宜进食太多，否则会造成胃痉挛、消化不良或是胀气。

为您推荐两款最佳的养脾胃食谱：

燕麦粳米粥

【原料】燕麦片30克，粳米100克，白糖10克，冷水1000毫升。

【制作】

1. 粳米淘洗干净，用冷水浸泡半小时，然后放入锅中，加入冷水，先用旺火烧沸，然后改用小火慢煮。

2. 粥熬至半熟时，将燕麦片用冷开水调匀，放入锅中，搅拌均匀，待粳米烂熟以后，加白糖调好味，即可。

【功效】粥糯、稠、软、滑、香、爽口。功用为健脾开胃消食，收涩止血止汗。用于食欲不振、消化不良、血汗、盗汗、便血、水肿等症。

燕麦玉米粥

【原料】玉米面（黄）150克，燕麦仁100克，豆浆250克，白砂糖30克。

【制作】

1. 燕麦仁洗净，放入锅内，加4碗水煮至熟并呈开花状；冷豆浆和玉米粉搅拌，调成玉米糊。

2. 将玉米糊缓缓倒入煮熟的燕麦仁锅里，用勺不停搅拌，烧沸；然后转用小火煮10分钟，熄火，加入糖调味即可。

【功效】通宿便，养胃润肠，用于调理慢性肠胃炎。

薏米——养胃的"世界禾本科之王"

薏米，又称薏苡仁、苡仁、苡米、珍珠米、回回米等。它原产于我国，主要分布于四川、福建、河北、辽宁、海南、广东等地，野生薏米长于河边、溪涧边或阴湿山谷中，秋季时节果实成熟。薏米在我国有着悠久的栽培历史。古书《帝王世纪》曾记载"有莘氏吞薏苡而生禹"；《逸周书》与《后汉书》也分别载有"西戎献桴苡"和马援"曾饵薏苡实"的史实。古时，人们把它叫做"薏米明珠"。后来，薏米传到国外。由于薏米的营养价值很高，在禾本科植物中居第一位，因而被誉为"世界禾本科植物之王"。在欧洲称它为"生命健康之禾"。18世纪薏米传入日本后，日本民间一直把它视为珍贵的保健滋补品。我国古代人把薏米看作自然之珍品,用来祭祀,现代人把薏米视为营养丰富的盛夏消暑佳品,誉为"生命健康之友"。

薏米的颖果又称薏苡仁,味甘淡微甜,营养丰富,含碳水化合物52%～80%,蛋白质13%～17%,脂肪4%～7%,油以不饱和脂肪酸为主,其中亚麻油酸占34%,并有特殊的薏仁酯;磨粉面食,为价值很高的保健食品。

薏米可用作粮食吃,味道和大米相似,且易消化吸收,煮粥、做汤均可。夏秋季和冬瓜煮汤,既可佐餐食用,又能清暑利湿。由于薏米营养丰富,对于久病体虚、病后恢复期患者,老人、产妇、儿童都是比较好的药用食物,可经常服用。不论用于滋补还是用于治病,作用都较为缓和,微寒而不伤胃,益脾而不滋腻。据报道,薏米治病的成分薏苡仁酯,不仅具有滋补作用,而且还是一种抗癌剂,能抑制艾氏腹水癌细胞,可用于胃癌及子宫颈癌。薏米植株的根中所含的薏米醇,除具有上述的薏苡仁酯的作用外,还有降压、利尿、解热和驱蛔虫的效果,适用于高血压、尿路结石、尿路感染、蛔虫病等。薏米的叶,可煎水作茶饮,其味清香,饮之可以利尿。薏米的常用量为20～30克,病重者可加大剂量至60克。由于薏仁较难煮烂,在煮之前需以温水浸泡2～3小时,让它充分吸收水分,在吸收了水分后再与其他米类一起煮就很容易熟烂了。

中医认为,薏米性微寒,味甘,淡;有健脾补肺、利水除湿、清热排脓的作用。主治风湿痹痛、关节拘挛以及水肿泄泻、尿少;并治咳嗽胸痛吐脓血的"肺痈"和咳吐浊痰涎沫的"肺痿"。现代药理研究证明,薏米中所含的薏苡仁油脂对癌细胞有抑制生长的作用,可以用于胃癌、肝癌、肺癌、宫颈癌的治疗。所以薏米是防癌、抗癌的食疗要物。

薏米适宜急慢性肾炎水肿、面浮肢肿、各种关节炎、癌症患者食用。但大便燥结、滑精、精液不足、小便多者,以及孕妇不宜服用。

挑选薏米时,应以粒大、饱满、色白者为佳。家庭购买应该选择质地硬而有光泽,颗粒饱满,呈白色或黄白色、坚实,多为粉性,味甘淡或味甜者。

为您推荐两款最佳的养脾胃食谱:

薏米粥

【原料】薏米 30～60 克，粳米 50 克，白糖适量。

【制作】

薏米先泡胀，将上述两者入锅同煮粥。食用时可加适量白糖调味食用。

【功效】有健脾和胃，除湿利水，抗癌消炎作用，适用于体虚或老年人水肿，脚气，食欲不振，脾虚腹泻，风湿痹痛，银屑病，湿疹，风湿腰痛等症。此方可作为防治癌肿的一种辅助食疗举施，但孕妇不宜食。

党参薏米莲子山药粥

【原料】党参 30 克，薏米 30 克，莲子 30 克，山药 60 克，大米 50 克。

【制作】

1. 莲子、薏米洗净用水泡。将莲子浸泡后去掉莲芯，将莲子、薏米入砂锅。
2. 党参切片放入锅内，加适量水煮。
3. 山药去皮、切成丁。将山药加入锅内与莲子、薏米一起煮，大火煮沸转小火炖约 1 小时即可。

【功效】具有补肺、健脾、养胃的功效，适用于阴虚内热、大便泻泄、食欲减退等病症。

山药——平补脾胃的药食两用之品

冬季又是食补时，许多人都将山药请上了餐桌。山药质细腻，肉洁白，是国家卫生部公布的既是食品又是药品的蔬菜。

山药别名薯药、薯蓣、薯豫、土薯、诸薯、山芋、玉涎、玉蓣、蛇芋、怀山药、野白薯、野山豆、扇子薯、佛掌薯等，为薯蓣科植物薯蓣的块茎。全国各地均有栽培。

"秋夜渐长饥作祟，一杯山药进琼糜"，这是南宋大诗人陆游盛赞山药的诗句，山药外貌不美，但其内在质量极佳，只要用竹片轻轻刮去嫩皮，雪白的肉质便显露精华。

《神农本草》中载：山药"久服耳目聪明"。山药含有多种营养物质，能调和肠管收缩与扩张，促进小肠运动节律，使肠道容物排空，减少毒素在体内的停留时间，能增强人体免疫功能，并且还有镇静、抗昏迷作用，针对遗精、妇女白带多、小便频数的复方中皆有山药。常食山药可白肤健身。

山药中含有黏蛋白、淀粉酶、皂甙、游离氨基酸、多酚氧化酶等物质，且含量较为丰富，具有滋补作用，为病后康复食补之佳品。

中医认为，山药有健脾补肺、益精固肾、止渴止泻等功效，可治疗体弱神疲、食欲不振、消化不良、慢性腹泻、虚劳咳嗽、遗精盗汗、妇女白带、糖尿病等。山药中所含的黏液为多糖物质与无机盐类结合，可以形成骨质，使软骨具有一定弹性；所含的黏液蛋白能预防心血管系统的脂肪沉积，阻止其过早硬化，并有一定减肥作用；能防止肺、肾等脏器中结缔组织萎缩，预防胶原病的发生。山药含有的淀粉酶、多酚氧化酶等物质，有利于脾胃消化吸收，是一味平补脾胃的药食两用之品。

山药吃法多种多样，可甜可咸，可汤可炒，可荤可素。切成小块煮成甜羹，味道酥糯爽滑，妙不可言。日本人除了爱吃煮山药外，还爱吃"山药泥盖饭"。这种饭就是将磨好的山药泥，放入酱油等调料，搅匀后盖在米饭上，这样，山药吃起来细腻洁白、糯滑爽口。

山药非常适宜老幼、身体虚弱、食欲不振、消化不良、慢性腹泻、遗精盗汗以及妇女白带、夜尿频多、糖尿病患者食用。但由于该品能养阴也能助湿，所以湿盛中满，或有积滞、有实邪者不宜。需要提醒大家的是，食用山药一般无明显禁忌症，但因其有收敛作用，所以患感冒、大便燥结者及肠胃积滞者忌用。

山药不但营养美味，还能有效地促进健康。但是你知道怎样才能挑选好的山药吗？下面就教你几招：

1. 首先要掂重量，大小相同的山药，较重的更好。

2. 其次看须毛，同一品种的山药，须毛越多的越好。须毛越多的山药口感更面，含山药多糖更多，营养也更好。

3. 最后再看横切面，山药的横切面肉质应呈雪白色，这说明是新鲜的，若呈黄色似铁锈的切勿购买。

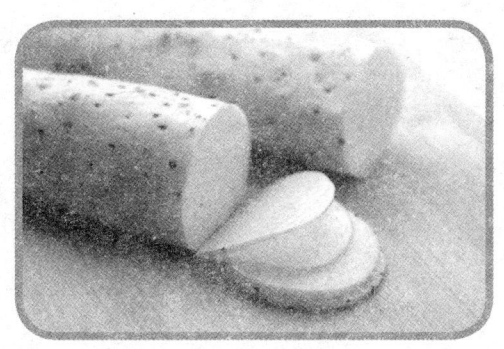

为您推荐两款最佳的养脾胃食谱：

山药鸡汤

【原料】山药250克，胡萝卜1条，鸡腿1只，盐、鸡精各适量。

【制作】

1. 山药削皮、冲净、切块，胡萝卜去皮后切块；鸡腿剁块，放入沸水中汆烫，捞出后再洗净。

2. 锅中放入鸡块、胡萝卜块，加水至盖过原料，以大火煮开后转小火慢炖15分钟；下山药后转大火煮沸，再转小火煮10分钟，加盐、鸡精调味即成。

【功效】此汤具有健脾、厚肠胃、补肺、益肾、补虚、祛邪等功效。适用于治疗脾虚泄泻，久痢，虚劳咳嗽，遗精带下，小便频数等。但不可多吃，因它能引发旧病。山药鸡汤还具有美容的功效，爱美的女性不妨试试。

山药百合大枣粥

【原料】山药90克，百合40克，大枣15枚，薏苡仁30克。

【制作】

将山药、百合、大枣、薏苡仁及大米适量加水入锅共煮粥。每日2次服食。

【功效】山药具有补脾和胃之功能；百合清热润燥；大枣、薏苡仁健脾和胃，诸物合用具滋阴养胃、清热润燥的作用。

甘薯——补脾养气的长寿之品

甘薯又称红薯、番薯、红苕、白薯、地瓜。其之所以称番薯，大抵是因为它是"舶来品"之故。相传番薯最早由印第安人培育，后来传入菲律宾，被当地统治者视为珍品，严禁外传，违者要处以死刑。16世纪时，有两个在菲律宾经商的中国人，设法将一些番薯藤编进竹篮和缆绳内，瞒天过海，运回了福建老家，遂种植遍及中华大地。多少年来，由于这个舶来品易种易得，售价低廉，人们逐渐淡忘了它在异邦的珍贵和引种的风险，只作为粗粮和饲料看待。其实，番薯有极高的营养价值，在日本被誉为长寿食品，同时又具有很好的药用功效。红薯味道甜美，有的地区把它作为主食之一。

甘薯含大量黏蛋白，维生素C也很丰富，维生素A原含量接近于胡萝卜的含量。常吃甘薯能降胆固醇，减少皮下脂肪，补虚乏，益气力，健脾胃，益肾阳，从而有助于护肤美容。李时珍在《本草纲目》中已有"甘薯补虚乏、益气力、健脾胃、强肾阴"的记载，并说食用甘薯可使人长寿，并且能补中、和血、暖胃、肥五脏等。当代《中华本草》说其："味甘，性平。归脾、肾经。""补中和血、益气生津、宽肠胃、通便秘。主治脾虚水肿、疮疡肿毒、肠燥便秘。"在另一部有关甘薯的著作《金薯传习录》中有"甘薯疗病六益"的记载。这六益是：治湿热黄疸、痢疾下血、小儿疳积、酒积热泻、血虚乱经、遗精淋浊等病，可见食用甘薯对很多疾病有很好的治疗效果。

对于甘薯润肠通便的功效，史书记载中倒是有这样的例子。据说乾隆皇帝晚年的时候患便秘，久治不愈甚为烦恼。某日，他在御厨旁闻到一种特殊的香味，原来是一个小太监在吃烤甘薯。乾隆皇帝要了一块竟吃出滋味来，就让御厨以后经常为他烤甘薯吃。吃了一段时间后他惊奇地发现，那长期让太医束手无策的老年性便秘竟不治而愈了。

需要注意的是，红薯和柿子不宜在短时间内同时食用，如果食量多的情况下，应该至少相隔5小时以上。如果同时食用，红薯中的糖分在胃内发酵，会使胃酸分泌增多，和柿子中的鞣质、果胶反应发生沉淀凝聚，产生硬块，量多严重时可使肠胃出血或造成胃溃疡。

甘薯的食用方法很多，可代替米、面用来制作主食；将鲜甘薯煮熟捣烂，与米粉、面粉等掺和后，可制作各类糕、团、包、饺、饼等；干制成粉又可代替面粉制作蛋糕、布丁等点心，还可加工成薯粉丝；红薯等根茎类蔬菜含有大量淀粉，可以加工成粉条食用，但制作过程中往往会加入明矾。若过多食用会导致铝在体内蓄积，不利健康。

另外，因甘薯含有"气化酶"，往往吃后有时会发生烧心、吐酸水、肚胀排气等现象。只要一次不吃得过多，而且和米面搭配着吃，并配以咸菜或喝点菜汤即可避免。

为您推荐两款最佳的养脾胃食谱：

红薯玉米粥

【原料】红薯200克，玉米糁120克。

【制作】

1. 将红薯洗净，切成小块，备用。
2. 锅内加水适量，烧开后撒入玉米糁（边撒边搅拌，以防粘连），煮至六成熟时，加入红薯块，再煮至粥熟即成。每日2次，连服5～7天。

【功效】红薯有补中和血、益气生津、宽肠润燥、滋阴强肾等功效。红薯与玉米均含有较多的纤维素，可加速肠道内粪便的排出。适用于习惯性便秘。

甘薯饭

【原料】大米90克，甘薯30克，白芝麻1克，精盐2克。

【制作】

1. 煮饭前30分钟先将大米用水洗净，备用；甘薯切成1厘米的骰子状，用水冲洗。

2.将大米和番薯放入电饭锅内,加入一般煮饭程度的水量,加入少许盐搅拌后,按下开关开始煮。煮好后立即搅拌,盛入碗中,洒上白芝麻末。

【功效】健脾补气,可改善身体虚弱症状,有助于通便,增强肾功能。

莲藕——熟用最宜补益脾胃

立秋过后,鲜藕成为人们家宴的必备菜之一。莲的根茎称莲藕,北方人多用来做菜,故称藕菜或莲菜;南方一般叫藕,果蔬兼用。

莲藕原产于印度,很早便传入中国,在南北朝时代,莲藕的种植就已相当普遍了。莲藕微甜而脆,可生食也可做菜,而且药用价值相当高,它的根根叶叶,花须果实,无不为宝,都可滋补入药。用莲藕制成藕粉,能消食止泻,开胃清热,滋补养性,预防内出血,是妇孺童妪、体弱多病者上好的流质食品和滋补佳珍,在清朝咸丰年间,就被钦定为御膳贡品了。

藕不论生熟,都具有很好的药用价值。中医认为,生藕性寒,甘凉入胃,可消瘀凉血、清烦热、止呕渴。适用于烦渴、酒醉、咳血、吐血等症。妇女产后忌食生冷,惟独不忌藕,就是因为藕有很好的消瘀作用,故民间有"新采嫩藕胜太医"之说。传说明孝宗下江南时,曾因贪食湖蟹而于夜间腹泻不止,急忙召太医诊治,吃了几副汤药,病情稍有好转,但未能根除,三五日后,却转为便中带血,太医们束手无策。这时,湖北巡抚推荐了一位民间郎中为皇帝治病,这位郎中询问了病情后,让人采来巴河嫩藕,捣烂如泥,与酒共热,送孝宗服用,孝宗的病竟然痊愈。这样一来,"新采嫩藕胜太医"的故事就在全国各地流传开来。

藕入药治病,功效的确十分显著。早在《神农本草经》中就有记载:藕"主补中养神,益气力,除百病,久服轻身耐老。"李时珍在《本草纲目》中称颂莲藕道:"莲之于瘀泥,而不为泥染;居于水中,而不为水。根、茎、花、实,凡品难同。清净济用,鲜美兼得……医家取为令食,百病可却。盖莲之味甘气温而性啬,禀清芳之气,得稼穑之味,乃脾之果也。"一代名家能将莲藕如此惟妙惟肖地大加称赞，可见莲藕的益脾健身之功定有独特之处。

藕含有多种营养及天冬碱、蛋白氨基酸、葫芦巴碱、干酪基酸、蔗糖、葡萄糖等。鲜藕含有20%的糖类物质和丰富的钙、磷、铁及多种维生素。鲜藕既可单独做菜，也可做其他菜的配料。如藕肉丸子、藕香肠、虾茸藕饺、炸脆藕丝、油炸藕蟹、煨炖藕汤、鲜藕炖排骨、凉拌藕片等等，都是佐酒下饭，脍炙人口的家常菜肴。藕也可制成藕原汁、藕蜜汁、藕生姜汁、藕葡萄汁、藕梨子汁等清凉消暑的饮料。藕还可加工成藕粉、蜜饯和糖片，是老幼妇孺及病患者的良好补品。

另外，针对不同的情况所选择的藕是不一样的。常见的藕一般分为两种，即七孔藕与九孔藕。七孔藕又称红花藕，外皮为褐黄色，体形又短又粗，生吃起来味道苦涩；九孔藕又称白花藕，外皮光滑，呈银白色，体形细而长，生藕吃起来脆嫩香甜。当然七孔和九孔只是一个大致的区分方法，并不是所有的藕都是七孔和九孔。根据藕的自身特点，吃法略有不同：七孔藕淀粉含量较高，水分少，糯而不脆，适宜做汤；九孔藕水分含量高，脆嫩、汁多，凉拌或清炒最为合适。

为您推荐两款最佳的养脾胃食谱：

红豆莲藕粥

【原料】莲藕90克，红豆40克，莲子20克，糯米20克，果糖15克，冷水1500毫升。

【制作】

1. 糯米、红豆分别淘洗干净，用冷水浸泡2～3小时，捞出沥干水分；莲子洗净，用冷水浸泡回软；莲藕洗净切片备用。

2. 锅中加入约1500毫升冷水煮沸，将红豆、糯米、莲子、莲藕片依次放入，再次煮滚后转小火慢熬约2小时。

3. 见粥稠以后，加入果糖拌匀，即可。

【功效】健脾养胃，消瘀清热，除烦解渴，益血止泻。

芙蓉嫩藕

【原料】莲藕200克，鸡蛋2个，湿淀粉、精盐、味精、白糖、香油、葱、鲜汤、姜各适量，黑木耳、西红柿片、莴笋片各少许。

【制作】

1．将莲藕去皮后擦成细丝，再剁成泥，加入蛋清、湿淀粉、精盐、味精、鲜汤搅成糊状。

2．将莲藕糊放入烧至四成热的油锅中，炸至呈片状时捞出。

3．锅内留少许底油置火上烧热，加入莴笋片、黑木耳、西红柿片和精盐、葱、姜等调味料，勾芡后倒入藕片炒匀，淋入香油后装盘即成。

【功效】清热解毒，健脾开胃。

土豆——养脾胃的"第二面包"

土豆，学名马铃薯。我国不同地区叫法也不同，北方叫土豆、洋芋、山药蛋，江浙一带则称为洋山芋，有些地区称它为地蛋等。土豆为茄科植物土豆的地下块茎，原产于南美洲秘鲁、智利等地的安第斯山高原地带，17世纪初传入中国，最早在西北地区种植，现主要在东北、华北、西北及南方部分地区种植。土豆营养丰富，且淀粉含量高，其本身无特殊味道，现在世界上用土豆来烹调食物的方法有500种之多；其最大优点是既可作为蔬菜制作菜肴，又可用来代替谷类作主粮。山西俗语说："山药蛋，宝中宝，顿顿饭，离不了。"连山西的作家群，都被称为"山药蛋派"。具体地说，它和玉米、小麦、水稻、燕麦被称为世界五大粮食作物，素有"植物之王"的美誉，欧美人将它称做"第二面包"。

土豆中含有丰富的膳食纤维，有助促进胃肠蠕动，疏通肠道。除此以外，土豆块茎还含有禾谷类粮食所没有的胡萝卜素和抗坏血酸。从营养角度来看，它比大米、面粉具有更多的优点，能供给人体大量的热能，可称为"十全十美的食物"。人只靠马铃薯和全脂牛奶就足以维持生命和健康，因为马铃薯的营养成分非常全面，营养结构也较合理，只是蛋白质、钙和维生素 A 的量稍低；而这正好用全脂牛奶来补充。马铃薯块茎水分多、脂肪少、单位体积的热量相当低，所含的维生素 C 是苹果的 10 倍，B 族维生素是苹果的 4 倍，各种矿物质是苹果的几倍至几十倍不等，土豆又是降血压食物。膳食中某种营养多了或缺了可致病，同样道理，调整膳食，也就可以"吃"掉相应疾病。

土豆具有抗衰老的功效。它含有丰富的维生素 B_1、B_2、B_6 和反酸等 B 族维生素及大量的优质纤维素，还含有微量元素、氨基酸、蛋白质、脂肪和优质淀粉等营养元素。

中医认为土豆性平味甘，具有和胃调中、益气健脾、强身益肾、消炎、活血消肿等功效，可辅助治疗消化不良、习惯性便秘、神疲乏力、慢性胃痛、关节疼痛、皮肤湿疹等症。土豆对消化不良的治疗有特效，是胃病和心脏病患者的良药。

土豆有多种吃法，在炖煮时宜用大火，适当放一点醋会更好。在盛产土豆的地区，一般多与莜面配合为食，单独吃时各地区都有自己的讲究。最普遍的吃法是利用土豆中的淀粉，做成粉丝、凉粉。

土豆老少皆宜。但是需要注意的是马铃薯的芽与块茎皮中均含龙葵素，光照时间长会使皮变绿，此时龙葵素的含量增多，食之能破坏血中红细胞，可引起恶心、呕吐、头晕、腹泻。多吃了发芽土豆，严重者可导致脑充血、脑水肿及胃肠黏膜发炎、眼结膜炎，甚至致死。所以马铃薯发芽和皮变绿色时不能食，以防中毒。土豆含有的一种生物碱是有毒物质，人体大量摄入后，会引起中毒、恶心、腹泻等反应，这种有毒物质，通常集中在表皮里，因此食用时一定要去皮。另外，关节炎病人忌食土豆。脾胃虚寒易腹泻者应少食。

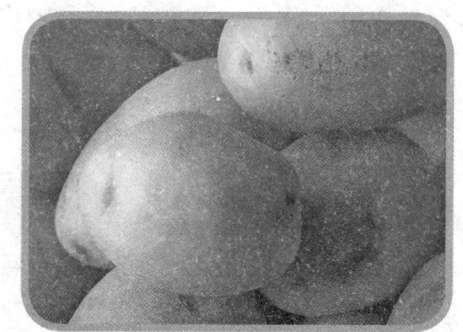

为您推荐两款最佳的养脾胃土豆食谱：

凉拌土豆丝

【原料】土豆300克,黄豆芽100克,菠菜50克,葱花、香油、醋、酱油、花椒、盐、鸡精各适量。

【制作】

1. 将土豆切细丝,用水洗去淀粉,沥干放入开水中焯熟(约2~3分钟,原则上水再开了就行),用凉水冷却备用;将菠菜和黄豆芽洗净,分别放到沸水锅中焯烫2分钟,捞出沥干水备用。

2. 将土豆丝、黄豆芽、菠菜放到比较大的盆里,撒上葱花。

3. 锅内加入香油烧热,加入花椒,炸出香味,趁热浇到盆中,加入盐、鸡精、醋、酱油,拌匀即可。

【功效】和胃,调中,健脾,益气。

豌豆拌土豆

【原料】土豆200克,豌豆150克,植物油、花椒粒、白砂糖、味精、精盐各适量。

【制作】

1. 土豆去皮,洗净,切块;豌豆洗净。

2. 土豆入锅,煮烂捞出晾凉,捣碎成泥。炒锅加植物油烧热,投入花椒粒,炸香捞出,花椒油倒入碗中备用。炒锅洗净,放植物油烧热,倒入豌豆炒熟,加入少量精盐,炒匀待用。

3. 取一大碗,放入土豆泥,加适量精盐、花椒油、白砂糖、味精,拌匀即可。

【功效】健脾,养胃。适宜胃寒的患者食用。

白萝卜——理气养肺健肠胃

萝卜又名莱菔、罗菔,萝卜为十字花科草本植物萝卜的根茎。原产于我国,已有近千年栽培历史,在饮食和中医食疗领域有着广泛的应用。早在《诗经》中就有关于萝卜的记载。萝卜品种极多，有白皮、红皮、青皮红心等。萝卜营养价值甚高，是普通百姓的养生食品，常言说得好："冬吃萝卜夏吃姜，一年四季保安康。""扬州八怪"之一的郑板桥曾写过这样一副养生保健联："青菜萝卜糙米饭，瓦壶天水菊花茶"，"萝卜就茶"是郑老先生的养生之道。相传唐朝时白萝卜曾作为贡品，并有寺庙用其馈赠施主。萝卜的医疗价值也很高，有"十月萝卜小人参"的说法。

白萝卜是一种常见的蔬菜，生食熟食均可，其味略带辛辣。现代研究认为，白萝卜含芥子油、淀粉酶和粗纤维，具有促进消化，增强食欲，加快胃肠蠕动和止咳化痰的作用。中医理论也认为该品味辛甘，性凉，入肺胃经，为食疗佳品，可以治疗或辅助治疗多种疾病，本草纲目称之为"蔬中最有利者"。所以，白萝卜在临床实践中有一定的药用价值。如今，江苏的"如皋萝卜"凭着自身皮薄、肉嫩、多汁，味甘不辣，木质素少，嚼而无渣等优点已经蜚声海内外。"萝卜响，咯嘣脆，吃了能活百来岁"、"烟台苹果莱阳梨，不如潍县萝卜皮"等谚语也早就随着萝卜的养生功能被大众所认识而流传开来。

萝卜的主要营养成分是蛋白质、糖类、B族维生素和大量的维生素C，以及铁、钙、磷和多种酶与纤维。白萝卜的营养成分大部分存在于萝卜皮中。萝卜皮中含有丰富的淀粉酶，在食用烤鱼、烤肉和火锅食品时，食用一些带皮的萝卜丝，可保护肠胃。

萝卜既可用于炒、煮、凉拌、捣汁等，又可当作水果生吃，味道鲜美，还可用作泡菜、酱菜腌渍。萝卜和肉一起炖煮，味道也很好，比如萝卜烧猪肉，肉不走味，萝卜也香。

需要注意的是萝卜为寒凉蔬菜，阴盛偏寒体质者、脾胃虚寒者等不宜多食；胃及十二指肠溃疡、慢性胃炎、单纯甲状腺肿、先兆流产、子宫脱垂等患者禁食萝卜；服用人参、西洋参时不要同时吃萝卜，以免药效相抵制，起不到补益作用；萝卜与蛇肉不宜同食。

白萝卜在挑选时应注意：白萝卜以根形圆整、表皮光滑为宜。一般说来，萝卜皮光滑的肉质更细。挑选时拿在手上掂掂分量，沉甸甸的则表明不是空心萝卜。另外，如果萝卜皮色呈半透明的斑块，不仅表明不新鲜，且有可能是严重受冻的萝卜，解冻后皮肉分离，这种萝卜基本上失去了食用价值。买萝卜不能贪大，以中型偏小为宜，这种白萝卜肉质较密实，烧出来成粉质软糯。

为您推荐两款最佳的养脾胃萝卜食谱：

红烧萝卜

【原料】白萝卜500克，花椒10粒，八角1粒，葱末5克，姜末3克，盐4克，味精1克，白糖5克，酱油25克，香油3克，植物油30克，料酒少许。

【制作】

1. 将萝卜洗净去皮，切成长3厘米，宽、厚各为1厘米的条，放入沸水中烫透捞出。

2. 炒锅置旺火上，加入植物油，烧至四成热时放入花椒和八角，炸出香味后捞出不用，随之放入葱姜末炝锅，再加入酱油、白糖、料酒、盐、萝卜条和适量水，待烧沸后撇去浮沫，改用中小火熬至汤汁剩1／2时，加入味精，淋上香油即可。

【功效】健脾开胃，下气宽中，消积化滞。

溜炒白萝卜

【原料】白萝卜450克，鸡蛋120克，木耳（干）40克，调料：花生油30克，淀粉（豌豆）4克，白砂糖8克，大葱5克，姜5克，盐2克，味精1克。

【制作】

1. 萝卜煮熟去皮切成薄片；葱切成段；姜切成片淀粉加水适量调匀成水淀粉备用。

2. 鸡蛋打散，加水淀粉搅成糊状，与萝卜片拌匀，加入沸水锅中氽一下捞出。

3. 花生油倒入炒锅中烧热，放入萝卜翻炒，再放入葱段、姜片、白糖、精盐、浸发木耳和味精，炒拌均匀即可。

【功效】健脾养胃，促进消化吸收。

胡萝卜——补养脾胃的"小人参"

胡萝卜为伞形科草本植物胡萝卜的根，又名红萝卜、金笋、葫芦藤、胡菜藤。有红胡萝卜、黄胡萝卜之分，长圆锥形。原产于亚洲西部，阿富汗是紫色胡萝卜最早演化的中心，栽培历史在2000年以上。10世纪时经伊朗人传入欧洲大陆，演化发展成短圆锥形橘黄色。15世纪英国已有栽培，16世纪传入美国。中国于13世纪经伊朗传入，发展成中国长根形，日本在16世纪从中国引入。肉质有紫红、橘红、黄色、白色等多种。因其颜色靓丽，脆嫩多汁，芳香甘甜而受到人们的喜爱。胡萝卜对人体具有多方面的保健功能，因此被誉为"小人参"。胡萝卜在西方名气颇大，被视为菜中上品。荷兰人把它列为"国菜"之一。

胡萝卜是一种很有营养的蔬菜，含有极丰富的胡萝卜素，还有维生素B_1、维生素B_2和维生素C等。胡萝卜中还含有9种氨基酸，其中人体必需的氨基酸占5种，尤其以赖氨酸含量最多。此外，它还含有钙、磷、铜、铁等矿物质，是养生保健的重要蔬菜之一。

美国科学家研究证实：每天吃两根胡萝卜，可使血中胆固醇降低10%～20%；每天吃三根胡萝卜，有助于预防心脏疾病和肿瘤。中医认为胡萝卜味甘，性平，有健脾和胃、补肝明目、清热解毒、壮阳补肾、透疹、降气止咳等功效，可用于肠胃不适、便秘、夜盲症（维生素A的作用）、性功能低下、麻疹、百日咳、小儿营养不良等症状。

胡萝卜的家常吃法很多，多以炒、炖、配菜为主。生吃胡萝卜会损失90%的胡萝卜素，因为胡萝卜素只有溶解在油脂中才能被人体吸收。因此，烹调时要多放些油，或与肉一起炖。胡萝卜切片用油炒，胡萝卜素的保存率为79%；切片油炸，胡萝卜素保存率为81%；切块和肉一起炖，胡萝卜素的保存率高达95%。食用胡萝卜时不宜加醋太多，因会破坏其胡萝卜素。

吃胡萝卜时不要喝酒，因为当类胡萝卜素的浓度很高时，碰上酒精，就会和自由基结合，使类胡萝卜素由抗氧化剂转变成会攻击正常细胞的促氧化剂。胡萝卜和白萝卜不能同吃。因为白萝卜的维生素C含量极高，而胡萝卜中含有一种叫抗坏血酸的解酵素，会使白萝卜中的维生素C丧失殆尽。胡萝卜不要过量食用，大量摄入胡萝卜素会令皮肤的色素产生变化，变成橙黄色。

还有一点需要注意的是，想要孩子的女性孕前尽量不要吃胡萝卜。这是因为根据美国约翰霍普金斯医学院金南医师的研究发现，过量的胡萝卜素会影响卵巢的黄体素合成，分泌减少，有的甚至会造成无月经、不排卵、月经变乱。研究人员解释这可能是β胡萝卜素干扰了类固醇合成所造成。曾有医师在六位因为吃了过量胡萝卜而导致月经异常的女人身上发现，她们的卵巢黄澄澄的，称为"黄金般的卵巢"。

为您推荐两款最佳的养脾胃胡萝卜食谱：

拔丝红玉

【原料】胡萝卜500克，鸡蛋25克，淀粉100克，植物油1250克（实耗约60克），白糖125克，青、红丝各少许。

【制作】

1. 将胡萝卜去皮洗净后切成滚刀块，用鸡蛋、淀粉和适量的水调成糊。将胡萝卜块放入糊内抓匀，逐块投入烧至七八成热的油锅内炸呈金黄色，炸透时捞出，沥净油。

2. 锅中留少许油置火上烧热，放入糖和少量的水，用慢火熬成糖浆后投入炸好的胡萝卜块，颠翻上浆，挂满浆，放入盘内，点缀上青、红丝即成。

【功效】健脾和胃，补肝明目，清热解毒。

胡萝卜炒猪肝

【原料】胡萝卜、猪肝各100克，水发黑木耳30克，料酒、胡椒粉、盐、淀粉、姜、蒜各适量。

【制作】

1. 胡萝卜切成菱形；猪肝剔去筋膜，切片，用料酒、胡椒粉、盐、淀粉拌一下。

2．锅中放油，将拌好的猪肝放入八分热的油中过一下，变色盛出。

3．然后炒姜、蒜，加胡萝卜、木耳翻炒，熟时放入猪肝。如果在出锅时放少许蒜苗或青椒丝，色香味更浓。

【功效】促进胃肠蠕动，防止便秘。

卷心菜——暖胃止痛的"不死菜"

卷心菜又名蓝菜、西士蓝、包心菜、莲花白、椰菜、包包白、圆白菜、甘蓝、大平头、小平头及结球甘蓝等，为十字花科草本植物的茎叶。起源于地中海沿岸，16世纪开始传入中国。具有耐寒、抗病、适应性强、易贮耐运、产量高、品质好等特点，在中国各地普遍栽培，是中国东北、西北、华北等地区春、夏、秋季的主要蔬菜之一。卷心菜在外国的地位很高，犹如白菜之在中国。这就是"洋白菜"这一名称的由来吧。

卷心菜和大白菜一样产量高、耐储藏，是四季的佳蔬。德国人认为，圆白菜才是菜中之王，它能治百病。西方人用圆白菜治病的"偏方"，就像中国人用萝卜治病一样常见。现在市场上还有一种紫色的圆白菜叫紫甘蓝，营养功能基本上和圆白菜相同。卷心菜原产于地中海沿岸，由不结球的野生甘蓝演进、驯化而来，13世纪在欧洲开始出现结球甘蓝类型。16世纪开始传入中国。

据《本草纲目》中记载，甘蓝（包心菜），煮食甘美，其根经冬不死，春亦有英，生命力旺盛。故人们誉称为"不死菜"。

卷心菜营养丰富，富含膳食纤维、糖类及各种矿物质。营养价值与大白菜相差无几，其中维生素C的含量丰富。此外，维生素A比番茄多3倍，钙比黄瓜多4倍，维生素P的含量在蔬菜中名列前茅。卷心菜富含膳食纤维、糖类及各种矿物质。

用卷心菜做的酸泡菜除了含钠较多外，与未发酵卷心菜的营养价值大致相同。各种卷心菜都是钾的良好来源。日本科学家认为，卷心菜的防衰老、抗氧化的效果与芦笋、菜花同样处在较高的水平。此外，卷心菜富含叶酸，这是甘蓝类蔬菜的一个优点，所以，怀孕的妇女及贫血患者应当多吃些卷心菜。卷心菜也是重要的美容品。卷心菜能提高人体免疫力，预防感冒，保障癌症患者的生活质量。

中医认为，圆白菜性平、味甘，归脾、胃经；可补骨髓、润脏腑、益心力、壮筋骨、利脏器、祛结气、清热止痛。主治睡眠不佳、多梦易睡、耳目不聪、关节屈伸不利、胃脘疼痛等病症。

卷心菜可以烹炒、做汤、凉拌、制泡菜，吃法多种多样，中餐西餐都适合。烹炒应急火快炒，这样维生素C损失最少。做汤时，待汤煮开后加菜，煮时应加盖。不宜用水煮焯、浸烫，以免损失较多维生素和矿物质。卷心菜老少皆宜。尤其适合动脉硬化、结石、便秘者，以及糖尿病和肥胖者。但甲亢患者不宜食用。

在选购卷心菜时，应以平头型、圆头型质量好，这两个品种菜球大，也比较紧实，芯叶肥嫩，出菜率高，吃起来味道也好。相比之下，尖头型较差。在同类型圆白菜中，应选菜球紧实的，用手摸去越硬实越好。同重量时体积小者为佳。如果购买已切开的圆白菜，要注意切口必须新鲜，叶片紧密，握在手上，感觉十分沉重。

为您推荐两款最佳的养脾胃卷心菜食谱：

炒包心菜

【原料】卷心菜500克，姜、葱、盐、青椒、红椒、白酱油、糖、醋、味精、香油各适量。

【制作】

1. 将卷心菜切成丝或块，加少许盐稍腌，姜、葱切末；青椒、红椒切丝。
2. 将锅烧热，加油，投入葱、姜末煸透，再下青、红椒丝稍炒，随即将卷心菜挤掉水，入锅略煸后加白酱油、糖、醋，继续煸烧至熟，放少许味精、香油即可。

【功效】开胃消食，清热止痛。

卷心菜米粥

【原料】卷心菜 100 克，大米 150 克，猪肉末 50 克，精盐适量，味精少许。

【制作】

1. 将卷心菜洗净切丝；大米洗净，放入锅中，加水，大火烧沸后，改小火慢煮。

2. 另起锅，加油烧热，放入猪肉末，精盐略炒加味精，备用。待大米熬熟时，加入炒好的卷心菜猪肉末搅拌均匀，稍煮片刻。

【功效】清肝明目，健脾养胃，清热解毒。

菠菜——润燥通便的"蔬中之王"

菠菜，又叫赤根菜，古名叫菠棱菜。菠菜在植物学上属藜科菠菜的茎叶，一年生或二年生草本植物。阿拉伯人曾经将它列为"蔬中之王"；前些年，西方一些国家把它列为营养丰富的重要佳蔬。近年，世界卫生组织把它列为向人们推荐的 44 种健康食品之一。菠菜是唐初由波斯经尼泊尔传到我国来的。菠菜被清乾隆皇帝赞颂为"红嘴绿鹦哥"，是绿叶蔬菜中的佼佼者，我国民间有句俗话说：菠菜豆腐虽贱，山珍海味不换。

菠菜含有丰富的维生素 A、维生素 C 及矿物质，尤其维生素 A、维生素 C 含量是所有蔬菜类之冠，人体造血物质铁的含量也比其他蔬菜为多，对于胃肠障碍、便秘、痛风、皮肤病、各种神经疾病、贫血确有特殊食疗效果。对解酒毒及防止齿槽脓漏现象亦具有食疗神效。

如果你的脸色不佳就请常吃菠菜，它对缺铁性贫血有改善作用，能令人面色红润，光彩照人，因此被推崇为养颜佳品。菠菜叶中含有一种类胰岛素样物质，其作用与胰岛素非常相似，能使血糖保持稳妥。菠菜丰富的维生素含量能够防止口角炎、夜盲等维生素缺乏症的发生。菠菜含有大量的抗氧化剂，具有抗衰老、促进细胞增殖作用，既能激活大脑功能，又可增强青春活力，有助于防止大脑的老化，防治老年痴呆症。哈佛大学的一项研究还发现，每周食用 2～4 次菠菜的中老年人，可降低视网膜退化的危险，从而保护视力。菠菜长于清理人体肠胃的热毒，中医认为菠菜味甘性凉，能养血、止血、敛阴、润燥。因而可防治便秘，使人容光焕发。

由于随着菠菜栽培技术的不断进步，菠菜的生长期已越来越短，而随着环境污染的加剧，菠菜的病虫害也越来越重，绝大部分菠菜需要连续多次喷药后才能成熟上市。因此菠菜要洗干净，应该放在盐水里浸泡10分钟以除去农药残留；或者是用自来水不断冲洗，流动的水可避免农药渗入果实中。洗菠菜时，千万注意不要把菠菜蒂摘掉，去蒂的菠菜若放在水中浸泡，残留的农药会随水进入果实内部，造成更严重的污染。另外，也不要用洗涤灵等清洁剂浸泡菠菜，这些物质很难清洗干净，容易残留在果实中，造成二次污染。

很多人都爱吃菠菜，但一定要注意，菠菜不能直接烹调，因为它含草酸较多，有碍机体对钙的吸收。故吃菠菜时宜先用沸水烫软，捞出再炒。应尽可能地多吃一些碱性食品，如海带、蔬菜、水果等，以促使草酸钙溶解排出，防止结石。婴幼儿和缺钙、软骨病、肺结核、肾结石、腹泻的人不宜食生的菠菜。虽然菠菜含铁量很高，但其中能被吸收的铁并不多，而且还会干扰锌和钙的吸收，所以不宜用来补铁补血，尤其是不宜给小孩子多吃。

为您推荐两款最佳的养脾胃菠菜食谱：

五彩菠菜

【原料】菠菜350克，鸡蛋100克，小香肠、冬笋和水发木耳各25克，香油20克，精盐6克，味精2克，姜末4克。

【制作】

1. 将菠菜择洗干净，放入沸水锅内稍烫一下，捞入凉开水内投凉，挤去水分，切成黄豆大小的丁；冬笋煮熟，木耳放入沸水锅内烫熟；鸡蛋磕入碗内，加少许精盐和味精搅匀，用小火蒸成蛋羹，然后与小香肠、冬笋和木耳一起，均切成黄豆粒大小的丁。

2. 将菠菜、蛋羹、小香肠、冬笋和木耳放入盆内，加入精盐和味精拌匀；

把姜末用热香油炸一下，倒入菠菜内拌匀，盛入盘内即成。

【功效】润肠通便，养血止血，清热除烦。

菠菜炒鸡蛋

【原料】嫩菠菜300克，鸡蛋3个，葱末5克，姜末3克，盐4克，味精1克，料酒10克，香油3克，植物油40克。

【制作】

1.将菠菜择洗干净，切成3厘米长的段，放入沸水中略烫捞出，放入凉水中过凉；鸡蛋打入碗中，加入少许盐，用筷子搅散。

2.炒锅置旺火上，放入约20克植物油烧热，倒入鸡蛋炒熟，盛出备用。炒锅内再加入20克植物油烧热，放入葱姜末炝锅，烹入料酒，加入菠菜、盐，略煸炒入味，然后放入炒好的鸡蛋，加入味精、香油翻炒均匀即可。

【功效】平肝，止血，润燥。

黄豆——健脾补虚的"豆中之王"

黄豆，又名大豆、枝豆、毛豆。黄豆原产于我国黄河流域，它在我国辽阔的土地上栽培的历史有5000多年了。据考证，我国有关的古籍记载，五谷中的"菽"，就是指黄豆。最初，人们把它当做祭祀的供品，后来才成为粮食作物。秦汉以后，"菽"才改为"豆"字。河南洛阳烧沟汉墓中发掘的2000多年前的陶仓，就有朱砂写的"大豆刀石"的文字；北京自然博物馆里展出的10多粒黄豆，就是山西侯马出土的，距今已有2300多年的历史了。公元1873年，在奥地利首都维也纳举行的万国博览会上，第一次展出了金光灿灿、子粒滚圆的中国黄豆。消息传开，人们奔走相告，从此，中国的黄豆名闻世界，人们形象地称中国为"大豆王国"。大豆（黄豆），由于其含有丰富的营养，故有"豆中之王"、"营养之花"的美称，在当代又被人们誉为"植物肉"或"绿色的乳牛"。现在，我国北到黑龙江，南至海南，几乎各省、区皆有大豆（黄豆）的足迹。

大豆营养全面，含量丰富，其中蛋白质的含量比猪肉高2倍，是鸡蛋含量的2.5倍，其蛋白质的含量不仅高，而且质量好。大豆蛋白质的氨基酸组成和动物蛋白质近似，其中氨基酸比较接近人体需要的比值，所以容易被消化吸收。如果把大豆和肉类食品、蛋类食品搭配着来吃，其营养可以和蛋、奶的营养相仿，甚至还超过蛋和奶的营养。

大豆脂肪也具有很高的营养价值，这种脂肪里含有很多不饱和脂肪酸，容易被人体消化吸收。而且大豆脂肪可以阻止胆固醇的吸收，所以大豆对于动脉硬化患者来说，是一种理想的营养品。

大豆中含有丰富的钙、磷、镁、钾等无机盐，还含有铜、铁、锌、碘、钼等微量元素。大豆中的钙、磷与蛋白质相结合，容易被人体消化吸收；铁和碘对人体很重要，缺铁的人会得贫血病，缺碘的人会得甲状腺肿大症；微量元素钼可以抑制产生癌症的致癌物质。

中医认为，黄豆性平，味甘，具有健脾宽中、益气养血、润燥消水、通便解毒的功效，适用于治疗脾气虚弱、消化不良、疳积泻痢、腹胀羸瘦、妊娠中毒、疮痈肿毒、外伤出血等病症。

黄豆的食用方法很多，可以炒着吃，煮熟吃或做成豆腐吃，三种吃法的蛋白质消化率分别为50%、65.5%和92%～96%。黄豆制品种类很多，传统的包括豆浆、豆腐、豆芽、豆腐乳、豆皮、豆棍、腐竹、豆腐脑、豆豉、酱油等，新型的豆制品包括以脱脂大豆为原料加工而成的脱脂大豆蛋白、分离大豆蛋白、浓缩大豆蛋白，以及组织状大豆蛋白等。

在食用黄豆时需要注意的是，虽然炒黄豆又脆又香，很受人喜爱，但它对健康是有害的。因为将黄豆炒熟吃，不但妨碍人体对蛋白质的吸收，而且黄豆中的胰蛋酶抑制物和尿酶、血细胞凝集素等有害因子不能在干热条件下被分解。如果将黄豆炒得外焦内生，吃后还会引起恶心、呕吐、腹泻等中毒现象。制作黄豆芽时，生芽不可过长，在烹调时要加少量的醋，以防维生素被破坏。食用鲜豆浆时应先取汁入锅，旺火煮沸后，中火再煮半小时，以消除其中皂甙素和抑肽酶等物质。患有严重肝病、肾病、痛风、消化性溃疡、动脉硬化的人，以及低碘者和对黄豆过敏者禁食。消化不良、有慢性消化道疾病的人应尽量少食。

为您推荐两款最佳的养脾胃黄豆食谱：

拌香黄豆

【原料】黄豆250克，酱油50克，精盐和葱各10克，料酒和五香粉各6克，香油少许。

【制作】

1. 将黄豆洗干净，倒入锅内，加水淹没豆面，下入五香粉，用旺火煮15分钟左右，转小火焖煮，这时须加入精盐、酱油和料酒，盖上锅盖，焖至豆皮发胀、汤汁浓稠时起锅。

2. 晾凉后装入盘中，撒入葱花，淋入少许香油即成。

【功效】开胃消食，润脾燥，宽中下气。

黄豆笋干丝

【原料】黄豆500克，水发笋干150克，酱油50克，精盐1克，味精少许。

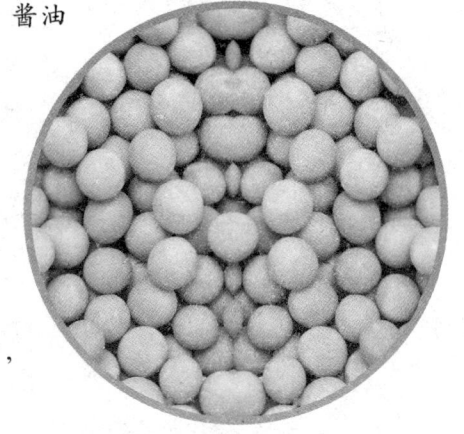

【制作】

1. 将黄豆洗净；水发笋干切成细丝。

2. 黄豆与笋干丝一起入锅，加水至淹没原料，用大火烧开后，再用小火焖煮2小时，见豆将酥烂，加入酱油、精盐，再焖煮1小时，至汤浓豆酥，转用中火收汁，加入味精，不断翻炒至卤汁浓稠即成。

【功效】健脾养胃，促进食欲。

大枣——健脾和胃的"天然维生素丸"

大枣，又名红枣、大红枣、姜枣、良枣、刺枣等。目前有 300 多个品种，有红枣、南枣、圆枣、金丝枣、布袋枣、扁枣、相枣、脆枣、大糖枣、无核枣等。

我国是枣的故乡，枣是我国的特产，原产于黄河中游，历史悠久，距现在已 4000 多年了，河南新郑新石器时代的遗址就发掘出了枣的遗物。远在周朝的时候，枣和稻已经是当时的主要农作物，且定时收获枣，现在除东北严寒地区和青藏高原外，已分布全国各地。早期记载见于《诗经》。地中海地区在罗马时代就已引入了枣树，1837 年（一说 1906 年）枣树被引入了美国。由于成熟的鲜枣极易腐烂，在室温下保存时间很短，加之运输、保鲜等问题的局限，一般大众很少能吃到成熟的新鲜枣果。市场上所见到的，通常是被称为中国枣的干燥枣果，部分新鲜枣则是没有熟透的青枣。

大枣并不是我们现在的人才喜欢的，早在几千年前，它就已经很受老祖宗们的青睐了。北魏时期的《齐民要术》中所论述的 42 种果品中，枣居首位，与桃、李、杏、栗并称为"中国五果"。自古以来，人们对大枣的保健作用就有着比较深刻的认识，还流传下来许多相关的俗语。比如"要想身体好，天天吃大枣"、"一日三颗枣，终日不显老"、"五谷加大枣，胜似灵芝草"、"宁可三日无肉，不可一日无枣"等等。

大枣营养丰富，富含蛋白质、脂肪、糖类、胡萝卜素、B 族维生素、维生素 C、维生素 P 以及磷、钙、铁等多种营养成分，其中维生素 C 的含量在果品中名列前茅，有"维生素丸"之美称。中医认为，枣子有益气补血，健脾胃，润心肺，缓阴血，生津液，悦颜色，通九窍，助十二经及和百药的功效。可用于改善脾气虚，症见食少便溏、倦怠无力等；血虚萎黄，妇女血虚脏躁，证见神志不安、心悸失眠、形瘦舌淡、食欲不振等；咳烈，药伤及脾胃等。大枣富含的环磷酸腺苷，能增强肌力、消除疲劳、扩张血管、增加心肌收缩力、改善心肌营养，防治心血管疾病。

对于健脾养胃，中医素有"脾好则皮坚"，皮肤容光焕发，毛发则有了安身之处，所以常食营养丰富的红枣可以防止发脱落，而且可长出乌黑发亮的头发。另外，中医常用红枣养胃健脾。如在处方中遇有药力较猛或有刺激性药物时，常配用红枣，以保护脾胃，红枣中含有糖类、蛋白质、脂肪、有机酸，对大脑有补益作用。用红枣与面粉制成枣糕，能养胃补脑。

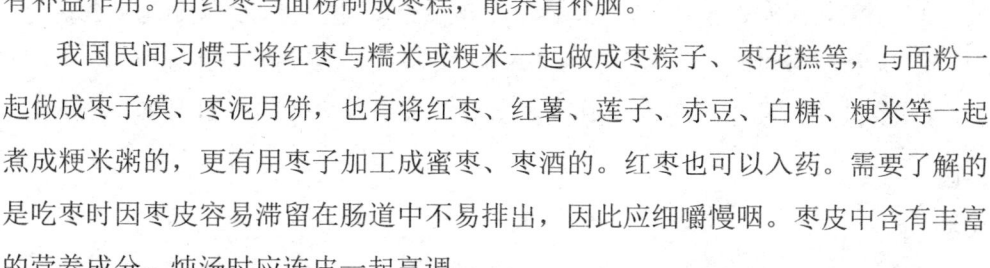

我国民间习惯于将红枣与糯米或粳米一起做成枣粽子、枣花糕等，与面粉一起做成枣子馍、枣泥月饼，也有将红枣、红薯、莲子、赤豆、白糖、粳米等一起煮成粳米粥的，更有用枣子加工成蜜枣、枣酒的。红枣也可以入药。需要了解的是吃枣时因枣皮容易滞留在肠道中不易排出，因此应细嚼慢咽。枣皮中含有丰富的营养成分，炖汤时应连皮一起烹调。

枣虽然可以经常食用，但一次最好别超过20枚，吃得过量会有损消化功能，引发便秘。过多食用大枣会引起胃酸过多和腹胀。腐烂的大枣在微生物的作用下会产生果酸和甲醇，人吃了烂枣会出现头晕、视力障碍等中毒反应，重者可危及生命，所以要特别注意。

为您推荐两款最佳的养脾胃大枣食谱：

大枣银耳粥

【原料】干银耳25克，大枣5颗，莲子、枸杞各10克，粳米100克，白糖10克，冷水1000毫升。

【制作】

1. 干银耳用冷水浸泡半天，择洗干净；大枣洗净泡软去核；莲子、枸杞分别洗净，泡软备用；粳米淘洗干净，用冷水浸泡半小时，捞出沥干水分。

2. 锅中加入冷水，将粳米、莲子、枸杞子、大枣放入，先用旺火烧沸，转小火熬煮至八成熟时加入银耳、白糖，稍煮即可。

【功效】具有补脾清肠、补脑健胃、滋阴润燥之功，对阴虚火旺不受参茸等温热滋补的病人是一种良好的补品。

大枣粳米粥

【原料】大枣10枚，粳米100克，冰糖少许。

【制作】

1. 粳米、红枣淘洗干净，放入锅内，用武火烧沸，转用文火炖至米烂成粥。
2. 冰糖放入锅内，加少许水熬成冰糖汁，再倒入粥锅内，拌匀即成。

【功效】益气补中，养血安神，主治脾胃虚弱，中气不足引起的倦怠无力、食少、泄泻。

山楂——健脾开胃的爽口之品

山楂别名红果子、胭脂果、山里红、猴楂子、海红、山梨等，为蔷薇科植物山楂或野山楂的成熟果实。山楂原产于中国、朝鲜和俄罗斯的西伯利亚。远在2000年前已有关于山楂的记载。山楂多为野生，近年来有人工栽培。有南山楂和北山楂之分。南山楂多为野生，果小，味酸涩，以药用为主，主要分布于长江以南各省；北山楂，果较大，气味香，酸甜适中可口，可鲜食和加工成山楂片、山楂饼等保健食品，主产于山东、辽宁、河北、河南等省。最有名的为山东的红瓤大楂、大金星，辽宁的软核大山楂等品种。山楂果呈圆形，红色，果汁较少，酸中带甜，既可鲜食，也可药用，具有良好消食开胃作用。

山楂含有酒石酸、枸橼酸、皂苷、果糖、维生素C、B族维生素、烟酸、钙、铁、硒、黄酮类等营养成分，其中维生素C的含量在水果中仅次于红枣和猕猴桃；胡萝卜素和钙的含量也很高。因此老年人常吃山楂制品能增强食欲，改善睡眠，保持骨和血中钙的恒定，预防动脉粥样硬化，使人延年益寿，故山楂被人们视为"长寿食品"。

中医认为，山楂以果实作药用，性微温，味酸、甘，入脾经、胃经、肝经，有消食健胃、活血化瘀、收敛止痢之功能。对肉积痰饮、痞满吞酸、泻痢肠风、腰痛疝气、产后儿枕痛、恶露不尽、小儿乳食停滞等，均有疗效。

需要注意的是山楂只消不补，脾胃虚弱者不宜多食。健康的人食用山楂也应有所节制，尤其是儿童，正处于牙齿更替时期，长时间贪食山楂或山楂片、山楂糕等，对牙齿生长不利。还有不少的人喜欢在饭前吃糖葫芦、山楂等，觉得酸酸甜甜的山楂比较能开胃，其实这样做是错的，空腹时最好不要吃过多的山楂，这是因为山楂含有大量的有机酸、果酸、山楂酸、枸橼酸等，空腹食用，会使胃酸猛增，对胃黏膜造成不良刺激，使胃发胀满、反酸，而且会增强饥饿感并加重原有的胃痛。另外，山楂片、果丹皮含有大量糖分，儿童进食过多会使血糖保持在较高水平，没有饥饿感，影响进食，长期大量食用会导致营养不良、贫血等。糖尿病患者不宜食用，可适当食用山楂鲜果。食用后要注意及时漱口刷牙，以防伤害牙齿。

尤其注意：孕妇莫吃山楂！孕妇早期妊娠反应，喜欢选择味道酸的水果，但不要选择山楂，因为山楂有破血散瘀的作用，能刺激子宫收缩，可能诱发流产！产后服用却可促进子宫复原。

山楂的加工方法有很多，可以鲜食或加工成果汁均可，也可煮食或制成冰糖葫芦、山楂糕等。关于冰糖葫芦的由来，还有一个故事：那是南宋绍熙年间，宋光宗最宠爱的黄贵妃生了怪病，她突然变得面黄肌瘦，不思饮食。御医用了许多贵重药品，都不见效。眼见贵妃一日日病重起来，皇帝无奈，只好张榜招医。一位江湖郎中揭榜进宫，他在为贵妃诊脉后说："只要将'棠球子'（即山楂）与红糖煎熬，每饭前吃5～10枚，半月后病准会好。"贵妃按此方服用后，果然如期病愈。于是龙颜大悦，命如法炮制。后来，这酸脆香甜的山楂传到民间，老百姓又把它串起来，沾上糖浆卖，就成了冰糖葫芦。

为您推荐两款最佳的养脾胃山楂食谱：

银耳山楂羹

【原料】山楂 50 克，仙人掌 100 克，白木耳 50 克，冰糖适量。

【制作】

1. 白木耳挑去杂质，仙人掌去皮后切小丁，山楂洗净切片。
2. 将上述三者一同倒入锅内，加适量水，在白木耳将酥烂时，放入冰糖，至汁糊成羹。

【功效】此方滋阴补胃，润肺生津，有强心、养血脉、降血脂、降血压等功能，适用于高血压、高血脂、冠心病患者。

丹参山楂粥

【原料】丹参 20 克，山楂 40 克，粳米 100 克，白糖适量。

【制作】

1. 先将丹参、山楂放入砂锅煎取浓汁，去渣待用。
2. 在锅中放入粳米熬粥，煮沸时放入丹参和山楂汁，出锅时放入适量的白糖。

【功效】丹参山楂粥可以健脾胃、散瘀血，适用于治疗冠心病、高血压、高血脂等症。

板栗——养胃健脾的"干果之王"

板栗又名栗子，属山毛榉科，落叶乔木。初夏开花，秋分栗熟，果肉金黄，味道甜香，素有"干果之王"的美誉。栗树是我国培育最早的果树之一，栗与桃、杏、李、枣并称"五果"。

板栗历史悠久。西汉司马迁在《史记》的《货殖列传》中就有"燕，秦千树栗……此其人皆与千户侯等"的明确记载。《苏秦传》中有"秦说燕文侯曰：南有碣石雁门之饶,北有枣栗之利,民虽不细作,而足于枣栗矣,此所谓天府也"之说。西晋陆机为《诗经》作注也说:"栗,五方皆有,惟渔阳范阳生者甜美味长,他方不及也。"由此可见,我国的劳动人民早在6000多年前就已栽培板栗。

板栗全身是宝,板栗树材质坚硬,纹理通直,防腐耐湿,是制造军工器具、车船、家具等的良好材料;枝叶、树皮、刺苞富含单宁,可提取烤胶;花是很好的蜜源。板栗各部分均可入药,板栗能健脾益气、消除湿热,果壳治反胃称做收敛剂,树皮煎汤洗丹毒,根可治偏肾气等症。

板栗香甜可口,做干果零食或是做菜肴配料都很相宜,不是我们现在的人才有板栗吃,也不只是现在的人才喜欢吃板栗,过去的人就很爱吃板栗,并且深知其中的养生功效。宋朝诗人苏东坡晚年患腰脚病,痛苦不堪,服用板栗半月治愈,苏东坡的弟弟苏辙于是写了"老去自添腰脚病,山翁服栗旧传方"这样的诗句来称赞。南宋诗人陆游对板栗也情有独钟,晚年食板栗治疗牙齿松动,还写了诗句"齿根浮动叹吾衰,山栗炮燔疗夜饥"来赞扬。乾隆皇帝的《食栗》中描绘了隆冬季节围炉食板栗的情趣,还说板栗有美容的功效。慈禧太后常食栗子粉加冰糖和面粉蒸的窝窝头,称为美容"御食"。

栗子的蛋白质、脂肪含量较高。此外,它还含有丰富的胡萝卜素、维生素C、维生素B_1、维生素B_2、烟酸等多种营养素,以及钙、磷、钾等矿物质,这些物质对人体有良好的营养滋补作用,并对维持机体的正常功能和生长发育都有重要意义。

传统医学认为栗子具有补肾健脾、强身壮骨、益胃平肝、活血止血、清热解毒、止泻治咳的功效,还能治疗腰脚酸软、反胃、泄泻、呕吐等病症,因此栗子又有"肾之果"的美名。鲜板栗所含的维生素C比西红柿还要多,含的矿物质也很全面,有钾、镁、铁、锌、锰等,虽然达不到瓜子那么高的含量,但仍然比苹果、梨等普通水果高得多,尤其是含钾突出。生食或熟食栗子都对治疗腰腿软弱无力、小便频数、反胃、便血、慢性淋巴结炎和颈淋巴结核,以及因脾胃虚寒引起的慢性腹泻或因肾虚引起的久婚不育等疾病有食疗作用。栗子的营养成分被人体吸收和利用率很高。

栗子的食用方法很多，可生食，可炒，可蒸，可煮，可烧、可炖，食法不同，风味也不一样，但多数是熟食。栗子可以烹调多种名菜，栗子鸡煲就是我国著名的菜肴；还可以加工制作栗干、栗粉、栗酱、栗浆、糕点、罐头等食品，栗子羹则是老幼皆宜、营养丰富的糖果。栗子好吃，但剥皮却非常麻烦。可先将板栗一切两半，去壳后放入盆内，加开水浸泡后用筷子搅拌几下，栗皮就会脱去。但浸泡时间不宜过长，以免流失生栗子的营养成分。

为您推荐两款最佳的养脾胃栗子食谱：

栗子炖鸡

【原料】成熟鲜栗子肉400克，松蘑菇200克，鸡大腿肉500克，精盐2克，酱油10毫升，味精2克，葱、姜各15克，白糖5克，植物油50毫升。

【制作】

1. 鸡肉洗净切块，松蘑菇洗净去蒂，用热水浸3小时，再洗一次，切瓣，葱切段，姜切片。

2. 锅烧热入油少许，放入鸡肉，翻炒至鸡肉色微黄淡色时入葱、姜、盐、酱油、糖，再翻炒几下，加水1500毫升，水沸后加入松蘑菇、栗子（去皮），锅加盖，炖40分钟后，汤将尽时入味精，起锅装盘。

【功效】补肾虚、益脾胃，适合于肾虚人群食用，也是一般健康人强身健体的美味佳肴。

桂花栗羹

【原料】鲜栗子肉100克，白糖150克，干藕粉25克，玫瑰花瓣2瓣，糖桂花2克，蜜饯青梅1粒。

【制作】

1. 将鲜栗子肉洗净切成薄片，青梅也切成薄片，玫瑰花瓣捏碎。

2. 锅置旺火上，放入水 400 毫升烧沸，倒入栗子和白糖，烧沸后撇出浮沫，把藕粉加少许水调匀倒入，用勺推匀成稠羹，盛入碗内，撒入梅片、糖桂花和玫瑰花末即成。

【功效】健脾开胃，消食化积。

苹果——补养脾胃的"全方位医生"

苹果别名频婆、奈子、平波，为蔷薇科、仁果亚科苹果属落叶乔木苹果的果实。我国是其原产地。野生苹果在我国已有 7000 多年的历史，人工栽培也有 4000 多年的历史。苹果最早发源于新疆一带，现在主产于我国北方地区，如山东、陕西、河北、辽宁、山西等地。

苹果品种很多，在我国有 400 多个品种，但值得推广和有实用价值的不过百种左右，而普遍栽培的仅有 40～50 个品种。比较闻名的有国光、青香蕉、黄香蕉、红香蕉、红星、新红星、金冠、乔纳金、胜利、红富士、祝光、红玉、秦冠、金帅、金后、优花皮、倭锦等。曾被誉为全国最好品种的苹果是山西产的"62－1～23"苹果。这种苹果外形美观，色泽艳红，削皮后果肉白里透乳黄，香气扑鼻，脆嫩多汁，甜酸适中，入口生香，为国内外食客所喜爱。其次，市场上受到大众欢迎的还有秦冠、红富士苹果，色泽、口味良好。

苹果是世界上著名的水果之一，形、质、色、香、味俱佳，故有"水果之王"的美誉。西方传统膳食观念认为，一天一个苹果不用看医师；中国人则常说"饭后吃苹果，老头赛小伙"。许多美国人把苹果作为瘦身的必备食品，现代医学也认为苹果是病人用来补充食物营养的重要水果。

苹果是美容佳品，既能减肥，又可使皮肤润滑柔嫩。苹果是种低热量食物，每 100 克只产生 60 千卡热量；苹果中营养成分可溶性大，易被人体吸收，故有"活水"之称，有利于溶解硫元素，使皮肤润滑柔嫩。苹果中还有铜、碘、锰、锌、钾等元素，人体如缺乏这些元素，皮肤就会发生干燥、易裂、奇痒。苹果中的维生素 C 是心血管的保护神、心脏病患者的健康元素。

吃较多苹果的人远比不吃或少吃苹果的人感冒几率要低。所以，有科学家和医师把苹果称为"全方位的健康水果"，甚至将其喻为"全科医生"。空气污染比较严重时，多吃苹果可改善呼吸系统和肺功能，保护肺部免受空气中的灰尘和烟尘的危害。

传统中医认为，苹果性平，味甘、酸；有生津止渴、润肺除烦、健脾益胃、养心益气、润肠止泻、解暑醒酒等功效。

苹果的食用方法很多，可生食或煮熟食用，也可做成果干、果酱、果子冻等，苹果在很多甜食中都会用到。在生食或烹制之前最好在冷水中把苹果洗净。果肉如果暴露于空气中的话会被氧化而变黑。为防止氧化，削去皮的苹果要赶快食用或根据特点马上烹制。

苹果不但美味，并且营养，在食用苹果的时候需要注意的是：苹果中含的发酵糖类，是一种较强的腐蚀剂，容易引起龋齿，所以吃了苹果后一定要漱口。由于苹果含糖分较多，性凉，所以糖尿病患者、心肾功能较差者，以及腹痛腹泻的人应禁食。苹果的营养很丰富。吃苹果要细嚼慢咽，这样不仅有利于消化，更重要的是对减少人体疾病大有好处。不要在饭前吃水果，以免影响正常的进食及消化。宜在饭后2小时或饭前1小时吃苹果。

为您推荐两款最佳的养脾胃苹果食谱：

芝麻熘苹果

【原料】苹果500克，熟芝麻25克，青红丝15克，白糖30克，鸡蛋2个，水淀粉、植物油各适量。

【制作】

1. 将苹果洗净，削皮，去核，切成瓣状（每个苹果切成8瓣），放入盆中；

将鸡蛋打入碗内,去蛋黄,加入水淀粉,搅成蛋清糊。

2.炒锅上火,放油烧热,放入挂好蛋清糊的苹果瓣,炸至金黄色,用漏勺捞出,沥去油。原锅留底油上火,放入清水煮沸,用水淀粉勾芡,将炸好的苹果瓣倒入锅中,翻炒几下。放入白糖、熟芝麻、青红丝,出锅盛入盘内即成。

【功效】养胃生津,滋阴润肺。适用于慢性胃炎、慢性气管炎、咽峡炎、习惯性便秘等病症。

酿苹果什锦

【原料】苹果5个,糯米50克,玉米25克,红枣肉、核桃仁、橘饼、青梅、冬瓜条、桂圆肉、瓜子仁各60克,白糖、桂花酱、香油各适量。

【制作】

1.将苹果洗净,去皮;按苹果的高度用小刀在有柄的一头切下1/5作盖,再用小刀将苹果核挖出,成罐形;红枣肉、核桃仁、橘饼、青梅、冬瓜条、桂圆肉均切成1厘米见方的丁。

2.将苹果用开水稍烫一下,控干水分,红枣肉、核桃肉、橘饼、青梅、冬瓜条、桂圆肉均用沸水焯过,沥干水分,放入碗内,加入蒸熟的糯米、玉米、瓜子仁、香油、白糖、桂花酱拌匀,平均分成5份装入苹果罐内,盖上盖,放入盘内,入笼蒸熟,取出。汤锅内加清水、白糖烧沸后,浇在苹果上即成。

【功效】益气润肺,增强记忆力。适用于贫血、慢性胃炎、健忘、胃酸缺乏症等病症。

葡萄——健脾和胃的"抗癌之果"

葡萄别名菩提子、蒲桃、蒲萄、山葫芦、草龙珠,为葡萄科植物葡萄的果实。全世界有葡萄品种8000余种,我国有1000多个品种。我国葡萄主要产区有新疆吐鲁番、和田,山东烟台,河北张家口、宣化、昌黎,辽宁沈阳、鞍山、辽阳、营口、大连,以及河南民权、开封等地。中国东北长白山原始森林盛产野生葡萄，面积达几百平方千米。吉林省通化葡萄酒就是采用长白山野生葡萄酿造出来的纯天然葡萄酒。葡萄在长江以北流域至黑龙江均有栽培，品种繁多，疗效各异。

红葡萄中含有的逆转酶，有活血化瘀、软化血管、防止血栓形成的功效，其中红葡萄皮中含有的逆转酶最丰富，所以最好是洗净后连皮一起吃，尤其是心血管病人不妨多吃些。绿葡萄有清热解毒的功效。紫葡萄中含有丰富的花青素，有美容抗衰老的功效。黑葡萄则有滋阴养肾的作用，可令头发黑亮。白葡萄有润肺、补肺气的功效，适合患有呼吸系统疾病、咳嗽的人食用。

在我国，新疆葡萄甲天下，尤其以吐鲁番的葡萄最负盛名。盛夏季节走进吐鲁番绿洲，家家户户的葡萄架不但会带给你阴凉，好客的主人还会采来晶莹的鲜葡萄给你消暑解渴；即使是隆冬，在塔里木盆地一带的集市上，仍然可以尝到保存得较好的葡萄鲜果。这里的葡萄种类繁多，品质优异，是大自然馈赠给人们的珍贵礼物。

葡萄的营养价值很高，葡萄汁被科学家誉为"植物奶"。葡萄含糖量达8%～10%，以葡萄糖为主。在葡萄所含的较多糖分中，大部分是容易被人体直接吸收的葡萄糖，所以葡萄成为消化能力较弱者的理想果品。当人体出现低血糖时，若及时饮用葡萄汁，可很快使症状缓解。

法国科学家研究发现，葡萄能比阿司匹林更好地阻止血栓形成，并能降低人体血清胆固醇水平，降低血小板的凝聚力，对预防心脑血管病有一定作用。中医认为，葡萄性平味甘，能滋肝肾、生津液、强筋骨，有补益气血、通利小便的作用，可用于脾虚气弱、气短乏力、水肿、小便不利等病症的辅助治疗。

葡萄籽富含一种营养物质"多酚"，长期以来，人们一直相信维生素E和维生素C是抗衰老最有效的两种物质，可是葡萄籽中含有的这种多酚的特殊物质，其抗衰老的能力是维生素E的50倍，是维生素C的25倍。以葡萄籽为原料的护肤品或食品，可以护肤美容，延缓衰老，使皮肤洁白细腻富有弹性。可以说，葡萄全身都是宝。

葡萄好吃,但是清洗起来还是比较麻烦的,现在教大家一个洗葡萄的小秘诀:用剪刀把一颗颗葡萄带枝剪下来。千万不要把葡萄顶端的枝去掉了,这样在清洗的过程中很容易让污渍进入葡萄里面;把大串葡萄都裁剪完后放入盆里用清水冲洗一遍,把污渍去掉;再装一盆干净的清水,在里面加入小苏打、面粉、盐,把它和匀浸泡10多分钟;之后用手顺时针搅拌一下,去掉葡萄上的污渍,再用清水冲洗一遍就可以吃了。

为您推荐两款最佳的养脾胃葡萄食谱:

葡萄干粥

【原料】葡萄干50克,粳米100克,白糖5克,冷水1200毫升。

【制作】

1. 将葡萄干拣净,用冷水略泡,冲洗干净。

2. 粳米淘洗干净,用冷水浸泡半小时,捞出沥干水分。

3. 锅中加入冷水,倒入葡萄干、粳米,先用旺火煮沸,再改用小火熬至粥成,加入白糖调好味,再稍焖片刻即可。

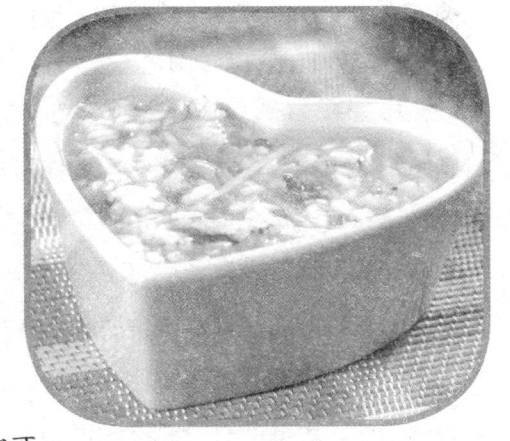

【功效】补气益血,健脾开胃,强筋壮骨。

香蕉葡萄粥

【原料】香蕉50克,葡萄干20克,花生(炒)20克,圆糯米120克,冰糖20克。

【制作】

1. 将香蕉剥皮,切成小丁;葡萄干洗净;熟花生去皮后用刀剁;圆糯米洗净后用水浸泡1小时。

2.将锅置火上，放入清水和圆糯米，大火煮开后，转小火熬煮1小时左右；将葡萄干、冰糖冰糖放入粥中，熬煮20分钟后加入香蕉丁、花生碎即可。

【功效】润肠通燥，健脾养胃，促进消化。

羊肉——开胃健力的温补之品

寒冬腊月里正是吃羊肉的最佳季节。在冬季，人体的阳气潜藏于体内，所以身体容易出现手足冰冷，气血循环不良的情况。按中医的说法，羊肉味甘而不腻，性温而不燥，具有补肾壮阳、暖中祛寒、温补气血、开胃健脾的功效，所以冬天吃羊肉，既能抵御风寒，又可滋补身体，实在是一举两得的美事。人们常说："要想长寿，常吃羊肉。"

羊分山羊、绵羊两种，一般绵羊肉质细嫩，较为好吃。对游牧民而言，羊浑身都是宝，羊头可作供奉品，羊角尖可作挂钩，整支羊角可作帐篷的地角栓，羊肩胛骨可作炊具，羊面颊和羊拐可作玩具，羊毛可纺织制衣，羊皮可做皮衣、皮鞋、坐具，羊粪是上好的燃料。

羊肉蛋白质的含量高于猪肉，而低于牛肉；脂肪的含量，介于猪肉和牛肉之间；羊肉含的钙和铁高于牛肉和猪肉，内脏中含有多种维生素，尤其是肝脏中含量较高，而胆固醇的含量是肉类中最低的。羊肉对人体有大补防寒之功能，历来被当作冬季进补的重要食品之一。

羊肉内含有丰富的蛋白质（优质完全蛋白质）、脂肪、钙、磷、铁、烟酸等物质，对人体非常有益，有增强机体抗病能力的作用。

山羊或绵羊肉，疗疾自古有之，"如当归生姜羊肉汤"入药以雄性山羊为佳，治带通乳，有益产妇。《罗氏会约医镜》曰："人参补气，羊肉补形。"《名医别录》曰：羊肉能"安心止惊"。因此羊肉对肾虚阳痿、遗精、产后腹中冷痛及腹中虚寒反胃、腰膝冷痛均有治疗作用。

羊肉鲜嫩，营养价值高，凡肾阳不足、腰膝酸软、腹中冷痛、虚劳不足者皆可用它做食疗品。羊肉营养丰富，对肺结核、气管炎、哮喘、贫血、产后气血两虚、腹部冷痛、体虚畏寒、营养不良、腰膝酸软、阳痿早泄以及一切虚寒病症均有很大裨益；具有补肾壮阳、补虚温中等作用，男士适合经常食用。

羊肉的食用方法有很多，羊肉可制成许多种风味独特、醇香无比的佳肴。

炖羊肉。炖羊肉最大的优点是既能吃肉又能喝汤。煮过肉的汤营养成分非常高，是滋补身体的佳品。而且，羊肉经过炖制以后，更加熟烂、鲜嫩，易于消化。如果在炖的时候再加上合适的中药，以及在营养上能起到互补作用的食品，滋补作用会更大。

烤羊肉。烤羊肉串原为新疆地方风味小吃。烤羊肉味道鲜美，应注意的是，烤的时候最好选用鲜羊肉，不要用冷冻的，这样营养流失少，而且容易消化。类似的做法还有烤全羊、炒烤肉、炭烤羊腿等。

涮羊肉。涮羊肉能够较好地保存羊肉中的活性营养成分，但应注意选用的肉片越新鲜越好，要切得薄一些，在沸腾的锅内烫1分钟左右，肉的颜色由鲜红变成灰白才可以吃。时间不宜太短，否则不能完全杀死肉片中的细菌和寄生虫虫卵。火锅汤的温度要高，最好一直处于沸腾状态。

炸羊肉。炸羊肉香鲜、可口，但营养成分损失较大，含热量较高，油炸食品还容易产生致癌物质，最好少吃。

需要注意的是吃羊肉时不宜同时吃醋，不宜同时吃番瓜，以防发生黄疸和脚气病，不宜马上饮茶，否则会导致排便不畅或大便秘结。羊肉属大热之品，凡有发热、牙痛、口舌生疮、咳吐黄痰等上火症状者都不宜使用。患有肝病、高血压、急性肠炎或其他感染性疾病患者，过多食用会促使病情加重。

为您推荐两款最佳的养脾胃羊肉食谱：

芪参当归羊肉羹

【原料】黄芪、党参、当归各20克，羊肉300克，料酒、味精、植物油、盐、香油、姜片、水淀粉各适量。

【制作】

1. 羊肉洗净，去筋膜，切成小块；当归、党参、黄芪、姜片装入纱布袋，待用。取一碗，加入料酒、植物油、盐，放入羊肉块拌匀，腌渍10分钟。

2. 砂锅内放入羊肉块、药袋，适量清水，大火烧沸，改用小火炖至羊肉熟烂，除去药袋，用水淀粉勾芡，加入味精、香油，搅匀即可。

【功效】温中健胃，补气补血，用于脾胃虚寒或者气血不足。

当归生姜羊肉汤

【原料】羊肉200克、当归片15克、姜15克、胡椒粉5克、盐10克。

【制作】

1. 羊肉洗净切成小块，老姜切成大片备用。

2. 把羊肉块、姜片、当归片放入砂锅内，一次加足水量，大火煮开后撇去浮沫，调成中火继续煮约1小时，待羊肉熟烂后，放入胡椒粉、盐调味，即可熄火。食肉喝汤。

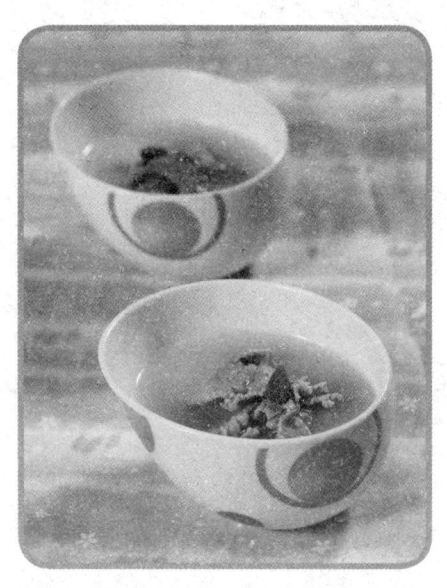

【功效】具有补血调血、散寒开胃、益气健脾、祛寒止痛的功效，特别适合冬日食用。也是冬季养胃的一道不错的汤水。

鸡肉——温中补脾的滋补之品

鸡肉自古就是人们盘中的美味，更是现代人的健康食品。中国人爱吃鸡，就像西方人爱吃牛肉一样。清朝的袁枚说过"鸡功最巨，诸菜融之"。鸡肉别名烛夜，为雉科动物家鸡的肉。全国各地有饲养。家鸡分为蛋用、肉用和兼用三类，目前市场上的鸡，一般都是人工选育、饲养的。鸡肉所含的蛋白质，比猪肉、羊肉、鸭肉、鹅肉高 $1/3$，比牛肉高 33％；所含脂肪比上述肉类低得多，而且所含的不饱和脂肪酸为动物性脂肪之冠，对人体健康非常有益。鸡汤含胶质蛋白、肌肽、肌苷和各种营养成分，不但其味鲜美，易于消化吸收，而且可增强体质和免疫力，是预防疾病的良药。鸡汤里含有一些特殊物质，可加强鼻咽部血液循环，有助于保持呼吸道通畅，抑制细菌和病毒，对防治呼吸道疾病有一定疗效。乌骨鸡不但营养好，而且保健医疗作用超过普通鸡肉。乌鸡体内的黑色物质，不但含黑色素，而且还含有丰富的铁、铜等元素，因此，对缺铁性贫血、病后贫血患者有补血作用。乌鸡汤还有增强男子性功能的效果。据研究证明，鸡的胃囊有抑制癌细胞生长的作用。由此可见，鸡肉对人体非常有益处，体弱多病者、孕妇、产妇、老年人、病后恢复期者，多用鸡来补养，可辅助治疗。

中医认为，鸡肉具有温中益气、补精填髓益五脏，补虚损的功效，可暖胃，强筋骨，活血，调经，止崩带，治小便频数。凡年老体弱、神疲力乏、贫血、血小板减少、白细胞减少、产妇体虚乳少等，吃鸡可滋补强健。

鸡的品种很多，但作为美容食品，以乌鸡为佳。其性味甘温，含有蛋白质、脂肪、硫胺素、核黄素、尼克酸、维生素A，维生素C、胆甾醇、钙、磷、铁等多种成分。乌鸡肉归肾经，具有温中益气、补肾填精、养血乌发、滋润肌肤的作用。凡虚劳羸瘦、面瘦、面色无华、水肿消渴、产后血虚乳少者，可将之作食疗滋补之品。

那么如何挑选健康的鸡肉呢？一般来说，新鲜的肉鸡，眼球饱满，皮肤富有光泽，肌肉切面也具有光泽，且具有鲜鸡肉的正常气味。肉体表面微干，不黏手，用手指压肉后的凹陷可以立刻恢复；劣质的鸡肉，眼球皱缩凹陷，皮肤色泽转暗，体表和腹腔内可以嗅到不舒服的气味甚至臭味，表面黏手、腻滑，用手指压肉后的凹陷恢复很慢或者不能完全恢复。

解冻后的优质冻鸡肉和优质鲜鸡肉类似，鸡眼球饱满，皮肤和肉的切面有光泽，表面不黏手，具有正常气味，不过用手指压后恢复慢，不能完全恢复；劣质冻鸡肉解冻后，眼球干缩，体表和肉的切面都没有光泽，头颈部呈暗褐色，表面黏手,指压后凹陷不但不能恢复,还容易因此把鸡肉戳破,劣质冻鸡肉的体表和腹腔内具有不舒服的气味。

鸡肉的烹调方法多种多样,不但适于热炒、油炸、红酱、熏烤、炖汤,而且适合冷荤凉拌、拼盘。鸡肉的营养高于鸡汤,肾阳虚者及老人、病人、体弱者最宜食用。鸡屁股是淋巴结最为集中的地方,也是储存病菌、病毒和致癌物的仓库,千万不要食用。另外,鸡肉性温,为了避免助热,高热患者及胃热患者禁食;鸡肉中磷的含量较高,为了避免它影响铁剂的吸收,服用铁剂时暂不要食用鸡肉。

为您推荐两款最佳的养脾胃鸡肉食谱:

黄焖鸡块

【原料】嫩雏鸡1只(约600克)、葱丝、姜片共15克,盐1克,味精1克,料酒10毫升,酱油25克,甜面酱25克,白糖10克,八角1个,水淀粉15克,植物油750毫升(实耗40毫升),花椒油2毫升。

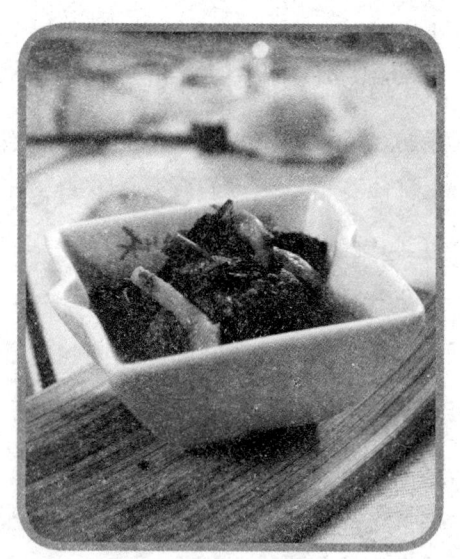

【制作】

1. 将鸡择洗干净后剁成3厘米见方的块,加入少许酱油拌匀。

2. 炒锅置旺火上,加入植物油,烧至八成热时放入鸡块炸至金黄色,捞出控油。

3. 炒锅内留少许油,烧至五成热时放入葱、姜、八角、面酱炒出香味,加入料酒、酱油、盐、白糖和300毫升水,烧沸后放入鸡块,盖上盖,改用小火焖至肉烂、汤汁较少时,加入味精,用水淀粉勾芡,淋入花椒油搅匀即成。

【功效】温中益气,补虚填精,健脾胃。

八宝鸡汤

【原料】川芎3克,母鸡1个,猪肉、猪杂骨各750克,葱、姜、料酒、味精、食盐各适量。

【制作】

1.将川芎装入洁净布袋内,扎口,备用。将母鸡宰杀后去毛及内脏洗净。猪肉洗净。猪杂骨捶破。生姜拍破。葱切成段。

2.将猪肉、鸡肉、杂骨、药袋放入锅内,加水适量,先用武火烧开,除去浮沫,加入葱、生姜、料酒,改用文火煨炖至烂,将药袋捞出不用,捞出鸡肉、猪肉稍晾凉,切好,再放入锅内,加少许食盐、味精烧开即成。

【功效】具有补肺气,益脾气,即能增强人体组织器官的功能和增进免疫力,增强人体对外界环境中有害因素的抵抗作用和适应性。

牛肉——补脾胃的"肉中骄子"

牛是草食反刍动物,有黄牛、水牛、青藏高原牦牛。相传在公元前3000年以前,伏羲氏就教民饲养六畜,这当中就包括牛。牛最初是作为肉食动物,到黄帝时代开始用牛拉车,商代时,人们已将牛作为农业生产劳动力。而在我国边疆少数民族地区,驯化和饲养牛的历史更久远,即便是利用黄牛、牦牛挤乳供饮用或制作酥油、奶子酒等乳制品,也已有5000多年的历史。周朝设有"牛人"之职,专管祭祀用牛,以后各朝代皆设有掌管牛的官职,唐朝时还颁布了奖励繁殖耕牛、禁止屠宰耕牛等几项法令。

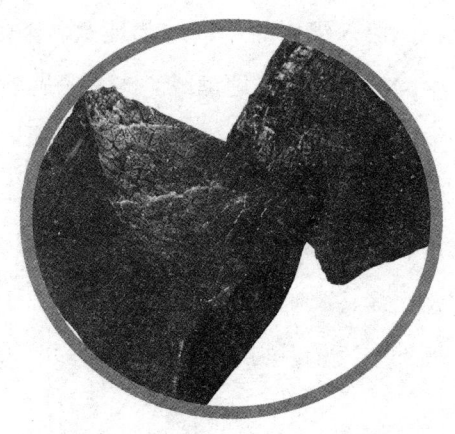

世界上最嗜好吃牛肉的要算巴西人,他们的国菜就是烤牛肉,不加任何调料,只在牛肉表面撒点食盐,表层油脂渗出,

外面焦黄，里面鲜嫩，有一种特有的香味。巴西烤牛肉按照部位有大腿、前臀尖、后臀尖、牛峰、牛排、里脊等十多道，道道色泽不同，风味各异。你要吃什么，服务员便削什么到你盘中。

牛肉是中国人的第 2 大肉类食品，仅次于猪肉。牛肉以菜牛肉和黄牛肉为佳，味道鲜美，受人喜爱，素有"肉中骄子"的美称。

牛肉富含蛋白质、脂肪、糖类、钙、磷、铁、维生素 B_1、维生素 B_2、烟酸等营养成分。牛肉所含人体必需氨基酸很多，营养价值高。牛肉所含蛋白质比猪肉多 3.3%，比羊肉多 10%；而含脂肪比猪肉少 19%，比羊肉少 18.6%，是高蛋白、低脂肪、营养成分易被人体消化吸收的食物。

牛肉蛋白质中所含人体必需的氨基酸甚多，故其营养价值甚高。《本草纲目》载："牛肉补气与黄芪同功。"牛肉甘平补益，健脾补胃，对气血不足、诸虚劳损、头昏乏力、神倦懒言、心悸心慌、面色㿠白、食欲不振均有治疗功效。对食积、脘腹胀满、呕吐酸腐，或腹中积食成痞也有较好的疗效。牛肉性温味甘，有暖中补气、滋养御寒、补肾壮阳、健胃、强筋骨等作用。寒冬食牛肉，有暖胃作用，为寒冬补益食疗佳品。

在食用牛肉时，要选择色淡而发红，手触不沾黏的新鲜牛肉或冷冻牛肉。同时，还要根据不同部位的肉做适当的处理，如肉层较多的可红烧或清炖，较嫩的可炒肉丝或包饺子。牛肉的吃法很多，可以酱、烧、炒、扒、煎、熘，还可以做馅等。但是怎样做好炖牛肉呢？教你一些小的技巧要记得：将少许茶叶用纱布包好，放入锅内与牛肉一起炖煮，肉烂得快，味道清香。加些黄酒或醋，1000 克牛肉放 2~3 汤匙酒或 1~2 汤匙醋炖牛肉，也可使肉软烂；在肉锅中放几个山楂或几片萝卜，既熟得快，也可除异味。

在食用牛肉的时候应注意，内热盛者禁忌食用，服氨茶碱时禁忌食用。皮肤病、肝病、肾病患者慎食。不宜食用反复加热或冷藏加温的牛肉食品，不宜食用熏、烤、腌制品，不宜食用未摘除甲状腺的牛肉，对于来自疯牛病疫区或来路不明的牛肉千万别吃。牛肉的肌肉纤维较粗糙，不易消化，更有很高的胆固醇和脂肪，故老人、幼儿及消化力弱的人不宜多吃，或适当吃些嫩牛肉。

为您推荐两款最佳的养脾胃牛肉食谱：

牛肉末姜米粥

【原料】鲜牛肉100～150克，大米（或小麦）100克，姜末、油、盐各适量。

【制作】

1. 将鲜牛肉剁成肉末，与大米（或小麦）同煮粥。
2. 粥熟时加适量姜末，再加油盐调味。佐餐食用。

【功效】有健脾强胃、补中益气、强筋健骨、祛寒消肿的作用。

清炖牛肉

【原料】黄牛肋条肉500克，青蒜5克，植物油20克，葱15克，生姜7.5克，料酒10毫升，盐1.5克，味精1克，胡椒粉0.5克。

【制作】

1. 青蒜切丝，葱切段，生姜切小块，牛肉洗净，切成小方块，入沸水锅中焯一下捞出，并放入清水中漂清。
2. 炒锅中放入植物油烧热，下牛肉、葱段、姜块煸透，倒入砂锅内，加清水1000毫升、料酒，盖严锅盖，煮沸后用文火炖至牛肉酥烂时，加入味精、盐、胡椒粉即可。盛入汤碗时，再撒放青蒜丝即成。

【功效】有平肝益血、健胃消食、养肝补脾的作用。

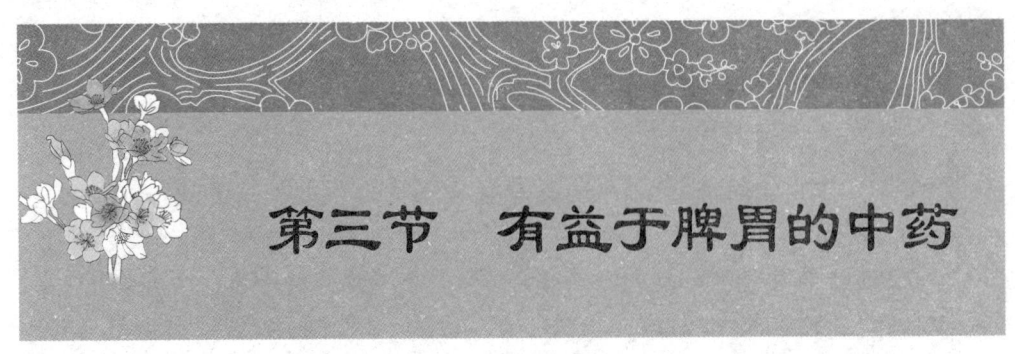

第三节 有益于脾胃的中药

 芡实——健脾开胃的补中上品

烹饪炒菜时，当菜将起锅装盆之前，厨师会舀上一小勺芡粉倒入锅中，使锅内的余沥成浆而紧裹在菜上，上海民间叫做"着腻"，行话则叫做"勾芡"。芡粉是一种叫做"芡实"的睡莲科多年生水生草本植物的种子做的，而芡实的形状似鸡头，故被叫做"鸡头米"。

芡是一种睡莲科多年生水生草本植物，多生长在池塘、湖泊的浅水中，分布于温带、亚热带。我国的中部、南部均有生长和种植，又以长江中下游的湖北、江苏、浙江、安徽的种植量较大。芡的生长周期与塘藕相近，其根附着于水下的泥地里，茎越出水面。其叶绿色，叶面大而圆，上面布满了刺，在夏日里开蓝色的花。进入秋季后，花谢了，但花萼并不脱落，渐渐形成紫红色状似石榴而浑身带刺的球果，球果上花萼退化的部分很像鸡喙，于是被叫做"鸡头"。每个球果里生长有几十颗被硬壳包裹的果肉，剥去硬壳，就是一粒粒比珍珠略大的雪白果肉，这就是"鸡头肉"，也称芡实；又以其是粒状的，所以江南一带称其为"鸡头米"。郑板桥有《咏鸡头米》诗："最是江南秋八月，鸡头米赛珍珠圆。"我国许多地方产芡实，而芡实古怪的样子也引起了人们的兴趣，所以，各地对芡有不同的称谓，但大多离不开它像"鸡头"的描述。

芡实很早就作为食用的美味佳肴，成为人们的盘中餐了。宋朝词人葛胜仲曾经写过一首《浣溪沙·盘里明珠芡实香》，其中就讲到了芡实。而实际上，在这之前，芡实就已经是苏东坡的养生之物。苏东坡到了老年仍身健体壮，面色红润，才思敏捷，这得益于其诸多养生方法，其中一条就是吃芡实。每次取煮熟的芡实1粒，放入口中，缓缓含嚼，直至津液满口，再鼓漱几遍，徐徐咽下。苏东坡每天用此法吃芡实10～30粒，坚持不懈。他还极喜爱吃用芡实煮成的"鸡头粥"，并称之为"粥既快养，粥后一觉，妙不可言也"。

据化学分析，芡实含有大量淀粉、蛋白质、脂肪、树脂、核黄素、抗坏血酸、钙、磷、铁、维生素族、胡萝卜素等成分。《神农本草经》将芡实列为补中上品，认为它能"益精气，强志，令耳目聪明，久服轻身不饥，耐老神仙"。《本草择要纲目》说"糯米合芡实做粥食，益精强志，聪耳明目，通五脏，好颜色"。中医认为，芡实固肾涩精，补脾止泄，利水渗湿。治遗精，淋浊，带下，小便不禁，泄泻，痢疾，着痹。

芡实分生用和炒用两种。生芡实以补肾为主，而炒芡实以健脾开胃为主。炒芡实一般药店有售，因炒制时，要加麦麸，并掌握一定的火候，家庭制作不方便。另外，亦有将芡实炒焦使用的，主要以补脾止泻为主。值得注意的是，芡实无论是生食还是熟食，一次切忌食之过多，否则难以消化。"生食过多，动风冷气，熟食过多，不益脾胃，兼难消化，小儿多食，令不长。"平时有腹胀症状的人更应忌食。

为您推荐两款最佳的养脾胃芡实食谱：

怀山芡实粥

【原料】怀山药50克，芡实30克，粳米100克，胡椒粉6克，盐3克。

【制作】

1. 将怀山药洗净切片，芡实去杂质洗净，粳米淘洗干净。
2. 将粳米、怀山药、芡实放入锅内，加水适量，置武火上烧沸，再用文火煮40分钟，加入胡椒粉、食盐搅匀即成。

养好脾胃身体健

【功效】暖脾胃，止泄泻。对肠炎泄泻患者尤佳。

莲子鸡头粥

【原料】莲子50克，鸡头米50克，糯米100克，鲜莲叶1张，桂花卤、白糖各适量。

【制作】

1. 将鲜莲叶洗净，用开水烫过待用。
2. 将糯米淘洗净后放入锅内，加入空心莲子、鸡头米及清水，大火烧开后，转用小火煮成粥。
3. 粥好后撤火，覆以鲜莲叶，盖上盖，大约5分钟后，拿掉莲叶，加入适量白糖、桂花卤即可食用。

【功效】补脾止泻，养心安神。

茯苓——健脾和中的神仙之药

传说唐宋八大家之一的苏辙年少时体弱多病，夏天因为脾胃弱而饮食不消，食欲不振；冬天则因为肺肾气虚而经常感冒、咳嗽。请了许多大夫，服了许多药物也未能根除。直到苏辙过了而立之年，他向人学习养生之道，练习导引气功，经常服用茯苓，一年之后，以前多年的疾病竟然消失得无影无踪。从此后，他便专心研究起药物养生来，并写了《服茯苓赋并引》一文。文中写道：服茯苓可以固形养气，延年而却老者。久服能安魂魄而定心志，颜如处子，神止气定。

茯苓，又称玉灵、茯灵、万灵桂、茯菟。是拟层孔菌科真菌茯苓的干燥菌核，常寄生在松树根上，形如甘薯，球状，外皮淡棕色或黑褐色，内部粉色或白色，精制后称为白茯苓或者云苓。

茯苓栽培历史悠久，在1500多年前已有人栽培。西汉淮南王刘安等所著的《淮南子》中有："千年之松，下有茯苓，上有菟丝"之说。晋代葛洪的《抱朴子》记载了这样一个传说：有个叫任子季的人，连续服用茯苓18年，天上的玉女就来与他相会，并且能有隐形之术，不食人间五谷，面孔与身体如同美玉一样娇润。孙思邈《枕中记》记载：茯苓久服，百日病除，二百日昼夜不眠，二年驱使鬼神，四年玉女来侍。

到了唐宋，食用茯苓之风更盛。《服茯苓赋》《东坡杂记》记述了苏东坡服茯苓的方法。以九晒九蒸之胡麻，用茯苓加白蜜少许，为饼食之，日久气力不见衰，百病自去。此乃长生要诀。他60岁时记忆力仍惊人。到了清朝，茯苓成了养生要药。慈禧太后养生补益药共64种，而使用率最高的一味便是茯苓。

茯苓性平，味甘、淡。归心、脾、肾经。传统医学认为茯苓利水渗湿，健脾和中，宁心安神。《本草纲目》记载茯苓：主胸胁逆气，忧恚惊邪恐悸，心下结痛，寒热烦满，咳逆，口焦舌干，利小便。现代医学的药理作用认为茯苓利尿；抗胃溃疡；抗肝损伤；抗肿瘤；增强机体免疫力等。

为了入药方便，人们为它的每个部位都起了相应的名字：外表被覆的一层褐色外皮叫茯苓皮，断面靠外淡红色疏松的一层叫赤茯苓，内部白色致密的部分称白茯苓（也有中医开白苓，指的就是白茯苓）。还有些茯苓中间有一道松根穿过，靠近树根的部分称茯神，中间的树根则称之为茯神木。

茯苓的药用配伍一般为：对于脾虚运化失常所致泄泻、带下，应用茯苓有标本兼顾之效，常与党参、白术、山药等配伍。可用为补肺脾，治气虚之辅佐药。对于脾虚不能运化水湿，停聚化生痰饮之症，可用半夏、陈皮同用，也可配桂枝、白术同用。治痰湿入络、肩酸背痛，可配半夏、枳壳同用。用于心神不安、心悸、失眠等症，常与人参、远志、酸枣仁等配伍。

为您推荐两款最佳的养脾胃茯苓食谱：

茯苓粉蒸排骨

【原料】茯苓 20 克，排骨 500 克，粳米 100 克，料酒 15 毫升，酱油 15 毫升，盐 6 克，白糖 10 克，八角 10 克，花椒 6 克，姜 6 克，葱 15 克。

【制作】

1. 将茯苓烘干，打成粗粉；粳米、八角、花椒炒香，打成粗粉；姜、葱洗净，姜切粒，葱切花；排骨洗净，剁成 3 厘米长的段，将排骨放入蒸盆内，放入粳米、八角、花椒、茯苓粉、料酒、酱油、盐、味精、白糖、姜粒、葱花，抓匀。

2. 将蒸盆置蒸笼内，武火大气蒸 45 分钟即成。

【功效】补气血，健脾胃，渗湿利水。

茯苓栗子粥

【原料】茯苓 15 克，栗子 25 克，大枣 10 个，粳米 100 克。

【制作】

1. 加水先煮栗子、大枣、粳米；茯苓研末，待米半熟时徐徐加入，搅匀，煮至栗子熟透。

2. 食用时可加糖调味食。

【功效】本方用茯苓补脾利湿，栗子补脾止泻，大枣益脾胃。用于脾胃虚弱，饮食减少，便溏腹泻。

甘草——补脾益气的"和事老"

甘草是祖国中医药学中最常用的药品，而且还有一些传说故事。据明朝陆粲《庚巳编》记载：御医盛寅一天早晨刚走进御药房，突感到头痛、眩晕，随即昏倒，不省人事。由于病来得急，众人束手无策，如何是好？有一位民间医生闻讯后，自荐为盛寅治病，随手取中药甘草浓煎后即令其服下，没多久，盛寅苏醒了，御医们颇感惊奇。

这位民间医生解释道：盛御医因没吃早饭进了药房，胃气虚弱，未能抵御药气薰蒸，中了诸药之毒，故而昏倒。因为甘草能调和诸药之性、解百药之毒。因此，让他服用甘草水后便可苏醒。

甘草是豆科植物甘草的根及根状茎，别名美草、蜜甘、蜜草。主产于我国内蒙古、甘肃、陕西、山西、辽宁等地。秋季采挖，晒干后入药。

话说甘草入药已有悠久历史。早在2000多年以前，《神农本草经》中将其称为"美草"，列为药之上品。南朝医学家陶弘景将甘草尊为"国老"，并言："此草最为众药之王，经方少有不用者。""国老"，即帝师之称。把甘草推崇为药之"帝师"，其原因正如李时珍在《本草纲目》中所释："诸药中甘草为君"。我们的祖先早就发现甘草是解毒良药，治七十二种乳石毒，解一千二百草木毒，调和众药有功，故有"国老"之号。

在保健药中甘草实为脾胃要药。生用偏凉，炙用清热解毒、益气补虚。因甘草可缓急止痛，除治脾胃气虚外，对中气不足、气虚血少、心中动悸、痰嗽咳喘、腹痛挛急以及疮疡肿毒均有用之。甘草善调和药性、解百药之毒，同热药用之可缓热，同寒药用之可缓寒，补而不骤，泻而不速，所以应用广泛。

据测定，甘草中甘草酸的含量多在10%左右，还有甘露醇、葡萄糖等多种成分。由于甘草酸的甜度高于蔗糖50倍，甘草真是名副其实的"甜草"。甘草性平，味甘。归心经、肺经、脾经、胃经。传统医学认为甘草补脾益气，祛痰止咳，清热解毒，缓急止痛，调和诸药。《本草纲目》记载甘草：去咽痛，除邪热，缓正气，养阴血，补脾胃，润肺。吐肺痿之脓血，消五发之疮疽。解小胎毒惊痫，降火止痛。现代医学的药理作用认为甘草增强机体免疫功能；抗炎；抗菌；抗病毒；镇咳，祛痰；抗溃疡，解痉；促进胰液分泌；促进胆汁分泌；抗肿瘤；解毒等。

挑选甘草以体重坚实、外皮呈褐色而略带光泽、纹路深、断面白色细腻、黏牙力强者为佳。储存时应放置于阴凉干燥的地方，并防潮、防寒、防热、防霉。

在食用甘草时，需要注意湿盛胀满，水肿者不宜用，且甘草反大戟、芫花、甘遂、海藻；另外，久服较大剂量的生甘草，可引起水肿等。还有甘草不可与鲤鱼同食，因为两者同食可能会引起中毒。

为您推荐两款最佳的养脾胃甘草食谱：

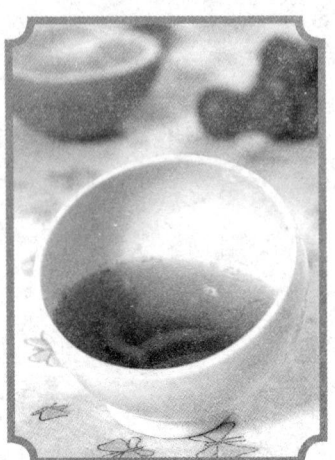

乌梅甘草粥

【原料】乌梅10克，甘草5克，大米100克，冰糖适量。

【制作】

1. 将乌梅、甘草放入砂锅，加水煎取浓汁，去渣备用。

2. 大米洗净，入锅煮至粥熟后，倒入乌梅甘草汁，加冰糖即可。每日1剂，分2次温服，可连服2周。

【功效】益气生津，开胃止渴，止咳止泻。

大麦甘草茶

【原料】大麦10克，甘草2克，冰糖适量，煮茶包一个。

【制作】

1. 准备好所有的食材，把大麦仁和甘草放入煮茶包中。

2. 锅中加入适量的清水放入煮茶包煮上7～10分钟，再把冰糖放入煮至溶化即好。

【功效】健脾减肥，促进消化，益气补中。

黄芪——补气固表的药之上品

俗话说"立夏开始喝姜茶，三伏就喝黄芪粥"，"常喝黄芪粥，人老病无忧"。黄芪甘温纯阳，益气固表，无汗能发，有汗能止，为夏季补中气之良药。

黄芪的药用历史迄今已有2000多年了，始见于汉墓马王堆出土的帛书"五十二病方"，《神农本草经》列为上品。明《本草纲目》载"耆长也，黄芪色黄，为补者之长故名……"《本草汇言》载"黄芪，补肺健脾，卫实敛汗，驱风运毒之药也……"《本草逢原》载"黄芪能补五脏诸虚，治脉弦自汗，泻阴火，去肺热，无汗则发，有汗则止。"

关于黄芪的功效，历史上还有不少的故事。据《新唐书·许胤宗传》记：许胤宗在他初任新蔡王处参军之职时，王太后患卒中，口噤不能语，脉沉摸不到。许精医道，知王太后阳气虚，气血不能流，口有时不能进汤药，就用黄芪、防风煎出几十斛热汤，置于床下，熏口鼻、皮肤。御医们如法而用，满室药味弥漫一昼夜，王太后渐渐苏醒能言，后遂愈。

另《冷庐医话》中记载：海宁许珊林治山阴某王患肿胀，自顶至踵，大倍常时，气喘声嘶，二便不通，命危。许采用生黄芪120克，糯米30克，煮粥1碗，小匙频服。不久，喘平便通，肿亦随消。继加祛湿平胃之品，两月后独脚有钱大一块未消。后改换了医生，极力诋毁前面做法，改用祛湿猛剂，病人又渐至危殆。许某方用前方挽回，服用黄芪数百克，最终使脚面之肿全消而愈。

黄芪具有补气固表，利尿托毒，排脓，敛疮生肌的功效。用于气虚乏力，食少便溏，中气下陷，久泻脱肛，便血崩漏，表虚自汗，痈疽难溃，久溃不敛，血虚萎黄，内热消渴。《本经》记载："主痈疽，久败疮，排脓止痛。补虚，小儿百病。"《日华子本草》记载："助气壮筋骨，长肉补血。"

黄芪和人参均属补气良药，但人参偏重于大补元气，回阳救逆，常用于虚脱、休克等急症，效果较好。而黄芪则以补虚为主，常用于体衰日久、言语低弱、脉细无力者。黄芪具而补而不腻的特点，若与人参、党参等补药配伍则效果更好。黄芪可单味使用，也可与其他药物配伍应用，与芍药、甘草、桂枝、良姜、饴糖等药配伍可以治疗脾胃虚寒、慢性肠炎、胃炎、腹泻等症；与升麻、甘草、当归、人参、柴胡等药物配伍可治疗内脏下垂、脱肛、子宫下垂等症。由于黄芪有补气利尿、消肿等功效，与茯苓、薏苡仁、防己等药配伍时又是治疗急慢性胃炎的良药。

本品功偏温补，易于助火，凡气滞湿阻、肝气郁结不和、消化不良、外疡初起、表实邪盛者，均不宜用；阴虚脉强者不可服。高热大渴，便秘实热者禁用。久服助火时，可配知母、玄参等以清解之。

在挑选黄芪时应以根条粗长、皱纹少、质坚而实、粉性足、味甜者为佳；根条细小、质较松、粉性小及顶端空心大者次之；储存时应放在通风干燥的地方，以防潮湿、防虫蛀。

为您推荐两款最佳的养脾胃黄芪食谱：

黄芪炖猪肚

【原料】生黄芪20克，猪肚500克，料酒15克，姜、葱各10克，盐3克。
【制作】
1. 将猪肚洗净，切成4厘米见方的块；黄芪切成薄片；姜切片，葱切花。
2. 将猪肚、黄芪、料酒、姜、葱放入炖锅内，加水适量，置武火上烧沸，再用文火炖煮50分钟，加盐拌匀即成。
【功效】补气升阳，益气护胃。

黄芪陈皮猪肠

【原料】猪肠1副，黄芪200克，陈皮30克。
【制作】
1. 将猪肠去脂膜，里外洗净。
2. 把黄芪、陈皮用纱布包好，放入猪肠中，用棉线扎紧，加水以小火炖煮，煮熟后去掉药包即可。
【功效】益气健脾，升提举陷。主治胃下垂、脘腹胀痛、腹泻纳少、体倦乏力等。

党参——健脾益肺的佳品

传说吕洞宾和铁拐李二位神仙从中原来到太行山云游,看见四周犹如仙境一般,二仙赞叹不已。当他们走到平顺地界时,忽然看见了一头山猪,在山坡上的土里乱拱,二仙童心未泯,想看个究竟,见山猪拱过的地方,黑土疏松,油光发亮,土里长着一种似豆秧的东西。铁拐李把它放在口中,边嚼边跟着吕洞宾赶路。走过了一程,吕洞宾气喘吁吁,回头再看铁拐李,却神情如常,紧紧跟随。途中他遇见一樵夫,问之,樵夫说:"这是一种神草。传说古时上党郡有户人家,每晚都隐约听到人的呼叫声,但每次出门看望,却始终不见其人。在一个深夜,主人随声寻觅,终于在离家一里多远的地方,发现一株不平常的形体和人一样的植物,因出在上党郡,所以叫"党参"。

党参,在古代也称之为人参。以写"春城无处不飞花"佳句而著名的李翊,是"唐朝大历十才子"之一,他到上党游历时曾写有《送客之铜(革是)》:"官柳青青匹马嘶,回风暮雨入铜(革是)。佳期别在青山里,应是人参五叶齐。"诗中写到的"铜(革是)"在今山西沁县,这里的"人参"就是指党参。

党参为桔梗科多年生草本植物党参、素花党参、川党参及其同属多种植物的干燥根。又名黄参、潞党、西党、东党、条党、白党、中灵草、紫园参、狮头参、狮子头、上党人参。秋季采挖三年生以上者,洗净,晒干。切厚片,生用。主产于山西、陕西、甘肃、四川等地。以山西上党产者品质最优,故名"党参"。

党参内含有皂苷、微量生物喊、挥发油、黏液质、蛋白质、蔗糖、葡萄糖、菊糖、维生素 B_1、维生素 B_2、树脂、矿物质等成分。

党参性平,味甘。归脾、肺经。传统医学认为党参补中益气,健脾益肺,生津。《本草纲目》记载党参:能补脾肺,益气生津。和脾胃,除烦渴。现代医学的药理作用认为党参增强机体免疫功能;提高机体抗应激能力;延缓衰老;抗溃疡;抗肿瘤等。

党参补中益气,养血生津,血气双补,兼具二功。党参作用次于人参,故

养好脾胃身体健

在养生中要利用其既能补气又能补血生津,不燥不腻,善于补虚养胃、健运中气之特性。凡脾胃虚弱、体倦食少、肺气不足、气短咳嗽、血虚津伤者用之甚佳。急症者宜用人参,但一般人可用党参作补益防病之用。

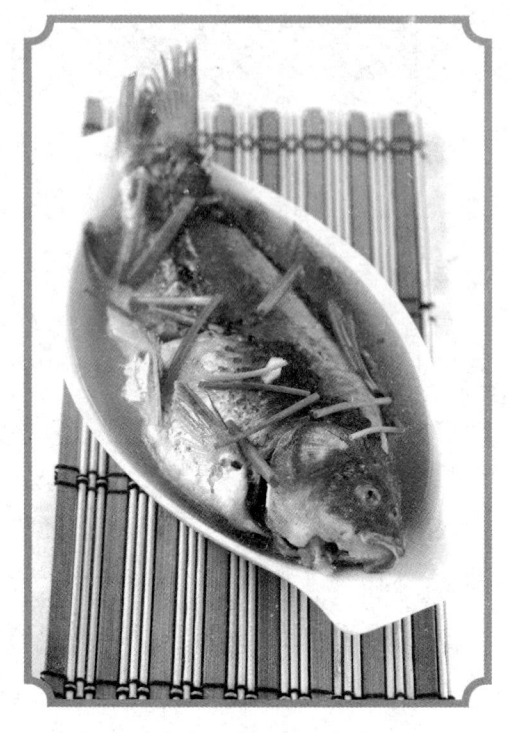

体质虚弱,气血不足,面色萎黄,以及病后产后体虚者宜食;脾胃气虚,神疲倦怠,四肢乏力,食少便溏,慢性腹泻,肺气不足,咳嗽气促,气虚体弱,易于感冒;气虚血亏者宜食;慢性肾炎蛋白尿者宜食;慢性贫血,萎黄病,白血病,血小板减少性紫癜以及佝偻病患者宜食。上述病证,古方用人参者现代常以该品取代。

党参挑选时,西党(主产于甘肃、陕西)应以根条肥大、粗实、皮紧、横纹多、味甜者为佳;东党(主产于东北等地)以根条肥大、外皮黄色、皮肉紧实、皱纹多者为佳;潞党(主产山西,多为栽培品)以独支不分叉、色白、肥壮粗长者为佳。储存时置于通风干燥的地方,防霉、防蛀。

为您推荐两款最佳的养脾胃党参食谱:

党参石斑鱼煲

【原料】党参30克,石斑鱼1尾(500克),料酒10毫升,姜5克,葱10克,盐5克,味精3克,胡椒粉3克,鸡精3克,棒子骨汤3000毫升。

【制作】

1. 党参洗净,切成4厘米长的段;石斑鱼宰杀后,去鳞、鳃及肠杂,洗净,剁成6厘米长、3厘米宽的块；姜拍松，葱切段。

2.将党参、石斑鱼、姜、葱、盐、味精、料酒、胡椒粉、鸡精、棒子骨汤同放煲内，盖上盖。将煲置炉上，用武火烧沸，煮熟即成。

【功效】补中，益气，生津。适用于脾胃虚弱、气血亏损、体倦乏力、食少、口渴、更年期综合征等症。

参芪猴头菇炖鸡

【原料】猴头菇100克，母鸡1只（约750克），黄芪、党参、大枣各10克，姜片、葱、绍酒、清汤、淀粉各适量。

【制作】

1.将猴头菇洗净去蒂，发涨后挤干水，切片待用。

2.将所有材料放入炖盅内，文火慢炖。

【功效】此汤水具有补气、健脾、养胃的作用。

人参——大补元气的"百草之王"

人参，多年生草本植物，喜阴凉、湿润的气候，多生长于昼夜温差小的海拔500～1100米山地缓坡或斜坡地的针阔混交林或杂木林中。由于根部肥大，形若纺锤，常有分叉，全貌颇似人的头、手、足和四肢，故而称为人参。古代人参的雅称为黄精、地精、神草。人参被人们称为"百草之王"，是闻名遐迩的"东北三宝"（人参、貂皮、鹿茸）之一，是驰名中外、老幼皆知的名贵药材。

人参之所以很稀奇，很名贵，主要与它的药用价值有关。在很早的医书《神农本草经》中就认为，人参有"补五脏、安精神、定魂魄、止惊悸、除邪气、明目开心益智"的功效，"久服轻身延年"。李时珍在《本草纲目》中也对人参极为推崇，认为它能"治男妇一切虚症"。几千年来，中草药中人参都被列为"上品"。加上人参形状特异，特别是野生的老山参，往往有人的形状，即所谓有头（根状茎，俗称芦头）、有体（主根）、有肩（根的上部）、有腿（例根）、有须（须根），由此更产生了种种神秘感，所谓"人参精"、"人参娃娃"，并编撰出了不少动人的故事。

人参对强身健体、益寿延年的效果确实不假。经现代医学研究及化验分析表明，人参内含有一种叫人参皂甙的化学物质，它对调节人的中枢神经系统、强心、抗疲劳、调节物质代谢等有明显功效，所以对治疗神经系统．心血管系统、内分泌系统及生殖系统的多种疾病有很好的治疗作用。

人参味甘、微苦，性平、微温。归脾、肺经。具有大补元气、复脉固脱、补脾益肺、生津止渴、安神益智的功效。主治劳伤虚损、食少、倦怠、反胃吐食、大便滑泄、虚咳喘促、自汗暴脱、惊悸、健忘、眩晕头痛、阳痿、尿频、消渴、妇女崩漏、小儿慢惊及久虚不复，一切气血津液不足之证。

人参是众所周知的名贵滋补药品。但是，人参虽补，但是在食用时也不能滥用。人参是一种补气药，如没有气虚的病症而随便服用，是不适宜的。体质壮实的人，并无虚弱现象，则不必进服补药，妄用该品。如误用或多用，往往反而导致闭气，而出现胸闷腹胀等症。有些人认为人参是一种补品，以为吃了对身体总有好处，这是错误的想法。无论是红参或是生晒参在食用过程中一定要循序渐进，不可操之过急、过量服食。另外，一定要注意季节变化，一般来说：秋冬季节天气凉爽，进食比较好；而夏季天气炎热，则不宜食用。

挑选人参时可以从皮、芦、色、味、体五个方面去鉴别。枝大、皮细、色嫩黄或棕色、脖长者为优质白参，枝纹细密，枝体饱满，无破损，红色微透明者为优质红参，短腰、短脖、粗质纹、干枯者次之；新鲜人参以枝大、浆足、无疤痕、无破损者为上品。人参的真伪以从外形、芦头长、圆芦、珍珠点以及是否有霉变、虫蛀、折损等方面来判断；也可通过品尝，真品苦中带甜，伪品味酸涩、麻辣。须保存在密封箱中，置于通风阴凉干燥处，防潮、防霉、防蛀。

为您推荐两款最佳的养脾胃人参食谱：

人参煮羊肉

【原料】人参50克，枸杞子30克，肉苁蓉15克，羊肉250克。葱白适量、豆豉汁适量。

【制作】

1. 先把人参、枸杞子、肉苁蓉刨成细末，再用1500毫升水浸泡2天。

2. 去渣滤出1000毫升药汁，加入羊肉和葱白、豆豉汁，炖煮至羊肉熟烂即可。

【功效】益气血，补脾肾。主治低血压属脾肾阳虚证，如头晕目眩、体倦无力、腰酸腿软、小便频数、大便溏泻等。

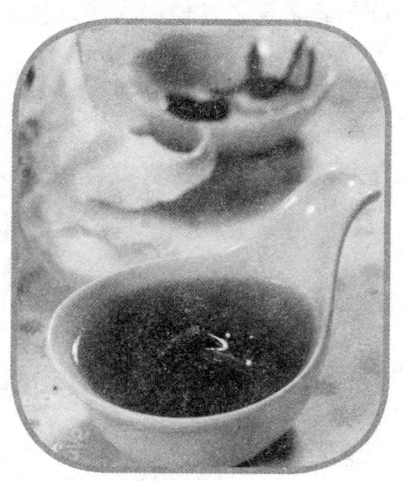

人参莲子汤

【原料】白人参10克，冰糖30克，莲子10枚。

【制作】

1. 将白人参、莲子（去心）放碗内加水适量泡发。

2. 加入冰糖，将碗置蒸锅内，隔水蒸1小时即成。饮汤，吃莲子肉。

3. 人参可连续使用3次，次日再加莲子、冰糖和水，如上法蒸服，第3次可连人参一并服用。

【功效】三药共用，既可以补脾胃之虚弱，又祛其邪气，效果较好。

 陈皮——理气健脾的常用之品

老广州都知道："广东三件宝：陈皮、老姜、禾秆草。"其中，"陈皮"指的就是陈李济在制作蜡丸时创制的另一种引以为豪的药品——对驱风化痰有绝佳效果的百年窖藏陈皮。据说当年陈李济的陈皮和乌鸡白凤丸被钦定为每年进贡给慈禧太后和嫔妃们的贡品。陈皮以陈年者为贵。张寿颐云："新会皮，橘皮也，以陈年者辛辣之气稍和为佳，故曰陈皮。"

陈皮，又名橘皮、贵老、红皮、新会皮、柑皮等。《本草纲目》记载，陈皮有三大类作用，一导胸中寒邪，二破滞气，三益脾胃。这三大作用中，主要作用是行脾胃之气。脾胃主运化水湿，故脾胃之气行则能去湿、健脾、化痰，故又可以说，陈皮温能养脾，辛能醒脾，苦能健脾。由于陈皮主行脾胃之气，脾胃地处中焦，中焦之气通行，使三焦之气也随之涌动。三焦为决渎之官，通行水液，与湿相伴；又为脏腑之外府，上及心、肺，下及肝、肾。所以陈皮的作用可宽及所有脏腑，遍及全身之湿。陈皮放置的时间越长，其功效就越强劲。陈皮具理气降逆、调中开胃、燥湿化痰之功。主治脾胃气滞湿阻、胸膈满闷、脘腹胀痛、不思饮食、呕吐秽逆、二便不利、肺气阻滞、咳嗽痰多，亦治乳痈初起。

专家经多年研究发现，陈皮所含挥发油，对胃肠道有温和的刺激作用，可促进消化液的分泌，排除肠管内积气，显示了芳香健胃和驱风下气的效用。对治疗胃病有很好的功效。

新会陈皮也是不可多得的调味佐料和保健食品。它不但甘香醇旧，令齿颊留香，还可祛除腥膻；而且，蒸、煮、煲、炖、卤诸法都能使用。如炖鸭、煲汤、煲粥、煲糖水；酒楼食肆，制作点心、烧卖、牛肉丸、鱼丸、清蒸海鲜、鱼、排骨等都合适，焖炖蛇、野味、鲍、参、翅、肚等更需用新会陈皮作调味配料。

在新会也流行着许多陈皮的调味食用方法，最有名的要数陈皮白粥了，它集清香、甜香和甘香一体，让人欲罢不能，是新会的"看家菜"；而地道特产陈皮（旷）禾虫，鲜嫩甘香，令人回味，是地道的家乡菜色，也是华侨们的"思乡菜"；传统的陈皮水鸭、陈皮鹧鸪汤，清香萦绕，韵味攸长，若是"百年陈皮"作料更是难得和珍贵，是省港澳的"招牌菜"；而陈皮骨、陈皮牛肉、陈皮狗肉等都是经典美食，自古以来竟令多少豪客侠士垂涎和酣醉，是实实在在的"哥儿菜"；仅一个陈皮清水蛋，看似小家碧玉，竟令人齿颊留香，荡气回肠，不离不弃，是公认的"夫人菜"。还有陈皮卤水、陈皮豉油等调味料；陈皮红豆沙、陈皮绿豆沙等甜品；大红柑饼、陈皮梅、陈皮应子等凉果都是新会的传统美食，真不愧为"广东三宝"之首。

陈皮也并非人人可以随意拿来泡水饮用。陈皮性温、辛、苦，有发热、口干、便秘、尿黄等症状者，是不宜饮用陈皮水的。

另外，陈皮的配伍主要有：湿浊阻中，脾胃气滞，脘腹胀痛，食少便溏者，多与苍术、厚朴、甘草配伍，以燥湿健脾和胃；痰湿壅肺、肺失宣降，而致咳嗽痰多，胸膈胀闷者，多与半夏、茯苓配伍，以燥湿化痰止咳；脾虚水湿不运，肢体水肿，小便不利者，可与茯苓皮、桑白皮、大腹皮等到骼，以健脾利水。

为您推荐两款最佳的养脾胃陈皮食谱：

陈皮炒鸡蛋

【原料】鸡蛋2个，陈皮、生姜各5克，葱2根。油、盐各适量。

【制作】

1. 将陈皮用冷水浸软，洗净，切细丝；生姜去皮，洗净，磨成浆汁；葱去须根，洗净，切粒。

2. 把鸡蛋打入碗中，搅拌成匀浆，加入姜汁、陈皮丝、葱粒、盐，调匀后，用大火起油锅，下鸡蛋炒至刚熟时即可。

【功效】健脾化疾，下气止呕。主治妊娠痰阻气滞、呕吐、恶闻食臭、脘闷不舒等。

健脾开胃陈皮饮

【原料】陈皮10克，山楂3克，生麦芽15克，荷叶30克，白砂糖10克。

【制作】

1. 陈皮、山楂、荷叶、生麦芽一同放入锅中。

2. 入1000毫升清水用大火煮开，改用小火熬30分钟后滤去渣子，倒出汤汁。

3. 入白砂糖搅匀，装入瓶中存储，喝时需加热后饮用。

【功效】这道糖水具有健脾开胃的功效，适于脾胃虚弱的人饮用。

肉豆蔻——暖胃温脾"王室食品"

肉豆蔻原产印尼,是举世闻名的香料。几百年前,欧洲人把肉豆蔻视为珍宝,它不仅成为"王室食品",也是贵族文人爱用的迷幻药。为了寻找它,西方航海大国历尽艰辛;为了垄断它,从15世纪开始,葡萄牙、荷兰、英国等欧洲国家浴血争夺了300年。

显然,只有贵族富人才拿得出钱来买这种名贵的香料。富人们喜欢在做菜时加点肉豆蔻,使其散发出令人兴奋的芳香味,特别是为羊排和牛排提味。在王室,它被用于和葡萄酒混着喝,据苏格兰王室1256年的食谱记载,一桶葡萄酒里一般要加4磅丁香、2磅肉豆蔻。在英国伊丽莎白女王时代,肉豆蔻帮忙抵挡了当时流行的瘟疫和疾病,为香料赢得了很大的声誉。

肉豆蔻为肉豆蔻科常绿乔木植物。冬、春两季果实成熟时采收。其种仁入药,可治虚泻冷痢、脘腹冷痛、呕吐等;外用可作寄生虫驱除剂,治疗风湿痛等。此外,还可作调味品、工业用油原料等。

中医认为豆蔻味辛、苦,性温。归脾、胃、大肠经。具有温中涩肠,行气消食的功效。主虚泻,冷痢,脘腹胀痛,食少呕吐,宿食不消等。《本草经疏》中记载:"肉豆蔻辛味能散能消,温气能和中通畅,其气芬芳,香气先入脾,脾主消化,温和而辛香,故开胃,胃喜暖故也。"《本草汇言》在记载:肉豆蔻,为和平中正之品,运宿食而不伤,非若枳实、莱服子之有损真气也;下滞气而不峻,非若香附、大腹皮之有泄真气也;止泄泻而不涩,非若诃子、罂粟壳之有兜塞掩伏而内闭邪气也。

食疗是肉豆蔻又一受欢迎的法宝。肉豆蔻能开胃助消化,作为佐料能刺激肠胃、使人食欲增加;肉豆蔻可辟腥去异味,鱼虾、羊肉等有腥味的食材,在烹调过程中肉豆蔻功不可没;肉豆蔻可在烘烤中增加香气,特别适合撒在点心原料里,例如制作甜面包、蛋糕、布丁、饼干、水果派和油炸面包圈;肉豆蔻使煮汤更可口,一撮肉豆蔻粉随意地撒在汤里,汤味就变得更加香甜。

肉豆蔻与补骨脂配伍，两药相辅相助，脾肾双补，共奏补肾助阳，健脾止泻之功；与花椒配伍，两药同用，温中有行，行中寓涩，增强其暖胃温脾、涩肠止泻的作用。

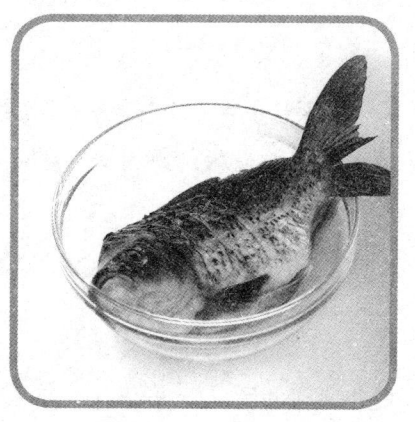

需要注意的是，肉豆蔻含有肉豆蔻醚，湿热泻痢及阴虚火旺者不宜食用。同时，普通人食用肉豆蔻的剂量也不能过大，过量摄取肉豆蔻会引起中毒反应，出现昏迷和惊厥。此外，肉豆蔻与铜相遇，会导致效果降低和毒性反应增多，因此烹调过程中忌用铜材质的器皿。

挑选时，应以个大、体重、坚实、油足、香浓者为佳。储存时宜放缸瓮容器内，注意防霉蛀。

为您推荐两款最佳的养脾胃肉豆蔻食谱：

鸡蓉土豆汤

【原料】土豆250克，鸡胸脯肉150克，芝士粉25克，鸡蛋黄50克，精面粉50克，肉豆蔻粉10克，盐、胡椒粉各适量。

【制作】

1. 土豆削皮，煮烂，捣成泥；鸡肉洗净，剁成泥，与土豆放一起，加鸡蛋黄、精面粉、肉豆蔻粉、盐拌匀，和成面团，盖湿布稍放；将面团搓成小段，分别按扁，用餐叉的背面推卷成花边形的土豆球，待用。

2. 锅内放入鸡汤，烧开后加盐和胡椒粉调好口味，汤保持在沸腾状态；把土豆球放入沸水锅内，煮约2分钟，立即捞入沸鸡汤锅内，继续用旺火煮，土豆球浮上来时，盛入汤盘，撒上芝士粉即可。随量喝汤、吃土豆。

【功效】鸡肉益五脏。补虚亏、健脾和胃、调经止带；土豆和胃调中、健脾益气。与肉豆蔻三者共同作用增强其健脾和胃之功效。

肉豆蔻陈皮烧鲫鱼

【原料】鲫鱼400克，肉豆蔻、陈皮、延胡索各6克；姜、大葱、酱油、料酒、盐、白砂糖、熟猪油、水淀粉、味精各适量。

【制作】

1. 鲫鱼剖洗干净，入沸水锅中略焯，捞出。将大葱白、生姜分别洗净，大葱切段，姜切片。将肉豆蔻、延胡索、陈皮一同放入鱼腹内。

2. 锅烧热，倒入清汤，加入大葱、姜、盐、鲫鱼、酱油、料酒、白糖、猪油煮沸，改小火煮出香味，加味精，用水淀粉勾薄芡即成。

【功效】鲫鱼是产妇最为常用的一种食品，可补虚下奶；加上肉豆蔻和胃健脾，是产妇恢复身体的美味佳肴。

丁香——温中降逆的良药

传说有一显贵，自恃才高八斗，瞧不起平民百姓。一日过河，无船无桥，央求一农夫背他，并许以银两。农夫说："我出一上联，你若能对出，不要银子背你过去。"显贵欣然应允。农夫说："冰冷酒，一点，二点，三点。"显贵百思不得其意，回去后卧床不起，遍请名医，金石无效，竟呜乎哀哉了。后在坟头长出一株丁香花，其同僚见了大悟："他终于把下联对出来了——丁香花，百头，千头，万（萬）头。"这里所说的丁香花，就是中药"丁香"。

提到丁香，大家都会想到观赏用的丁香，其实丁香也有药理作用。中医认为，丁香味辛、性温，具有温中降逆、补肾助阳的作用。此外，丁香还是一味很好的温胃药，对由寒邪引起的胃痛、呕吐、呃逆、腹痛、泄泻等，均有良好的疗效。以丁香治牙痛、口腔溃疡也有一定的良效。不只这样，丁香在古代还曾被用作口香糖。

相传，唐朝著名的宫廷诗人宋之问在武则天掌权时曾充任文学侍从，他自恃长相仪表堂堂，又满腹诗文，理应受到武则天的重用。可事与愿违，武则天一直对他避而远之。他百思不得其解,于是写了一首诗呈给武则天以期得到重视,谁知武则天读后对一近臣说:"宋卿哪方面都不错,就是不知道自己有口臭的毛病。"宋闻之羞愧无比,从此之后,人们就经常看见他口含丁香以解其臭。由此,有人趣称丁香为"古代的口香糖"。

丁香是一味古老的中药,由于其形状像钉子、有强烈的香味而得此名。在长沙马王堆汉墓发现的西汉古尸手中就曾握有丁香。丁香有公丁香、母丁香之分。人们常把未开放的花蕾称为"公丁香",而把成熟的果实称为"母丁香",其用法与用量基本相同。

丁香花香气袭人,具有醒酒的作用。《本草纲目》载:"丁香杀酒毒"。清朝诗人邹升恒在《丁香和韵》中也有句云:"傍檐结密人难折,拂座香多酒易醒。"说的是丁香树高茂密,柔枝交抱,难以拆分;浓郁的香气拂面而过,使多喝了酒的人酒醒神清。

丁香的食用方法,一般是从丁香茎蒸馏的丁香油用制杀菌药、香料、漱口剂、牙痛的局部麻醉药、合成香草醛,还可作增香剂和增强剂。还可用于烹调、香烟添加剂、焚香的添加剂、制茶等。可作为药用,中药也有丁香花蕾入药,药名公丁香,性温,味辛。香气馥郁,味辛辣,常用于食品调味。

丁香适宜寒性胃痛、反胃呃逆、呕吐者食用,适宜口臭者食用,适宜腹部冷痛、脾虚泄泻、慢性消化不良、肾虚者食用,每次5~10克;宜作为调味品食用,可以芳香开胃,增进食欲。胃热引起的呃逆或兼有口渴口苦口干者不宜食用;也不宜与中药郁金同食;热性病及阴虚内热者忌食。此外,女性月经期间忌食。

为您推荐两款最佳的养脾胃丁香食谱:

丁香梨

【原料】大雪梨1个,丁香15粒,冰糖20克。

【制作】

1. 将梨子冲洗后削去表皮,再洗干净,用竹签在梨上均匀地戳15个小孔;

丁香洗净待用。将丁香一粒粒地插入梨子的每一小孔,再把梨子装在盅内(梨子的大小要合适、刚好被盅装下)盅口用纸封严,放入蒸笼内,蒸约30分钟即可。

2.在锅内将冰糖加水少许溶化,熬成糖汁待用。取出梨盅后,揭去纸,将梨子倒在盘内,抠去丁香,浇上冰糖汁即成。

【功效】理气化痰,益胃降逆,对痰气交阻或胃阴亏虚之噎隔阻塞、吞咽困难、反胃呕吐等症有一定疗效。

丁香鸭

【原料】丁香、肉桂、草豆蔻各5克,鸭子1只,葱3根,姜300克。冰糖10克,盐及味精各少许。

【卤汁】八角3个,花椒$1/2$小匙,酱油适量,香油适量,水3000毫升。

【制作】

1.将鸭子洗净,去除内脏。用3500毫升清水煎煮丁香、肉桂、草豆蔻2次,每次20分钟,滤出约3000毫升汤汁,并将汤汁倒入砂锅中。

2.将鸭子放入砂锅中,加上葱、姜,用小火煮至七分熟,再捞出放凉。

3.在锅中放入卤汁,再将鸭子卤至全熟入味后捞出切片,接着在余下的卤汁中加入冰糖以及盐、味精,用小火继续卤,并将收浓的卤汁浇到切片的鸭肉上,与鸭肉一同进食。

【功效】暖脾养胃。适宜于胃寒疼痛,腹胀痛。

白术——健脾养胃药之上品

白术是菊科植物白术的根茎,别名山姜、冬白术。本品入药首见于《神农本草经》,并将它列为上品。梁朝名医陶弘景为了使其与苍术区分,改名为白术,并沿用至今。我国安徽、浙江、湖南、湖北等地均有出产。

古代汉武帝曾有一个传说:汉武帝巡视东方,遇见一位老汉在农田里做农活,只见老汉头上散发白色光环,竟高达数尺。这光环只有高深道行者才有,汉武帝很好奇，便询问老汉，老汉回答说：我85岁时，就已经发白齿落。后来有一个道者教我绝谷（不吃粮食）方法，只饮白术水。没过多久，老汉便返老还童，长出乌黑头发，生出了新牙齿，能日行300里路，如今我已经180岁了，身体还是好得很。

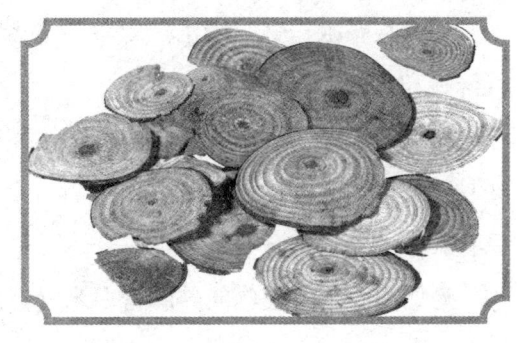

白术真的有那么大功效么？其实这只是被人们神化了的传说，但是白术的功效却不得不让我们叹服。中医认为，白术味苦、甘，性温；归脾、胃经；芳香质柔，可升可降，守而不走。具有健脾益气，燥湿利水，固表止汗，安胎的功效。主治脾气虚弱，食少腹胀，大便溏泻；痰饮，水肿，小便不利，湿痹酸痛，气虚自汗，胎动不安。

白术的炮制不同，功效也有所差别。临床常用的白术炮制方法有：

生白术：将白术拣净杂质，用水浸泡润透后捞出，切片，晒干。生白术长于健脾通便。生白术用于通便时，入煎剂可用到每天30克，常与枳实同用。

炒白术：又名炙白术，先将一份麸皮撒于热锅内，等有烟冒出时，再将10份白术片倒入微火炒至淡黄色，取出，筛去麸皮后放凉。炒白术善于燥湿。

白术做法指导：

利水消肿、固表止汗、除湿治痹宜用生白术；健脾和胃宜用炒白术；健脾止泻宜用炒焦白术。

脾气不足，形瘦面黄，不思饮食，脘腹胀满，大便溏薄者，可与人参、茯苓、炙甘草等配伍，以增健脾益气之功。

痰饮内停，症见胸胁支满，头眩心悸，咳而短气者，可与桂枝、茯苓、甘草配伍，健脾温阳化饮。

表虚自汗，症见汗出恶风，易于感冒，稍劳则汗出尤甚者，可单味煎服或研末服；也可与黄芪、防风配伍，以固表止汗。

凡妊娠恶阻，呕吐清水，饮食不下者，可与人参、甘草、丁香等配伍，以益气降逆和胃。

脾胃气虚，不思饮食，倦怠无力，慢性腹泻，消化吸收功能低下者宜食；自汗易汗，老小虚汗，以及小儿流涎者宜食。需要注意的是胃胀腹胀，气滞饱闷者忌食。

为您推荐两款最佳的养脾胃白术食谱：

白术内金糕

【原料】白术、鸡内金各10克，干姜1克，大枣30克，面粉500克，白糖300克，酵母适量。

【制作】

1. 将白术、鸡内金、干姜、大枣洗净，放入砂锅内，加水煎取药汁，去渣。

2. 将面粉、白糖和酵母一起置面盆内，加入药汁和匀，揉成面团，待发酵后，加碱调至酸碱适度，做成糕坯，上笼用武火蒸30分钟即可食。

【功效】健脾养胃，助消化，适用于脾胃虚弱所致的食欲不振、消化不良、泄泻、食后胃痛等症。

山药白术荷叶猪腱汤

【原料】白术25克，新鲜荷叶3张，山药50克，猪腱肉300克，陈皮1角，盐适量。

【制作】

1. 将白术、山药切片，泡透。选荷叶的中心部分洗净，陈皮、猪腱肉也分别洗净。

2. 瓦煲内加适量清水，大火烧至水沸，放入各种原料，改用中火煲3小时，加盐调味即可。单独服用或佐餐。

【功效】补益健脾，醒脾祛湿。

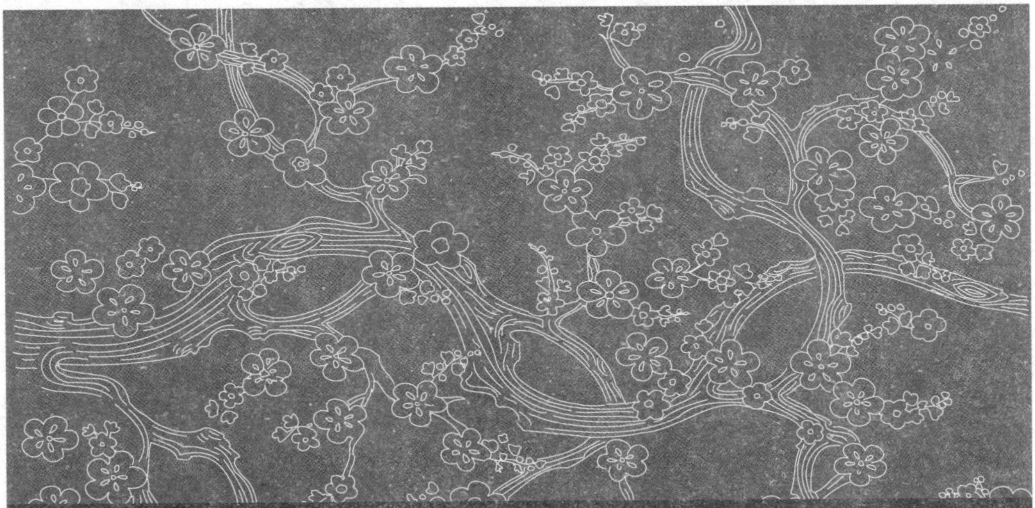

【第五篇】
脾胃不好经络来找

篇首语

中医经络学说认为：经络（即经脉）是运行全身气血，联络脏腑肢节，沟通表里、上下、内外，调节体内各部分功能活动的通道，是人体特有的组织结构和联络系统。要想养好脾胃，只要找对穴位，就能轻松做到。

养好脾胃身体健

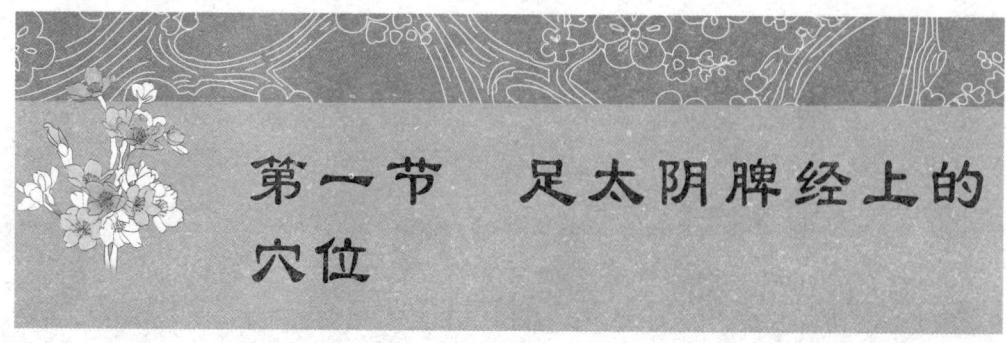

第一节 足太阴脾经上的穴位

循行路线

从大趾末端开始（隐白），沿大趾内侧赤白肉际（大都），经核骨[第一跖骨小头后（太白、公孙）]，上向内踝前边（商丘），上小腿内侧，沿胫骨后（三阴交、漏谷），交出足厥阴肝经之前（地机、阴陵泉），上膝股内侧前边（血海、箕门），进入腹部（冲门、府舍、腹结、大横；中极、关元，属于脾，络于胃（腹哀；会下脘、日月、期门），通过膈肌，夹食管旁（食窦、天溪、胸乡、周荣；络大包；会中府），连舌根，散布舌下。

它的支脉：从胃部分出，上过膈肌，流注心中，接手少阴心经。

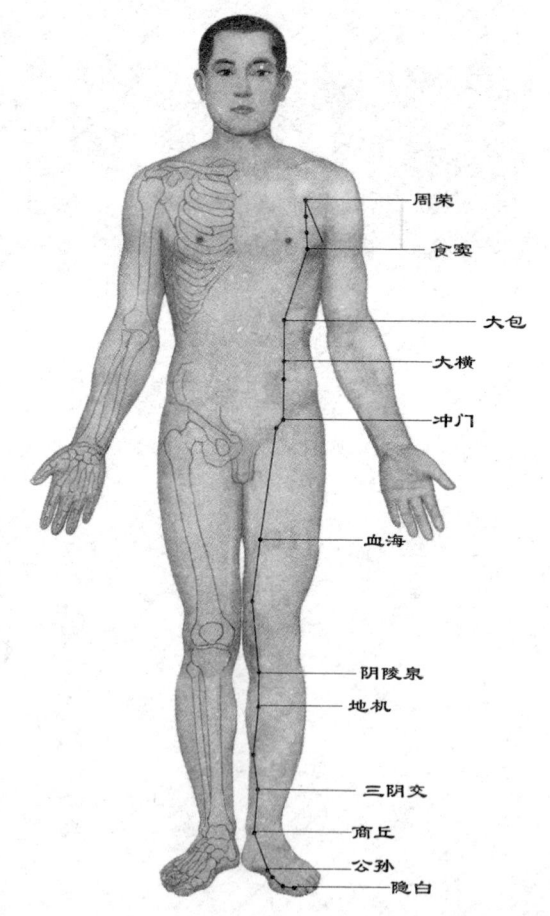

脾经上的穴位

本经共有21个穴位。11个穴位分布在下肢内侧面，10个穴位分布在侧胸腹部。首穴隐白、大都、太白、公孙、商丘、三阴交、漏谷、地机、阴陵泉、血海、箕门、冲门、府舍、腹结、大横、腹哀、食窦、天溪、胸乡、周荣、末穴大包。

隐白穴

【位置】足大脚趾内侧端爪甲角旁约0.1寸处。
【功能】统血安神，益气定志。
【主治】腹胀便血、崩漏、癫狂、梦魇等。

大都穴

【位置】足大趾内侧，第1趾关节前下方，赤白肉际处。
【功能】健脾利湿，和胃宁神。
【主治】腹胀，胃痛，食不化，呕吐，腹泻，便秘；热病，无汗、体重肢肿、厥心痛、不得卧、心烦。

太白穴

【位置】第1骨小头后缘，赤白肉际凹陷处；第一趾关节后缘，赤白肉际处取穴。
【功能】健脾化湿，理气和胃。
【主治】腹痛、肠鸣、腹胀、呕吐、腹泻、痢疾、善噫食不化，饥不欲食，胃痛、便秘、痔漏、脚气、心痛脉缓、胸胁胀痛；体重节痛、痿证。

公孙穴

【位置】在足内侧缘，当第1跖骨基底的前下方。

【功能】健脾胃，调冲任。

【主治】胃痛、呕吐、饮食不化、肠鸣腹胀、腹痛、腹泻、痢疾、多饮、霍乱、水肿、烦心失眠、发狂妄言、嗜卧、肠风下血、脚气。

商丘穴

【位置】内踝前下方凹陷中，当舟骨结节与内踝尖连线的中点处。

【功能】健脾化湿，肃降肺气。

【主治】腹胀、肠鸣、腹泻、便秘、食不化、咳嗽、黄疸、怠惰嗜卧、癫狂、善笑、小儿痫瘈、痔疾；足踝痛。

三阴交穴

【位置】在小腿内侧，当足内踝尖上3寸，胫骨内侧缘后方。

【功能】健脾胃，益肝肾，调经带。

【主治】腹痛，肠鸣，腹胀，泄泻，便溏，月经不调，崩漏，带下，阴挺，经闭，不孕，难产，遗精，阳痿，遗尿，疝气，足痿，瘾疹，失眠，神经衰弱，荨麻疹，神经性皮炎。

漏谷穴

【位置】在小腿内侧，当内踝尖与阴陵泉的连线上，距内踝尖6寸，胫骨内侧缘后方。

【功能】健脾和胃，利尿除湿。

【主治】腹胀、肠鸣、偏坠；小便不利、遗精、女人漏下赤白；下肢痿痹、腿膝厥冷。

地机穴

【位置】在小腿内侧，当内踝尖与阴陵泉的连线上，阴陵泉下3寸。
【功能】健脾渗湿，调经止带。
【主治】痛经，崩漏，月经不调，女子症瘕；腹胀、腹痛、食欲不振，腹泻，痢疾、小便不利，水肿。

阴陵泉穴

【位置】在小腿内侧，当胫骨内侧髁后下方凹陷处。
【功能】清利湿热，健脾理气，益肾调经，通经活络。
【主治】腹胀，腹泻、暴泄，水肿，黄疸，喘逆、小便不利或失禁、阴茎痛、遗精、妇人阴痛；膝痛。

血海穴

【位置】屈膝，在大腿内侧，髌底内侧端上2寸，当股四头肌内侧头的隆起处。
【功能】调经统血，健脾化湿。
【主治】月经不调，痛经，经闭、崩漏、股内侧痛；瘾疹，皮肤湿疹，丹毒。

箕门穴

【位置】在血海穴与冲门穴的连线上，血海穴直上6寸。
【功能】健脾渗湿，清热利尿。
【主治】小便不利、五淋、遗尿；腹股沟肿痛。

冲门穴

【位置】在腹股沟外侧，距耻骨联合上缘中点3.5寸，当髂外动脉搏动处的外侧。
【功能】降逆利湿，理气消痔。

【主治】腹痛、疝气、痔痛、小便不利、胎气上冲、崩漏、带下。

府舍穴

【位置】冲门穴外上方0.7寸，前正中线旁开4寸。
【功能】健脾消满，理中和胃。
【主治】腹痛，腹满积聚、疝气、霍乱吐泻。

腹结穴

【位置】在下腹部，大横下1.3寸，距前正中线4寸。
【功能】健脾温中，宣通降逆。
【主治】腹痛，绕脐腹痛、腹泻、腹寒泄泻、咳逆，疝气。

大横穴

【位置】在腹中部，距脐中4寸。
【功能】温中散寒，调理肠胃。
【主治】腹痛，小腹痛、腹泻，虚寒泻痢、大便秘结、善悲。

腹哀穴

【位置】脐中上3寸，前正中线旁开4寸。
【功能】健脾消食，通降腑气。
【主治】消化不良，绕脐痛，腹痛，便秘，痢疾。

食窦穴

【位置】在第5肋间隙，前正中线旁开6寸；任脉（中廷）旁6寸，当第5肋间隙中。

【功能】运化水谷，和胃下气。

【主治】胸胁胀痛；噫气，翻胃、食已即吐，腹胀肠鸣，水肿。

天溪穴

【位置】在胸外侧部，当第4肋间隙，距前正中线6寸。

【功能】宽胸理气，止咳通乳。

【主治】肺炎，支气管炎，哮喘，胸膜炎；乳汁分泌不足，肋间神经痛。

胸乡穴

【位置】在第3肋间隙，前正中线旁开6寸；在天溪上一肋，距任脉6寸，当第三肋间隙中取穴。

【功能】宽胸理气，疏肝止痛。

【主治】胸胁胀痛、胸引背痛不得卧。

周荣穴

【位置】在胸外侧部，当第2肋间隙，距前正中线6寸。

【功能】宣肺平喘，理气化痰。

【主治】支气管炎，肺炎，胸膜炎，肺脓疡，支气管扩张；食管狭窄，膈肌痉挛，肋间神经痛。

大包穴

【位置】在侧胸部腋中线上，当第6肋间隙处；侧卧举臂，在腋下6寸，腋中线上取穴。

【功能】统血养经，宽胸止痛。

【主治】气喘；胸胁痛；全身疼痛，急性扭伤，四肢无力。

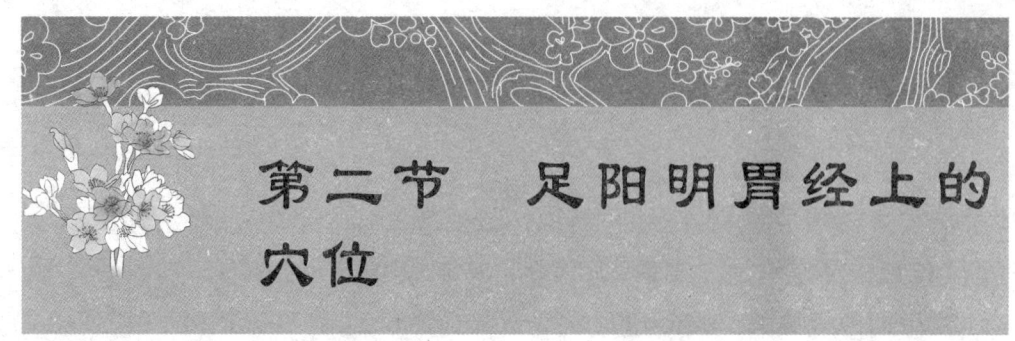

第二节　足阳明胃经上的穴位

循行路线

胃经起于鼻旁迎香，交会鼻根中，旁边会足太阳经（会睛明），向下沿鼻外侧（承泣、四白），进入上齿槽中（巨），回出来夹口旁（地仓）环绕口唇（会人中），向下交会于颏唇沟（会承浆）；退回来沿下颌出面动脉部（大迎），再沿下颌角（颊车），上耳前（下关），经颧弓上（会上关、悬厘、颔厌），沿发际（头维），至额颅中部（会神庭）。

它的支脉：从大迎前向下，经颈动脉部（人迎），沿喉咙（水突、气舍，一说会大椎），进入缺盆（锁骨上窝部），通过膈肌，属于胃（会上脘、中脘），络于脾。

外行的主干：从锁骨上窝（缺盆）向下，经乳中（气户、库房、屋翳、膺窗、乳中、乳根），向下夹脐两旁（不容、承满、梁门、关门、太乙、滑肉门、天枢、外陵、大巨、水道、归来），进入气街（腹股沟动脉部气冲穴）。

它的支脉：从胃口向下，沿腹里，至腹股沟动脉部与前者会合。——由此下行经髋关节前（髀关），到股四头肌隆起处（伏兔、阴市、梁丘），下向膝髌中（犊鼻），沿胫骨外侧（足三里、上巨虚、条口、下巨虚），下行足背（解溪、冲阳），进入中趾内侧趾缝（陷谷、内庭），出次趾末端（厉兑）。

它的支脉：从膝下三寸处（足三里）分出（丰隆），向下进入中趾外侧趾缝，出中趾末端。

另一支脉：从足背部（冲阳）分出，进大趾趾缝，出大趾末端，接足太阴脾经。

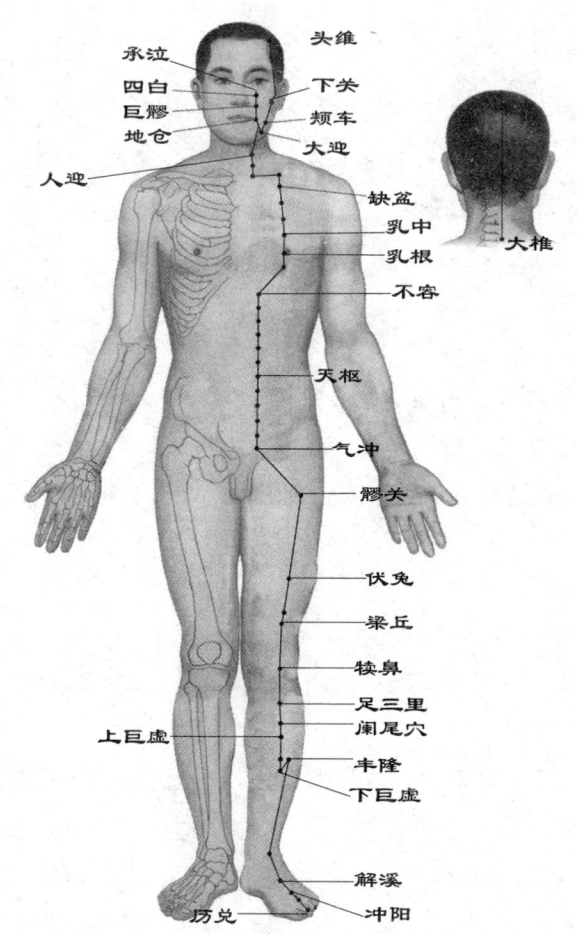

胃经上的穴位

　　本经共有45个穴位，15个穴位分布在下肢的前外侧面，30个穴位在腹、胸部和头面部。首穴承泣、四白、巨髎、地仓、大迎、颊车、下关、头维、人迎、水突、气舍、缺盆、气户、库房、屋翳、膺窗、乳中、乳根、不容、承满、梁门、关门、太乙、滑肉门、天枢、外陵、大巨、水道、归来、气冲、髀关、伏兔、阴市、梁丘、犊鼻、足三里、上巨虚、条口、下巨虚、丰隆、解溪、冲阳、陷谷、内庭、末穴厉兑。

承泣穴

【位置】在面部,瞳孔直下,当眼球与眶下缘之间。

【功能】将体内胃经的物质营养及能源输送头面天部及任脉、阳跷脉等。

【主治】目赤肿痛,流泪,夜盲,眼睑(睭)动,口眼歪斜。

四白穴

【位置】在面部,瞳孔直下,当眶下孔凹陷处。

【功能】散发脾热,向天部提供水湿。

【主治】目赤痛痒,目翳,眼睑(睭)动,口眼歪斜,头痛眩晕。

巨髎穴

【位置】在面部,瞳孔直下,平鼻翼下缘处,当鼻唇沟外侧。

【功能】冷降胃浊。

【主治】口眼歪斜,眼睑(睭)动,鼻出血,齿痛,唇颊肿。

地仓穴

【位置】口角旁0.4寸,巨髎穴直下取之,上直对瞳孔。

【功能】分流胃经地部经水,为阳跷脉提供阳热之气。

【主治】口歪,流涎,眼睑(睭)动。

大迎穴

【位置】在下颌角前方,咬肌附着部前缘,当面动脉搏动处。

【功能】接受并传送胃经向头部输送的气血物质。

【主治】口歪,口噤,颊肿,齿痛。

颊车穴

【位置】下颌角前上方一横指凹陷中,咀嚼时咬肌的隆起处。
【功能】疏风止痛,活络通关。
【主治】牙痛、颊肿、口眼歪斜、口噤不语。

下关穴

【位置】在面部耳前方,当颧弓与下颌切迹所形成的凹陷中。
【功能】胃经气血在此分清降浊。
【主治】耳聋,耳鸣,齿痛,口噤,口眼歪斜。

头维穴

【位置】在头侧部,当额角发际上0.5寸,头正中线旁4.5寸。
【功能】祛风泄火,止痛明目。
【主治】头痛,目眩,口痛,流泪,眼睑(眴)动。

人迎穴

【位置】在颈部,喉结旁,当胸锁乳突肌的前缘,颈总动脉搏动处。
【功能】接收胃经气血并分流胸腹。
【主治】咽喉肿痛,气喘,瘰疬,瘿气,高血压。

水突穴

【位置】在颈部,胸锁乳突肌的前缘,当人迎与气舍连线的中点。
【功能】冷却循颈项上炎的火热之气并为天部提供水湿阳气。
【主治】咽喉肿痛,咳嗽,气喘。

气舍穴

【位置】在颈部，当锁骨内侧端的上缘，胸锁乳突肌的胸骨头与锁骨头之间。

【功能】冷却循颈项上炎的火热之气并为天部提供水湿阳气。

【主治】咽喉肿病，气喘，呃逆，瘿瘤，瘰疬，颈项强。

缺盆穴

【位置】在锁骨上窝中央，距前正中线4寸。

【功能】宽胸利膈，止咳平喘。

【主治】咳嗽，气喘，咽喉肿痛，缺盆中痛，瘰疬。

气户穴

【位置】在胸部，当锁骨中点下缘，前正中线旁开4寸处。

【功能】理气宽胸，止咳平喘。

【主治】咳喘，胸痛，呃逆，胁肋疼痛。

库房穴

【位置】在胸部，当第1肋间隙，距前正中线4寸。

【功能】存储脾土微粒，燥化脾土水湿。

【主治】咳嗽，气喘，咳唾脓血，胸肋胀痛。

屋翳穴

【位置】在胸部，当第2肋间隙，距前正中线4寸。

【功能】止咳化痰，消痈止痒。

【主治】咳嗽，气喘，咳唾脓血，胸肋胀痛，乳痈。

膺窗穴

【位置】在胸部,当第3肋间隙,距前正中线4寸。
【功能】止咳宁嗽,消肿清热。
【主治】咳嗽,气喘,胸胁胀痛,胸满气短,乳痈等。

乳中穴

【位置】在胸部,当第4肋间隙,乳头中央,距前正中线4寸。
【功能】调气醒神。
【附记】本穴不针不灸,只作胸腹部腧穴的定位标志。

乳根穴

【位置】在胸部,当乳头直下,乳房根部,第5肋间隙,距前正中线4寸。
【功能】通乳化瘀,宣肺利气。
【主治】咳嗽,气喘,呃逆,胸痛,乳痈,乳汁少。

不容穴

【位置】在上腹,当脐中上6寸,距前正中线2寸。
【功能】调中和胃,理气止痛。
【主治】呕吐,胃病,食欲不振,腹胀。

承满穴

【位置】在上腹部,当脐上5寸,距前正中线2寸。
【功能】理气和胃,降逆止呕。
【主治】胃痛,吐血,食欲不振,腹胀。

梁门穴

【位置】在上腹部，当脐中上4寸，距前正中线2寸。
【功能】和胃理气，健脾调中。
【主治】胃痛，呕吐，食欲不振，腹胀，泄泻。

关门穴

【位置】在上腹部，当脐中上3寸，距前正中线2寸。
【功能】调理肠胃，利水消肿。
【主治】腹胀，腹痛，肠鸣泄泻，水肿。

太乙穴

【位置】上腹部，当脐中上2寸，距前正中线2寸。
【功能】涤痰开窍，镇惊安神。
【主治】病，心烦，癫狂。

滑肉门穴

【位置】在上腹部，当脐中上1寸，距前正中线2寸。
【功能】镇惊安神，清心开窍。
【主治】胃痛，呕吐，癫狂。

天枢穴

【位置】在腹中部，平脐中，距脐中2寸。
【功能】调中和胃，理气健脾。
【主治】腹胀肠鸣，绕脐痛，便秘，泄泻，痢疾，月经不调。

外陵穴

【位置】在下腹部，当脐中下1寸，距前正中线2寸。
【功能】和胃化湿，理气止痛。
【主治】腹痛，疝气，痛经。

大巨穴

【位置】在下腹部，当脐中下2寸，距前正中线2寸。
【功能】调肠胃，固肾气。
【主治】小腹胀满，小便不利，疝气，遗精，早泄。

水道穴

【位置】在下腹部，当脐中下3寸，距前正中线2寸。
【功能】利水消肿，调经止痛。
【主治】小腹胀满，小便不利，痛经，不孕，疝气。

归来穴

【位置】在下腹部，当脐中下4寸，距前正中线2寸。
【功能】活血化瘀，调经止痛。
【主治】腹痛，疝气，月经不调，白带，阴挺。

气冲穴

【位置】在腹股沟稍上方，当脐中下5寸，距前正中线2寸。
【功能】调经血，舒宗筋，理气止痛。
【主治】肠鸣腹痛，疝气，月经不调，不孕，阳痿，阴肿。

髀关穴

【位置】在大腿前面，髂前上棘与髌底外侧端的连线上，屈股时，平会阴，居缝匠肌外侧凹陷处。

【功能】强腰膝，通经络。

【主治】腰痛膝冷，痿痹，腹痛。

伏兔穴

【位置】大腿前面，当髂前上棘与髌底外侧外侧端的连线上，髌底上6寸。

【功能】散寒化湿，疏通经络。

【主治】腰痛膝冷，下肢麻痹，疝气，脚气。

阴市穴

【位置】在大腿前面，当髂前上棘与髌底外侧端的连线上，髌底上3寸。

【功能】温经散寒，理气止痛。

【主治】腿膝痿痹，屈伸不利、疝气，腹胀腹痛。

梁丘穴

【位置】屈膝，大腿前面，当髂前上棘与髌底外侧端的连线上，髌底上2寸。

【功能】理气和胃，通经活络。

【主治】膝肿痛，下肢不遂，胃痛，乳痈，血尿。

犊鼻穴

【位置】屈膝，在膝部，髌骨与髌韧带外侧凹陷中。

【功能】通经活络，消肿止痛。

【主治】膝痛，下肢麻痹，屈伸不利，脚气。

足三里穴

【位置】在小腿前外侧，当犊鼻下3寸，距胫骨前缘一横指（中指）。
【功能】健脾和胃，扶正培元，通经活络，升降气机。
【主治】胃痛，呕吐，噎膈，腹胀，泄泻，痢疾，便秘，乳痈，肠痈，下肢痹痛，水肿，癫狂，脚气，虚劳羸瘦。

上巨虚穴

【位置】在小腿前外侧，当犊鼻下6寸，距胫骨前缘一横指（中指）。
【功能】调和肠胃，通经活络。
【主治】肠鸣，腹痛，泄泻，便秘，肠痈，下肢痿痹，脚气。

条口穴

【位置】在小腿前外侧，当犊鼻下8寸，距胫骨前缘一横指（中指）。
【功能】舒筋活络，理气和中。
【主治】脘腹疼痛，下肢痿痹，转筋，跗肿，肩臂痛。

下巨虚穴

【位置】在小腿前外侧，当犊鼻下9寸，距胫骨前缘一横指（中指）。
【功能】调肠胃，通经络，安神志。
【主治】小腹痛，泄泻，痢疾，乳痈，下肢痿痹。

丰隆穴

【位置】小腿前外侧，当外踝尖上8寸，条口外，距胫骨前缘二横指（中指）。
【功能】健脾化痰，和胃降逆，开窍。
【主治】头痛，眩晕，痰多咳嗽，呕吐，便秘，水肿，癫狂痛，下肢痿痹。

解溪穴

【位置】在足背与小腿交界处的横纹中央凹陷中,当长伸肌腱与趾长伸肌腱之间。

【功能】舒筋活络,清胃化痰,镇惊安神。

【主治】头痛,眩晕,癫狂,腹胀,便秘,下肢痿痹。

冲阳穴

【位置】在足背最高处,当拇长伸肌腱和趾长伸肌腱之间,足背动脉搏动处。

【功能】和胃化痰,通络宁神。

【主治】口眼歪斜,面肿,齿痛,癫狂痫,胃病,足痿无力。

陷谷穴

【位置】在足背,当第2、3跖骨结合部前方凹陷处。

【功能】清热解表,和胃行水,理气止痛。

【主治】面目水肿,水肿,肠鸣腹痛,足背肿痛。

内庭穴

【位置】在足背当第2、3跖骨结合部前方凹陷处。

【功能】清胃泻火,理气止痛。

【主治】齿痛,咽喉肿病,口歪,鼻衄,胃病吐酸,腹胀,泄泻,痢疾,便秘,热病,足背肿痛。

厉兑穴

【位置】在足第2趾末节外侧,距趾甲角0.1寸。

【功能】清热和胃,苏厥醒神,通经活络。

【主治】鼻衄,齿痛,咽喉肿痛,腹胀,热病,多梦,癫狂。

第三节 治疗脾胃疾病的神奇穴位

 商丘穴——人体自有的消炎大药

在内踝骨的前缘偏下一点，就是商丘穴。该穴正好对应于足底反射区中的下身淋巴反射区，因此可以治疗各种炎症。同时，它又提示了一个医理：炎症一般是由细菌感染引起的。但为什么揉这个穴还能消除炎症呢？这是因为脾是管运血的，它能把新鲜血液运到病灶上去，脏东西被清走后，炎症自然也就消除了。

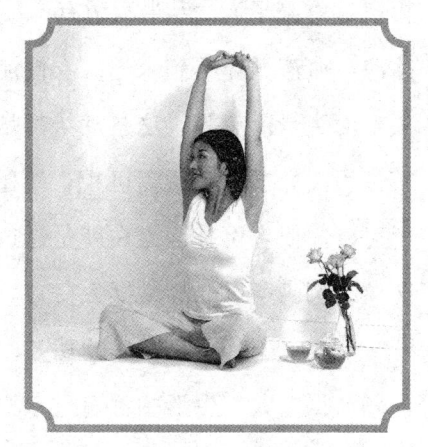

脾经上的穴位都是帮助血液循环的，能把新鲜血液引到病灶上去，所以商丘穴可以消除下身的各种炎症，如膀胱炎、尿道炎、盆腔炎等。我们一定要多揉揉商丘穴，把气血引下来。同时还可以做跪膝法，揉其他穴位，效果会更好。

另外，有的女性因为工作压力大，生活上有诸多的不如意，导致心情郁闷，大量消耗了身体的能量。此时，脾脏如果不能及时将营养物质送去弥补身体的损耗，对女性来说，很容易出现乳腺系统的毛病，严重的还会影响受孕。在这个问题上，商丘穴可以说是一个福音般的穴位。经常按压此穴，对乳腺的保养以及提高受孕率有很大好处。

太白穴——健脾补脾效果最强

从五行上看，脾属土，所以足太阴脾经又称土经，作为脾经上的穴位太白也属土。"太白"为古代星宿之名，传说此星有平定战乱、利国安邦之能。

太白穴位于脚的内侧缘靠近足大趾处，是脾经的原穴。所谓原穴，就是这条经络上具有统摄作用的穴位，它对相对应的脏腑十分重要。所以说太白穴对于脾系统的保健来说非常重要。此穴为健脾要穴，能治各种原因引起的脾虚，如先天脾虚、肝旺脾虚、心脾两虚、脾肺气虚、病后脾虚等。很多朋友都存在脾虚的症状，比如，夜里睡觉老是流口水（这叫脾不摄津，就是脾不能收摄这些津液，它自己流出来了）；舌头两边有齿痕；吃完东西不一会儿就腹胀，消化不良；手脚冰凉，血液循环不到末梢；女性崩漏，月经淋漓不尽，不能收摄；因气血上不到头部而头晕，等等。这些症状都是脾的运化能力差造成的。按摩太白穴有双向调节作用，如揉此穴腹泻可止、便秘可通。另外点揉太白穴还可调控血糖指数，高者可降，低者可升。太白就是通过脾来补肺的这么一个穴，健脾的功能相当于山药薏米粥。所以要经常揉太白穴。

太白穴还有一个很好的功效，就是能改善因运动或劳累过度造成的肌肉酸痛问题。很多人在生活中都有过这样的体验，很长时间不运动，偶尔运动一下就会感觉浑身酸痛。一般来说，这种酸痛现象在休息几天后就会好转。也有的人过了好久都不会好转，这多是脾虚了。脾是主肌肉的，突然的运动会导致脾气耗费很多，使肌肉内部气亏，肌肉就会产生酸痛。如果你遇到了种情况，可以用艾灸太白穴的方法来解决。

操作方法也是非常的简单，可以用一小段艾条，在脚两侧的太白穴上采用温灸法，灸30分钟左右就会缓解肌肉酸痛的问题。如果身旁没有艾条，可以用大拇指内侧硌硌太白穴，效果虽不及温灸，但也管用。

公孙穴——消化不良、反酸、妇科病

从太白穴往上1寸就是公孙穴。公孙穴是足太阴脾经上的重要穴位，同时又与冲脉相通，所以它既能调治脾经，又能调治冲脉。脾属土，在人体居正中，主管运化水谷精微，输布周身；而冲脉则从上到下贯穿人体，与任脉并行，又与督脉相通。所谓"冲"，就是要冲、要道的意思，《灵枢经》说，冲脉是"十二经之海"，是"五脏六腑之海"，是"血海"，说白了，冲脉之气既能上贯于头部而为阳，又能下渗于下肢而为阴，是十二经脉和五脏六腑气血的要道。公孙穴是脾经和冲脉的能量的汇集点和调控中心，其作用之大，自不待言。

实际上，这个穴位之所以叫"公孙"，是有其深义的。《史记·五帝本纪》一开头就说："黄帝者，少典之子，姓公孙，名曰轩辕。"公孙就是黄帝，黄帝居中央而统治四方，正如公孙穴总督脾经和冲脉，统领全身。这个统领全身的穴位，最直接、最明显的效果体现在胸腹部。

按揉公孙穴既可以调动脾脏、脾经的运血能力，把血液输送到全身去，是一个疏散点、一个枢纽；又可以帮助调节身体上由于气血瘀滞造成的各种症状，综合起来，就是通气、活血、解瘀。如果您有妇科方面的问题，请每天揉揉公孙穴。另外，公孙穴可以抑制胃酸，如果您出现出酸水的情况，赶紧揉一下公孙穴，很快就会好转。

公孙穴还可以增加小肠蠕动，增强消化能力，如果吃完东西不消化，也要赶紧揉揉它，很快就会往下运化了。

还有的人容易胃胀，尤其是秋天的感冒等伤燥引起的胃胀，这种毛病很容易留下病根。如果您有这样的毛病，那么艾灸公孙穴便是最好的方法了。

具体做法为：直接把艾条点着，悬在左侧公孙穴上方2～3厘米处，拿点着的一端对着穴位灸。每次灸5～7分钟，以穴位感觉温热不烫，而且胃里开始变暖和为宜。经常胃胀的人则每周灸2～3次。

三阴交——有效预防嘴唇发干脱皮

嘴唇总是发干,老脱皮,有时还裂得出血,喉咙也常常"发火",老觉得渴,但是水没少喝,肚子都喝撑了,还是照干不误。

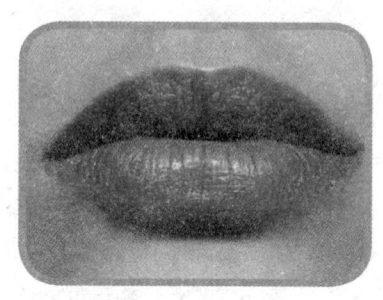

这明显的是体内火气太重了,败败火就是了。特别是在秋季,天气干燥,人很容易上火。这时候应该多补充水分,少吃辛辣食物,少喝茶,因为这会加快你身体里水分的流失,多吃水果,最好每天调点蜂蜜喝,这样又养身又败火。用中医的专业术语来讲就是阴虚火旺,阴不足以涵阳,阳就要四处放火。

身体上有个穴位叫"三阴交",是足三阴经的交会穴,用此穴补阴可以事半功倍。它在内脚踝尖向上四横指,小腿内侧骨后缘的凹陷处。肾是水脏,它五行属水,功能上又"主水",所以补阴还要着重补肾阴,要按脚底的涌泉穴和脚踝内侧的太溪穴。

操作方法:下午5~7时沿着肾经的走行,从脚底开始向上,脚跟、小腿内侧、膝盖内侧,敲打或者推捋,在涌泉穴和太溪穴处重点按揉,每天至少5分钟。三阴交穴要随时随地按揉。

除了以上按揉外,平时我们还应该注意一些唇部的护理知识。

1. 不要用舌头舔干燥的唇部,这样做只会适得其反。聪明的做法是随身携带润唇膏。

2. 如果你的双唇异常敏感,最好选择含天然成分的精华油护理唇部。

3. 在唇部脱皮严重的时候可以在临睡前用湿毛巾替代磨砂膏,去除死皮,然后涂上凡士林。这样,第二天早晨醒来的时候,唇部就会变得滋润了。

另外,多参加户外活动,保持平和的心态。心情烦躁或者抑郁也会化成火,耗费身体里的阴液。

阴陵泉——能有效去除黑头

鼻子和鼻孔两边有很多黑头，给人的感觉总是油乎乎的。黑头是硬化皮脂阻塞物，通常出现在颜面的额头、鼻子等部位，当皮脂腺受到过分刺激，毛孔充满多余的油脂而造成阻塞时，在鼻头及其周围部分，经常会有油腻的感觉。这些油脂最终会硬化，经氧化后成为黑色的小点，这些小点就是被称做黑头的油脂阻塞物。

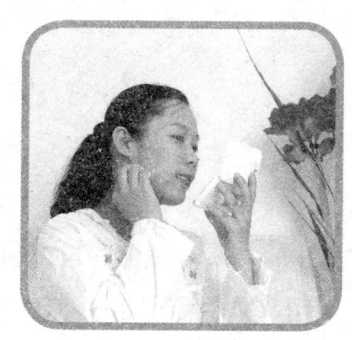

鼻头的问题主要与脾胃有关。《黄帝内经》说："脾热病者，鼻先赤。"至于其中缘由，从五行上来看，脾胃属土，五方中与之相对的是中央，而鼻为面的中央，所以鼻为脾胃之外候。脾土怕湿，湿热太盛时会在鼻头上起反应。季节上，与脾土相对的正是长夏，所以黑头在夏天会更严重。

除脾湿最好的穴位就是阴陵泉和足三里。

阴陵泉是脾经的合穴，从脚趾出发的脾经经气在这儿往里深入，可以健脾除湿。它在膝盖下方，沿着小腿内侧骨往上捋，向内转弯时的凹陷，就是阴陵泉所在。每天要用手指按揉这儿，时间不拘，空闲的时候就可以，但要保证一天总共按揉10分钟以上。

另外，足三里是治脾胃病的第一穴，要化脾湿当然也不能落下它。刺激方法最好是艾灸，打个比方，雨天淋雨全身在打冷颤，如果在火堆旁烤一烤，马上就会感觉到有一股暖流在身体里涌动，效果非常快。每天睡觉前用艾条灸，可以协助阴陵泉除湿。

操作方法：空闲的时候按揉阴陵泉，一天要保证10分钟。晚上睡觉前，用艾条灸两侧足三里3～5分钟，最好灸之前先按揉两侧阴陵泉1～2分钟。

夏季黑头严重时可以服用藿香正气水或者胶囊，按服用说明上的1/3～1/2的量就行。

漏谷穴——善于健脾、治疗消化不良

何为"漏谷"？就是有谷子漏出来之意，也就是食物进入胃里后，还没有消化好呢，营养还没来得及吸收呢，就从身体里排出去了，直接"漏"出去了。中医将这种情况称之为"完谷不化"，而漏谷穴恰能解决消化不良等问题。

漏谷穴在小腿内侧，当内踝尖与阴陵泉的连线上，距内踝尖6寸，胫骨内侧缘后方。具有健脾和胃、利尿除湿的功效。主治腹胀，肠鸣、偏坠；小便不利，遗精、女人漏下赤白；下肢痿痹、腿膝厥冷等。

如今，因快节奏的生活，不规律的饮食习惯，使人们的胃异常脆弱，稍不注意饮食，就会出现消化不良、胃酸、胃胀等各种胃病症状。每天坚持按揉漏谷穴10分钟，再注意生活习惯，这些消化不良的问题就会大而化小，小而化无了。

还有很多朋友上完班回到家，觉得腿肚子酸麻胀痛，放到哪儿都不合适，这时您就需要多揉漏谷穴，在白天的时候就点揉，尤其是在上午9～11时脾经气血最旺的时候揉。这样晚上回到家时，腿就不酸了。

另外，漏谷穴还可以治疗小便不利，对男性前列腺问题很有疗效。

血海穴——健脾除湿的要穴

血海穴，血这里指脾血，海，指脾经所生之血在此聚集，气血物质充斥的范围巨大如海，故名。该穴有化血为气，运化脾血之功能，为人体足太阴脾经上的重要穴道之一。血海穴位于大腿内侧，从膝盖骨内侧的上角，上面约三指宽筋肉的沟，一按就感觉到痛的地方，有称为血海的穴位。简便取穴的方法是：坐在椅子上，将腿绷直，在膝盖内侧会出现一个凹陷的地方，在凹陷的上方有一块隆起的肌肉，肌肉的顶端就是血海穴，或者用自己的掌心盖住膝盖骨（右掌按左膝，左掌按右膝），五指朝上，手掌自然张开，大拇指端下面便是血海穴。

血海穴具有调经统血，健脾化湿的功效。主治月经不调，痛经、经闭、崩漏、股内侧痛；瘾疹，皮肤湿疹，丹毒。

血海穴的功效极为奇特，按摩血海穴能有效地预防雀斑。雀斑是一种浅褐色小斑点，针尖至米粒大小，常出现于前额、鼻梁和脸颊等处，偶尔也会出现于颈部、肩部、手背等处。

中医认为，经脉不通，导致瘀血内停，阻滞不畅，心血不能到达皮肤颜面、营养肌肤，而皮肤中的代谢垃圾、有害物和黑色素就不能随着人体的正常新陈代谢排出去，逐渐沉积就形成了雀斑。这也就是中医所说的脸上斑块，体内瘀块，有斑必有瘀，祛斑必化瘀。色斑难以根治的原因在于普通药物无法直接深入病灶，难以将粘附在经络上像豆腐渣一样脓性的，彻底清除，由于有色斑的患者，大部分都有一定程度的气血两亏的症状。

除了中药治疗之外，按摩穴位也可以达到治疗雀斑的目的。专家指出，午饭前按摩膝盖上的血海穴，有利于祛除脸上的雀斑。方法是：每天坚持点揉两侧血海3分钟，力量不宜太大，要以轻柔为原则，能感到穴位处有酸胀感即可。每天上午9～11时刺激血海祛斑效果最好，这个时段是脾经经气的旺时，人体阳气处呈上升趋势，所以直接按揉就可以了。

如果有痛经的女性亦可选择按摩血海穴来缓解。方法是采取坐位，找到血海穴，两个大拇指重叠按压这个穴位，痛经的时候通常左腿也会一起痛，多刺激左腿。要是在腰上放一个暖水袋效果会更好。

大都穴——缓解抑郁、提高胃动力

大都穴，"大"，大小之大；"都"，都会。古有四县曰都之说，脾主四肢，故"都"含脾土之意。穴在大趾内侧第一跖趾关节前下方赤白肉际处，该处皮肉丰厚，骨关节隆起，故名大都。为经气所留聚之处。

大都穴具有健脾和中、泄热止痛的功效。主要用于改善腹胀、胃痛、食不化、便秘、热病无汗、体重肢肿、心烦不得卧等疾患。因脾虚无力充养肌肉所致腰腿疼痛，麻木不仁，日久肌肉萎缩，刺灸大都能使其得到改善，本穴还有宁心安神作用，是缓解小儿惊厥的配穴。此外，本穴可促进营血通畅，改善肢体麻木等疾患。

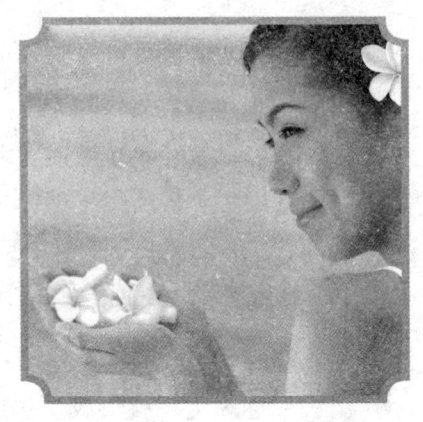

很多中老年朋友或者年轻白领，因为久病不愈或事业压力大而变得不爱说话，容易伤感，不善于和人沟通，情志上总是觉得抑郁。还有的年轻人整天待在家里不愿意出门，工作和娱乐都是在网络上进行，这样的人也很容易因为长期不跟外界接触而患上情志病。

如果您或家人、朋友有上述情况，一定要学会使用大都穴，它是缓解抑郁情绪的大穴。使用方法有两种，一种就是传统的按揉刺激，两侧都按，每天按揉10分钟，或者不拘泥于时间，以自己能耐受的时间和力度为准。这个方法不但适合情绪抑郁的人，也适合工作或生活压力大的人作为平常保健之用，经常按揉大都穴，防止情绪抑郁。

另外，您还可以直接艾灸大都穴，效果更明显，每次灸5～7分钟，每周2～3次就可以了。

还有，大都穴是脾经上的荥穴，荥主身热，此穴有泄热止痛、健脾和中的作用，对于胃炎、胃痉挛、腹胀腹痛、急慢性肠炎都有很好的缓解功效。所以说，当你的胃动力不足的时候，也可以选择大都穴。

要增强消化能力，需要每天对大都穴进行按摩，两脚的穴位都要按，按摩10分钟左右，以自己能耐受的时间和力度为准。也可以直接用艾条艾灸大都穴，把艾条点着，悬在大都穴上方2～3厘米处，用点着的一端对着大都穴灸，每次灸5分钟，每周3次，效果也比较明显。

大横穴——增强内脏活力的不老穴

随着社会的发展,人们的生活水平也越来越好了,出门有车了,上楼有电梯了……本来这些都是好事,可是现代人却也因此而变得越来越懒了。尤其是上班族,他们每天乘公交车或自己开车上下班,上班后一屁股坐在椅子上就再也不愿意挪动半步,除非领导找或去卫生间。晚上到家呢,吃完饭后窝在沙发上开始看电视,或接着上网聊天……渐渐地,这些人都变成了久坐一族。

我们知道,坐是人们缓解疲劳的一种必要方式,但是经常坐着不动却会招致大麻烦,为什么呢?《素问·宣明五气》中指出:"五劳所伤……久坐伤肉。"就是说,如果你坐得太久了,会导致肌肉无力,时间长了就会发生肌肉萎缩的现象。

对于现代都市人的生活中,这种"坐"是一种非常普遍的状态。有些人因为忙碌而很难有运动的时间。中医认为"久坐伤肉"。长期久坐势必会造成脂肪堆积、肌肉水平下降。这表面上看是"久坐伤肉",事实上,皮、肉、筋、骨、脉各有所主。其中,"脾主肌肉四肢"。您如果久坐不活动,就会损伤脾脏的功能,从而导致肌肉萎缩。许多人在久坐后会感觉身体困倦就是这个道理。为了应对这种情况,建议您让他们常常按摩大横穴。

大横穴是脾经上的穴位,具有温中、健脾、理肠的功效,能有效保护肌肉,增强脾胃运化能力,减缓脂肪堆积。大横穴位于肚脐旁开4寸处,每次按压双侧大横穴100下即可。

另外,想减肥的朋友也可以经常按揉大横穴。

对于经常便秘的人,采用按摩大横穴和天枢穴的方法即能有效的预防便秘。方法是:先找准穴位,天枢穴位于腹中部,平脐中,距脐中2寸。大横穴位于腹中部,距脐中4寸。然后是将自己两掌平放于中腹,两中指正对于脐中,稍加用力后顺时针方向揉动,令腹内有热感为佳。

足三里——人身第一保健穴

足三里穴位于膝关节髌骨下，髌骨韧带外侧凹陷中，即外膝眼直下四横指，然后再往外一横拇指的地方。在这里教大家一个简便取穴的方法：正坐屈膝位，用自己的掌心盖住自己对侧的膝盖骨，五指朝下，中指尽点，胫骨前缘外。

足三里号称人体长寿第一大穴，从古至今一直为人们所重视。刺激足三里穴，可使胃肠蠕动有力而规律，并能提高多种消化酶的活力，增进食欲，帮助消化；可以改善心脏功能，调节心律，增加红细胞、白细胞、血红蛋白和血糖量；在内分泌系统方面，对垂体－肾上腺皮质系统有双向良性调节作用，并提高机体防御疾病的能力，所以民间才有"肚腹三里留"这种说法。

消化不好会导致身体血气的不足，从而间接影响到身体的健康。现代人虽然把很多营养的东西都吃到肚子里了，但由于胃肠功能不好，使得人体的吸收能力很低，吃进身体里的食物经常因为无法吸收而直接排出，吃再好的东西也没有多大作用的。在这种情况下最好的方法就是常按足三里，坚持每天用手指揉上5分钟，不到10天，你就会发现自己的消化好了，饭量也增加了，饭后不会再有不舒服的感觉了，而且不会经常拉肚子了。

按揉足三里穴能预防和减轻很多消化系统的常见病，如胃十二指肠球部溃疡、急性胃炎、胃下垂等，解除急性胃痛的效果也很明显，对于呕吐、呃逆、嗳气、肠炎、痢疾、便秘、肝炎、胆囊炎、胆结石、肾结石绞痛以及糖尿病、高血压等，也有很好的作用。

所谓"若要安，三里常不干"，是指古代人们治病时经常用艾直接灸，就是把艾炷直接放在穴位上面灸，皮肤上面不放置任何导热的东西。这样灸过几天之后，再吃些中医上讲的"发物"，穴位处就会发灸疮，脓成溃破即能愈合。这样对提高人体自身免疫力有好处，对于那些由于机体免疫力下降导致的慢性疾病效果很好，比如哮喘。但现在人们可能由于害怕疼痛或者怕留疤影响美观而很少使用了。

但是，我们还是可以用艾条来进行艾灸保健。现在，几乎随便进一家药店，只要它里面卖中药，就能买到艾条，非常方便。每星期艾灸足三里穴 1 次或 2 次，每次灸 15～20 分钟，艾灸时应让艾条离皮肤大概 2 厘米或者两指那么高就行，灸到局部的皮肤发红，并缓慢地沿足三里穴上下移动，感觉到疼就移开一些，不要烧伤皮肤就好。

除了艾灸法，还可以经常按揉敲打足三里，一只手或者用一个小按摩槌什么的就可以操作了。每天用大拇指或中指按揉足三里穴 5～10 分钟，每次按揉或敲打尽量要使足三里穴有一种酸胀、发热的感觉。

以上两种方法只要使用其中的一个，坚持两个星期，就能很好地改善胃肠功能，会感觉吃饭也香了，饭后也不觉得肚子胀、肚子疼了，也不便秘了，脸色也变得有光泽了，整个人显得精神焕发，精力充沛。所以民间才有谚语说："拍击足三里，胜吃老母鸡"。

梁丘——急性胃痛就找它

屈膝，梁丘穴就在大腿前面髂前上棘与髌底外侧端的连线上，髌底上 2 寸。主治症状为：胃痛、胃痉挛、恶心欲吐、腹泻等。对因食生冷，致脐周作痛，泄下稀薄，如水下注，完谷不化，形寒肢冷，食欲不振，舌淡苔薄白，脉细弱者，可取梁丘穴用艾条直接对准该穴施灸，皮肤感到疼痛即离开再灸如此反复，灸五分钟左右，急性腹泻一般即感腹痛减轻，当日便次减少成条状，次日可恢复正常。

梁丘是胃经的"郄穴"，"郄"就是"孔隙"的意思。郄穴经常用来治疗急性病和血证，阳经一般是用来治疗急性病的，而阴经常用来治疗血证。梁丘属于阳经，在治疗急性胃痛胃痉挛方面效果非常好，更是治疗一般胃肠病的常用穴位。

但是我们不可能随时都把针带在身上，而且没有学过针灸的人也不会扎针，而点、按、揉梁丘就可以解决这个问题，对像急性胃痉挛这种病就有很好的效果。比如急性胃炎、肠胃炎，或者突然肚子痛。再比如急性乳腺炎引发的突然乳房痛，或者突然膝盖痛（这种膝盖痛不是陈旧性的，只是偶尔扭了一下，或者是因爬山等造成连累而膝盖痛），这时赶紧揉一下梁丘穴，马上就会缓解。

梁丘穴的功效很强，除了上面说的那些病症以外，腿痛、脚痛等，它全都管，而且它还能够止胃酸。如果突然胃犯酸了，赶紧揉梁丘穴，很快就会好转。每天用艾灸10～20分钟，效果一样好。

天枢穴——恶心、便秘、闹肚子的克星

天枢在肚脐旁边两寸，也就是前正中线和乳头连线的中点线上与肚脐平的那一点。在肚脐眼两边各有一穴。

天枢是大肠的"募穴"。"募穴"就是五脏六腑之气集中在胸腹部的穴位。募穴的分布都在胸腹部，而且大体位置和脏腑所在的部位相对应。因为募穴接近脏腑，所以不论病生在内，或外邪侵犯，都可以在相应的募穴上有异常反应，如压痛、酸胀、过敏等，因此可以根据这些反应来诊断和自疗相应脏腑的疾病。

天枢穴所在的位置从解剖上来讲，刚好对应的是肠道，所以点揉天枢可以增加肠道的良性蠕动，对便秘、消化不良、脐周疼痛、恶心呕吐有很好的作用。还有拉肚子（痢疾），相信大家都知道拉肚子的烦恼，每天要跑无数次厕所，整个人的精神大受影响。但是指压按揉天枢穴会有很好的疗效，力量稍微大一点，按在穴位上并轻轻地旋转，还可以加上艾灸，艾灸天枢可以化湿，两者合用的话功效会更明显。《胜玉歌》中说："肠鸣时大便腹泻，脐旁两寸灸天枢。"

内庭穴——能泻胃火、清除口臭

胃火是中医学名词，指胃热炽盛化火的病变。胃火炽盛，可延足阳明胃经上炎，表现为牙龈肿痛、口臭、嘈杂易饥、便秘等。证名，胃火炽盛之证。证见

烦热、口渴、牙疼、牙龈肿烂、牙宣出血、颐肿、面赤等。《校注医醇剩义·胃火》："胃火炽盛，烦渴引饮，牙龈腐烂，或牙宣出血，面赤发热，玉液煎主之。"《类证治裁·火症》："治六腑火，胃火牙疼，颐肿，清胃散"。

其实，泻胃火不用吃药就可以，我们身体本身就有泻胃火的大药，那就是内庭穴。内庭穴位于足背，当第2、第3趾间，趾蹼缘后方赤白肉际处。取穴时，正坐垂足或仰卧位，在第2跖趾关节前方，第2、第3趾缝间的纹头处。它具有清胃泻火、理气止痛的功效。主治齿痛，咽喉肿病，口歪，鼻衄，胃病吐酸，腹胀，泄泻，痢疾，便秘，热病，足背肿痛。

之所以能有效地泻胃火，这是因为内庭穴是足阳明胃经的荥穴。"荥"有泉水已成小流的意思。《灵枢·本输》中说："内庭，次趾外间也，为荥。"内庭穴具有清胃泻火、理气止痛的功效，可以说是热证、上火的克星。《难经·六十八难》中指出："荥主身热。"说明荥穴主要应用于发热病症。

平时多用指端按压此穴，按压时，以一侧拇指的指端按住此穴，稍用力按压，以酸胀感为宜，每侧1分钟，共2分钟，每天坚持按摩1～2次，过一段时间就会见效。

内庭穴有一个特别的作用就是抑制食欲。所以想减肥的人士一定要记住内庭穴，刺激它就相当于塞了一个东西到我们的胃里。其实，之所以能抑制食欲，关键是内庭能够泻胃火。食欲大，很大一个原因就是胃火旺盛，烧灼能力太强了。刺激内庭呢，就可以将胃里面过盛的火气降下来，从而降低食欲。

因胃火而导致牙龈肿痛的时候，按摩此穴能有效地治疗和缓解。

气舍穴——按揉此穴立即止嗝

有时不停地打嗝，这种连续性怪音会使人感到厌烦。尤其是在别人面前不停地打嗝，不仅是自己，连对方也会无法安静下来，会给人以不快之感，尽管自己想法止嗝，但时常无法得到预期效果。

打嗝是由于横膈膜不规则痉挛所引起,在吸气同时,筋肉突然收缩,使喉咙紧闭,由于这种活动而产生奇怪的声音。打嗝原因很多,一般都是由于暴饮暴食之后突然喝冷饮、热饮或食物,或吃刺激性食物也会引起打嗝。如果是因这种原因而打嗝,那不必操心。

其实有许多是属于危险性打嗝。例如因胃癌、胃溃疡、胆结石、腹膜炎、肝脏病等所引起的打嗝。如果是事先毫无征兆地突然打起嗝,且无法止嗝时,这是一种疾病,应多加注意。其他因腹部手术后,横膈膜之下有脓或是因心脏病也会引起打嗝。第四颈椎所产生的神经会支配横膈膜,因此颈椎或脊椎有毛病时,也会打嗝。

如果你打嗝不止的话,教你一招,找到气舍穴按揉,能立即止住打嗝。气舍穴在颈部,当锁骨内侧端的上缘,胸锁乳突肌的胸骨头与锁骨头之间。具有清咽利肺、理气散结的功效。主治咽喉肿病,气喘,呃逆,瘿瘤,瘰疬,颈项强。

指压"气舍"穴对止嗝非常有效。"气舍"穴位于锁骨根部稍中之处,可一边吐气一边在此强压6秒钟,在压时,张嘴边说"啊——"边进行效果更好。若将肌肉放松,仰卧进行,也很有效。如此重复5次就可止嗝。

另外,也可按摩攒竹穴来缓解打嗝。方法为:患者坐、立均可,全身放松,调匀呼吸。施术者以两拇指用力按压其两眉头部(攒竹穴),使之有酸胀感,持续1～2分钟打嗝即可消失;亦可用两拇指分别按压其两耳垂后的骨缝处(翳风穴),向下颌骨部用力,使之产生明显的酸胀痛感,持续按压1～3分钟,打嗝即可停止。

地仓穴——主治小儿流涎

地仓穴:"地",土地、地格;"仓",粮仓。土生五谷,谷从口入,如进粮仓。古代习惯将人的脸分为"三庭",鼻子以上为上庭,鼻子为中庭,鼻子以下为下庭,三庭合称天、地、人三格。由于此穴位在地格的位置,又因为脾主土,为"仓廪之官",所以称为"地仓"。地仓穴之所以在头之地部,而不在脾胃所主的腹部,乃地仓穴为一身之粮仓,国家之粮库,为君皇所管辖,头乃皇室之位,故穴在头而不在腹。地仓穴具有祛风止痛、舒筋活络的功效。它可以用来改善因高血压、脑卒中引起的语言障碍、颜面神经失调、颜面痉挛,对于三叉神经痛、慢性胃肠疾病、口臭、口角歪斜,小儿流涎,对面部痉挛也有调理作用。

地仓穴对于小儿流涎有很不错的疗效。所谓"涎"是口水的一部分。中医里讲,涎与唾合称为口水。"涎"比较接近平时我们所说的"口水",比较淡,主要有润泽口腔的作用。《素问·宣明五气篇》中指出:"五脏化液……脾为涎。"也就是说,涎为脾之液。这个"涎"实际上是脾之水,也是脾之气的外在表现。

"唾"是什么?"唾"是指唾液。《素问·宣明五气篇》:"五脏化液……肾为唾。"也就是说,水液经过肾加工后变成"唾"。一般来说,"唾"比较稠黏,可帮助消化食物。就这样,涎与唾合二为一,称为"口水"。

家里有小孩子的家长,最苦恼的是自己的孩子为什么口水像瀑布似的,整天流个不停。其实小孩子流口水很正常,这多是因为孩子的后天脾胃很虚弱,而脾主肌肉,开窍于口;脾虚则肌肉弹力不足,变得松弛,因此就会爱流口水。

如果您的孩子比较爱流口水,您可以多给孩子按按地仓穴。按时,用您的双手食指按压孩子的地仓穴,进行圈状按摩。

小儿流涎还可以选择敷贴的方法来治疗:如果孩子超过 6 个月时还是流涎,应考虑是病理现象,多是因为脾胃虚弱不能摄纳精液所致,治疗应以健脾益气,燥湿和胃,补肾摄涎为主。取制南星 30 克,生蒲黄 12 克。上两味药共研成细末,加适量的米醋调成饼状,敷于双足的涌泉穴,12 小时换一次,一般用 5～7 次。然后,配合明矾 15～20 克,将明矾研成末,用开水化开,再加温水,浸泡双足,水量以浸没足背为宜。一般用 3～5 次可见效。

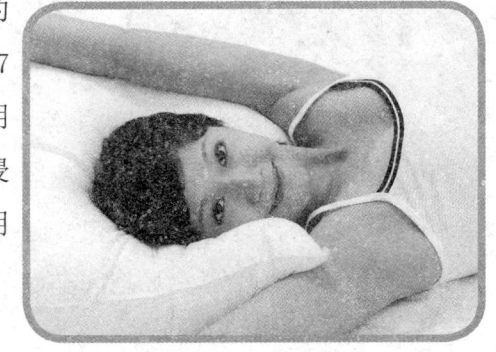

四白穴——养颜美白太容易

四白穴在眼眶下面的凹陷处。向前平视，沿着瞳孔所在直线向下找，在眼眶下缘稍下方能感觉到一个凹陷，这就是四白穴。

四白穴我们叫它"美白穴"或者"养颜穴"，可别小看它，每天坚持用手指按压它，然后轻轻地揉3分钟左右，你会发现脸上的皮肤开始变得细腻，美白的效果非常不错。笔者的一位老师经常用这个穴来治疗色斑，"效果真是全写在脸上"了。如果再加上指压人迎（人迎位于前喉外侧3厘米处，能摸到动脉的搏动在这里），一面吐气一面指压6秒，如此重复30次。天天如此，经过一段时间后，脸部血液循环顺畅了，小皱纹就会消失，皮肤自然会有光泽。

另外，因为四白穴在眼的周围，所以坚持每天点揉还能很好地预防眼病，比如眼花、眼睛发酸发胀、青光眼、近视等，还可以祛除眼部的皱纹。

为了提高按摩效果，首先要将双手搓热，然后一边吐气一边用搓热的手掌在眼皮上轻抚，上下左右各6次，再将眼球向左右各转6次。指压能除去眼角皱纹的还有瞳子。瞳子位于眼眶外缘1厘米处，一面吐气一面按压6秒，如此重复6次。此外，还可以通过全脸按摩去除眼角皱纹。除眼肿的方法则是用冷水在眼睛附近轻轻拍打。这些方法和指压法配合运用，美容效果更好，还可以和睛明、丝竹空、鱼腰这些穴一起用。

刺激脾经对人体的益处

在中医的理论中，脾的功能非常巨大，被称为是"后天之本"和"气血生化之源"，运用经络健脾法就可以迅速增强人体的气血。

任何疾病，都是在人体内有瘀血的情况下生成的，而脾正具备了生成气血和运送气血两大功效。只要把脾养好了，就可以百病不生，即使有病也会很快痊愈。

通过饮食来健脾，的确是不错的方法，但是好多人不适应或不吸收，怎么办呢？其实，最安全有效且持久的方法就是揉按脾经。

脾经在哪里呢？足太阴脾经主要循行在胸腹部及下肢内侧，即从足走头。足太阴脾经从大脚趾末端开始，沿大趾内侧赤白肉际（脚背与脚掌的分界线），经核骨，向上沿着内踝前边，上至小腿内侧，沿胫骨后缘（小腿内侧的骨头），交出足厥阴肝经之前（与肝经相交，然后在肝经前循行），上膝股内侧前边（即膝盖、大腿内侧），进入腹部，属于脾，络于胃，通过膈肌（腹部与胸部的间隔），夹食管旁，连舌根，散布舌下。

其分支从胃部分出，上过膈肌，流注心中，经气接手少阴心经。

脾经是阴经，跟脏腑联系最密切，而当其不通（气血异常）时，人的身体的大脚趾内侧、脚内缘、小腿、膝盖或者大腿内侧、腹股沟等经络路线上会出现发冷、酸、胀、麻、疼痛等不适感。因为脾跟血液相关，所以脾虚经常会引起小腹、腹股沟、大腿内侧等部位放射性痛。

知道了脾经的重要性，就要学会养好脾经，那么怎样养好脾经呢？首先要养成良好的饮食习惯，不暴饮暴食，尤其是少吃油腻的食物，这样能保证脾经不超负荷运转，礼尚往来，它也会回报你以健康的身体。

其次，思则气结，思伤脾。思虑过度连累了脾，会使其方寸大乱功能失调，消化液分泌减少，这时人的身体就会出现食欲不振、形容憔悴、气短、神疲力乏、郁闷不舒等现象，正所谓"思虑伤脾还不悔，最终消得人憔悴"。这时除了注意调整情绪，还要每天花几分钟按摩以下我将向你介绍的重点穴位，这样，保你安枕无忧。

怎样才能知道这种预防是否得当呢？是不是隔三差五就要去医院做个B超之类的检查呢？不用！脾经是脾脏外在的反应线，最简单的方法就是循经按压，寻找疼痛的反应点，自我诊断，自我调节。

那什么时候按揉脾经最好呢？脾经旺在巳时，即上午9~11时，人体的阳气正处于上升期，这时疏通脾经就能起到很好的平衡阴阳的作用。

为什么要用手刺激胃经

按摩胃经和重点穴位，第一可以充实胃经的经气，使它和与其联系的脏腑的气血充盛，这样脏腑的功能就能正常发挥，就不容易被疾病"打败"；第二是可以从中间切断胃病发展的通路，在胃病未成气候前就把它消弭于无形。

中风后遗症的患者在家治疗和恢复的时候，患者经常会有肠胃功能不好和偏瘫的肢体肌肉萎缩现象。家人在护理的时候就一定要帮其按揉胃经，每天沿着经络的走向从上到下揉40遍，然后再点重要的穴位，如足三里、梁丘、天枢、丰隆以及手阳明大肠经的曲池、合谷等，这样能很好地帮助患者消除种种不适。

中医讲"久卧伤气"，而中焦脾胃是气血生化的来源，它们是我们身体所需能量的"生产车间"。患者长期卧床，脾胃的运化功能肯定不好，也就是中焦脾胃的气受伤很重了，我们很少见那些长年累月躺在床上的偏瘫患者食量很好。用现代医学讲就是长期卧床、缺乏锻炼致胃肠蠕动减慢、消功能下降。而按揉胃经恰恰可以恢复他们的胃气，坚持1个月左右就会发现他们的食欲开始逐渐变好，饭量增加了，大便也开始通畅了。

怎么按胃经呢？中医常说的那句话，"宁失其穴勿失其经"，我们在揉胃经的时候一定要想着这句话。不是说要把这条经的每一个穴位都揉到，我们的目的是刺激整条经络。所以经络的循行一定要清楚，刚开始可以看着书上的循行图来做，几次之后就可以随心所欲了。

脸上的穴位可以用中指的指头来揉，重点穴位揉上1分钟左右，使穴位局部产生酸胀的感觉。然后顺着经络往下走，不用停，到了脖子上和胸部、腹部时就用示指和中指并到一块儿来揉。不用追求那种酸胀感，但是一定要按到皮下面的肌肉上，要不然就成摩皮了。到了天枢的时候就用大拇指来揉，力量要稍微大一点，但不能感觉到疼。到腿上时两只手对换一下，拇指和其他四指分开，左手握右腿，右手握左腿，大拇指用力，其他九个指头不动，这样一直往下揉。到梁丘和足三里的时候力量加大，使穴位局部产生酸胀感，揉完之后再反复做两遍就行了。也可以先在经的循行线路上不停地揉，等整条经揉了两遍之后再揉那些比较重要的穴位。

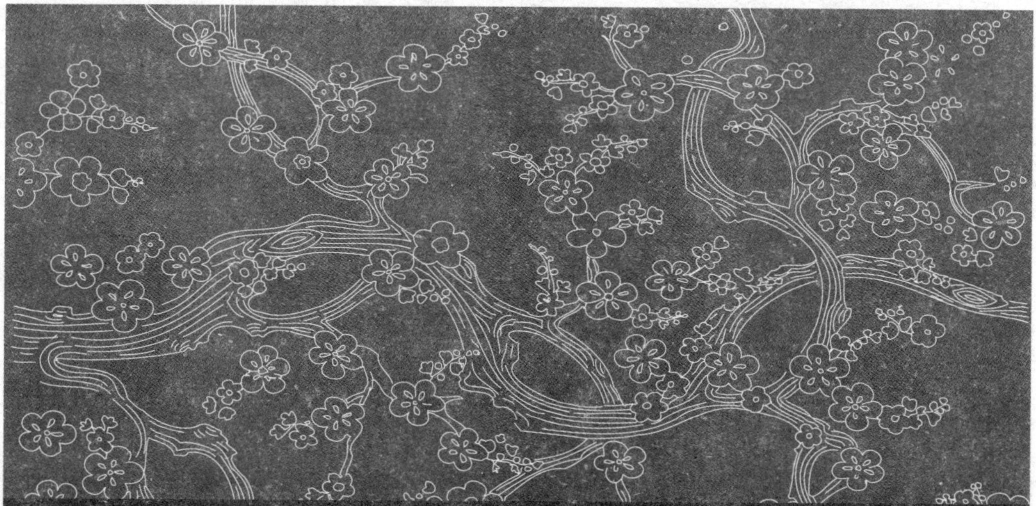

【第六篇】
为自己开一张脾胃的运动处方

篇首语

人们常说,生命在于运动,只有保持经常运动的习惯,才能保证机体的健康。同样,对于脾胃虚弱的人群来说,更应该多运动。只有通过合理、科学的运动和饮食才能达到健脾养胃的双管齐下,才能真正养好你的脾胃。

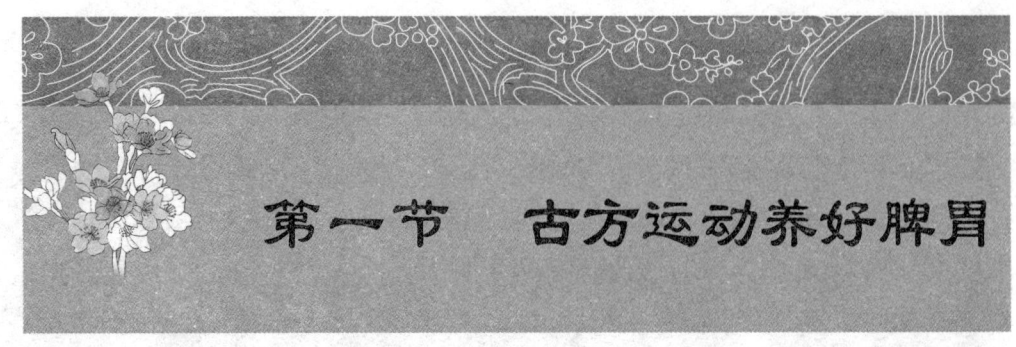

第一节　古方运动养好脾胃

 太极拳，慢条斯理养肠胃

经医学家分析鉴定，认为太极拳有锻炼身体多种功能的作用，是最好的运动养生方法之一。太极拳有轻松、自然、舒展、柔和的特点，它动作柔和缓慢，节节贯串，以意领气，以气运身，使呼吸、意念与运动三者和谐统一。打太极拳时必须"以意导气，运动四肢，气遍全身"，锻炼者往往安祥中兼带全神贯注，能使神经系统的兴奋和抑制过程得到更好的调节，因此对神经衰弱的人尚有一定的治疗作用。

打太极拳时呼吸均匀深长，有利于吐故纳新，且使横膈肌随之上下运动，加之腰身转换，对内脏起到很好的按摩作用，特别是练拳要求肌肉关节放松，思想宁静，能够使大脑皮质得到很好的休息，从而消除紧张状态。常打太极拳对保持肺组织的弹性、胸廓的活动度、肺的通气功能及氧与二氧化碳的代谢功能均有很好的影响，对预防慢性支气管炎、肺气肿等疾病也有较好作用。太极拳运动能改善消化道的血液循环，促进消化功能，可预防消化不良、胃下垂、胃及十二指肠溃疡、便秘等。太极拳还可以有效地促进人体内的经络疏通与气血流畅，有利于新陈代谢和增强各器官及人体各系统的功能，从而增强对外界环境的适应能力和抵抗能力。经常打太极拳对心脏血管系统有良好的影响，能加强血液循环，对预防各种心脏疾病、高血压及动脉硬化具有较好的作用。

太极拳的动作要领易于掌握，不会出现偏差，可在空气新鲜、空间旷达、环境幽雅之处锻炼，如水边、林间、公园、庭堂等均可作为练习之地。

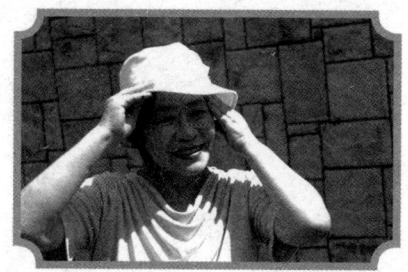

虚灵顶颈

头颈正直，神贯于顶，不可用力，要有一种虚灵自然的感觉。

含胸拔背

胸略内含，使气沉于丹田，称为含胸。在含胸的同时，使气贴于背，称为拔背。这样就使人体胸腹部与背部的各经脉气血畅通，内脏器官血液循环改善。

松腰

练习时，腰为一身之主轴，能松腰，两足才有力，虚实变化皆由腰转动。

虚实分明

在进行太极拳锻炼时，如果全身的重心落在右腿上，则右腿为实，左腿为虚；反之，左腿为实，右腿为虚。只有虚实分明，身体转动才能轻活灵便。

沉肩垂肘

两肩放松下垂，两肘也随之下垂，使气沉丹田，气息得以调整。

用意不用力

全身处于放松状态，使意念、气血周流全身，不要过于用力。太极拳的动作柔和轻松，长期锻炼后，表现出真正的内劲。

上下相随

练习太极拳时根在脚，发于腿，主宰于腰，形于手指，神随眼动，上下相连而成一体。

相连不断

进行太极拳锻炼时,动作自始至终连绵不断,周而复始,循环无穷,贯穿一气。

动中求静

太极拳锻炼时的动作愈慢愈好,慢而呼吸深长,气沉于丹田,血脉流畅,可称为静之于外,动之于内。

太极拳讲究静之于外,动之以内,气长缓,动作柔和轻松,属圆形运动。据研究,通过圆形运动能够锻炼内脏平滑肌(平滑肌又称不随意肌,凡是不听大脑指挥的都是),从而增进内脏系统的健康。

气功,能有效地调理脾胃

气功疗法能有效地调整和改善脾胃功能,不但能有效地治疗脾胃疾病,也有助于脾胃疾病的康复,对提高生活质量有帮助。

不管是动功还是静功,都要做到心静体松,只有入静放松,才能有效地解除情绪对脾胃功能的干扰,调整和改善脾胃功能;动静结合,心静以调心养神,体动以加强对脾胃的良性刺激,按摩内脏,促进康复。

以下介绍两种对脾胃有益的气功法:

意守方法

意守方法采用丹田意守或空间意守法。

练功方法:摆好姿势,周身放松,宁神入静,似守非守,顺其自然,在自然呼吸的基础上,应用腹式呼吸或腹式逆呼吸法。

收功方法:将两手重叠,劳宫穴置于丹田处,男左手在内,女右手在内,先按顺时针方向由小圈到大圈缓转9圈,然后按逆时针方向再揉转9圈,将两手搓热，由上向下揉面 9 次后，缓缓收功。然后依次进行搓面、揉腹、转腰、蹬足等简单活动。

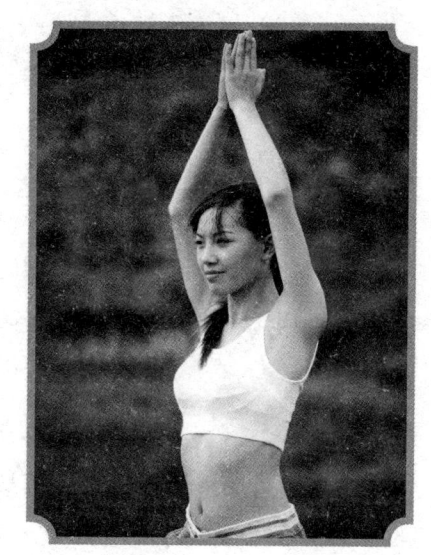

注意事项：练功前的准备及练功过程中，身体和意识保持松弛状态。练功前 5 分钟，可在室内静心散散步，并饮少量凉开水，咽下汩汩有声并入丹田，有助于平心降气。练功开始时，要有"练功开始"的信号，以便意念集中。

练功过程中遇有心烦意乱，可暂停练习，散散步，喝点水，数分钟后再接着练。空腹不宜练功。患有严重器质性疾病、消耗性疾病者不宜修练。

调息疗法

调息疗法是一种静功自我疗法，主要通过调整呼吸和排除杂念，使元气恢复或增强，从而祛除病邪，防治疾病。

操作方法：不拘时候，随便而坐，宽衣松带，躯干正直，两手置腿膝，或互握置小腹前，全身放松。以舌搅口腔数遍，微微呵出浊气数口，以鼻微微纳清气 3～5 次（哈气、纳气皆不可有声），若口中有津液即咽下。再叩齿数遍，舌抵上腭，两目垂帘，微露一线光，使成朦朦胧胧之状。调整呼吸，可采用数吸气（或呼气）次数的方法，自 1～100，反复进行。若意念能集中于数息，则可渐达心息相依之境界，此时气息绵绵微微，杂念全无，则任其自然，维持此种练功状态，可达 1 小时或更长久一些。起坐前，应慢慢放松手足，睁眼略做头面或身躯、四肢按摩。

注意事项：练功结束时，不可立即起身，从入静态至恢复正常态，须有一段过渡时间。放下功时须舒放手足，按摩身体各部，这是必不可少的。用本疗法者，平时亦须清心寡欲，保持心情舒畅，饮食清淡，劳逸适度。

八段锦，调理脾胃须单举

八段锦是我国民间流传的以八节动作组合而成的保健操，简单易行，运动量适中，不受环境场地的限制，随时可以练习。经常练习八段锦具有强筋骨、利关节、通血脉、调脏腑等功效，同时能消除中枢神经系统疲劳、改善血液循环、维持和促进消化系统功能，有助于降低血压和改善慢性病患者头晕头痛、心烦失眠等症状。

而作为八段锦最为养脾胃的当属第三段"调理脾胃须单举"。但从字面上来理解，就知道这一段有健脾胃的功效。

在练习之前，我们先了解一下这一段的口诀：双手重叠掌朝天，右上左下臂捧圆，右掌旋臂托天去，左掌翻转至脾关，双掌均沿胃经走，换臂托按一循环，呼尽吸足勿用力，收式双掌回丹田。

具体的操方法是：首先，两腿屈膝，两个手掌做抱球状，捧在腹前。

然后，左手抬起来，往上撑，右手往下按。这叫左手顶天，右手按地。注意：左手往上举时，一定要掌根往上撑，中指指尖往下回勾；而右手在向下按时，也要掌根下按，中指向上勾；左肩往上举，要尽力向外、向后展。动作稍停片刻，左手自然下落，右掌收起来，两手放在腹前。然后右掌向上抬起，上举，顶天，左手往下按。相反方向把这个动作重复一遍。

最后，两手再自然收回，落在腹前。

要想练好"调理脾胃须单举"，要做到"力在掌根，上撑下按，舒胸展练，拔长腰脊"。当两膝伸直时，一掌外旋，随之转内旋举止头上方，肘关节微屈，掌心向上，力达掌根；与此同时，另一掌微上托，随之掌内旋下按至髋侧，肘关节微屈，接着向下按，要力达掌根。这一部分动作尽量做到扩胸展体，拔长腰脊。两掌收回时，松腰沉髋，身体重心下降。两膝微屈，两臂屈肘外旋，落于腹前，掌心向上，指间相对，目视前方。

在形体动作上，要动静结合、刚柔相济、意气相随。当两掌缓缓向上托起时，手动身静；当手臂外旋、转内旋上撑下按用力时，为连贯的拉动；当舒胸展体、拔长腰脊时，为静止状态，内在肌肉仍处在牵拉中。身体重心下沉时，全身自然放松。运动中，肢体的动作连绵不断，静是相对的。

同时，呼吸配合动作，采取逆腹式呼吸法。当两掌上撑下按时，吸气，提肛收腹，膈肌上升；当两掌收回时，呼气，松腹松肛，膈肌下降。意念集中在动作的重点部位，上举托天，下按连地，达到"天人合一"的境界。

足太阴脾经主要循行在胸、腹部，是脾脏外在的反应线。通过联系这个动作，上撑下按，充分牵拉腹腔，反复刺激脾经，能疏通经络，增强脾的运化功能，促使脾把水谷精微转化为气血津液，通过心肺输送全身脏腑组织，以供人体生命活动之需，防治因脾失健运带来的各种问题。

同时，该段动作还能够反复刺激足阳明胃经，疏通经络，充实胃经的经气，能够将受纳的食物及时传送到肠中，保持肠胃的虚实更替，还能预防胃病的发生。

五禽戏，熊戏最宜养脾胃

五禽戏是一种中国传统健身方法，由五组模仿五种动物的动作组成。五禽戏又称"五禽操""五禽气功""百步汗戏"等。据说最早记载"五禽戏"名目的是南北朝陶弘景的《养性延命录》。

但也有人认为它是由东汉名医华佗模仿熊、虎、猿、鹿、鸟5种动物的动作创编的一套防病、治病、延年益寿的医疗气功。它是一种"外动内静""动中求静""动静兼备"及有刚有柔、刚柔并济、练内练外、内外兼练的仿生功法。

在中医里，五禽与五脏、五行都是有相对应关系的。鹿在五行中所对应的是木，在五脏中所对应的是肝；猿在五行中所对应的是火，在五脏中所对应的是心；熊在五行中所对应的是土，在五脏中所对应的是脾；鹤在五行中所对应的是金，在五脏中所对应的是肺；虎在五行中所对应的是水，在五脏中所对应的是肾。

从上我们可以看出，熊对应的是五脏中的脾，在五行中属土，因此练习熊戏对脾胃有好处。一般来说，有胃酸、胃痛、消化道溃疡的朋友，可以坚持练习熊戏，很起作用。

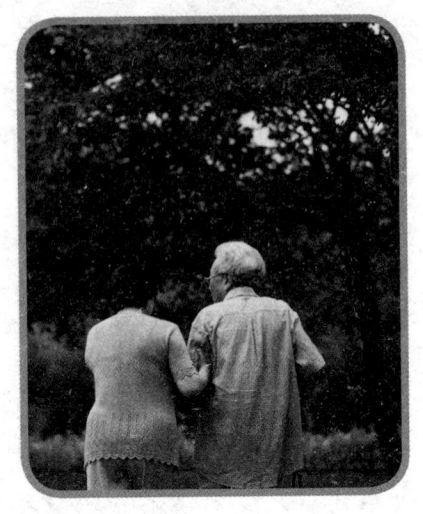

熊戏由熊运和熊晃组成，主要运动腰腹中焦。以腰为轴带动四肢，动作姿势合理转换，是完成动作质量好坏的关键。首先要理解腰腹部的运动变化特征，表现在腰腹的立圆松紧摇转和左右挤压晃动。其次，就是在腰腹的带动下，身体的其他部位与之协调配合，相辅相成。熊运的核心部位在腹部丹田，以脐中为圆心，以内动向外延伸，带动躯干做立圆摇转，两手轻附于腹前，随之运行。熊晃可分为两个部分：首先是提髋、屈腿、落地，提髋为紧，屈腿为松，落地为实。落地后，随着腰腹的左右转动，带动两臂的前后摆动，协调自然，不拘不僵。起到按摩内脏，运化丹田的功效。

熊运

可先领会腰腹摇转的要领，再练习两手在腰腹部位的画圆，最后掌握以腰腹摇转带动两手画圆的协调配合。

腰腹摇转。开始时，两手可以自然下垂于体前，体会腰腹的立圆摇转。腰腹摇转的动力源来自于丹田内气的运转，这种运动的方式和钟表的运转十分相似，钟表运转的动力源来自于发条的弹力，内气运转好似发条的弹力；脐中就像钟表的中轴，而躯干就像钟表的分针，是中轴的运动带动了分针的运行，上体也是随腰腹摇转而进行运动；下肢就像时钟的底座，保持相对的稳定，不能随着躯干的摇转而晃动，其目的就是为了使腰腹能最大幅度地进行竖直摇转。当摇转到下半圈时，含胸松腹，身体顺势向下摇转，挤压肝脾、肠胃；当摇向上半圈时，提胸收腹，展开腹壁，使肝脾、肠胃脏器上提。腰腹摇转要做到圆活、连贯、均匀、自然。

两手画圆。熊戏的手型为手握空拳，四指弯曲，大拇指压在食指的第一指节上。两手虎口相对，靠近，但不能相碰。以肚脐为圆心，两手绕肚脐画圆，间距约 10 厘米。画圆时，肩不能上耸，两手轻附腹部运转，画圈要圆，速度要匀。这一练习的目的，仅仅是为了明确两手运行的路线和位置，在完整动作练习时，两手的运行是由腰腹摇转带动的。

协调配合。力发于腰，腰腹摇转带动两手画圆，以顺时针摇转为例。起始，髋部和下肢相对固定，身体放松，重量压于腹部，两臂自然下垂，手成熊掌，虎口相对，放于脐下，轻附腹前。随着腰腹摇转，两手被牵动，向左、向上、向右、向下，绕肚脐画圆。腰腹摇转和两手画圆，在速度、角度上均要相互对应，同步一致。

熊晃

可先练习下肢向前移步，要掌握提髋的技巧和落步的沉稳，再体会腰腹带动两臂的摆动，最后掌握移步、转腰、摆臂的协调配合。

提髋、移步。可先练习交替提髋，运动腰侧肌群，熟练后再练习向前移步。两脚开立，约与肩宽。两肩保持水平，身体重心移向右侧，收提左腰侧肌群，牵拉左髋向上，脚离开地面；腰侧肌群放松，脚原地顺势落下，全脚掌着地踏实，使震动感上传至髋部。左右交替练习，直至熟练。提髋时要防止提肩，恰恰相反，此时肩宜下沉，使两肩仍能保持水平。随后练习两脚向前移步。左腿提髋后，腰侧肌群随即放松，微屈腿弯膝，重心左移，脚顺势落下，脚尖朝前，全脚掌着地踏实，踝膝关节放松，使震动感上传至髋部，体现熊步的沉稳厚实。再按同样的要求提右腿向前，左右交替向前移步，体会提髋为紧，屈腿为松，落地为实的技术要点。

转腰带臂。两脚开立，比肩稍宽，膝微屈。左腰侧下压，沉肩垂臂，随即左腰侧放松，身体向右转足，左肩前靠，带动左臂向前摆动，同时右肩向后，带动右臂向后摆动；再右腰侧下压，沉肩垂臂，随即右腰侧放松，身体向左转足，右肩前靠，带动右臂向前摆动，同时左肩向后，带动左臂向后摆动。此时，要体会腰部两侧紧压与松提的交替变化，带动两肩如车轮上下摇转，两臂随之前后摆动。

配合协调，向前迈步。完整动作的顺序应该是：提左髋，松腰胯，屈腿膝，移重心，落地沉，震腰胯；压左腰，即放松，转体右，靠左肩，摆臂前；坐重心，压右腰，即放松，转体左，靠右肩，摆臂前；压左腰，即放松，转体右，靠左肩，摆臂前。再提右髋，向前迈步。腿为底盘，厚重沉稳；腰为中轴，左右转动；臂为垂柳，随风摆荡。

在练习熊戏时，身体左右晃动，疏肝理气、健脾和胃，能使不思饮食、腹胀腹痛、泄泻便秘等症状得到缓解。

需要注意的是，在练习熊戏的时候，要注意配合气息的变化，呼吸自然绵长、均匀柔和，可以按照"提吸落呼、蓄吸发呼"的方式进行。练习"熊运"时，身体由下向上提拉时，舒展胸廓，吸入清气；身体从上向下前俯挤压时，含胸松腹，呼出浊气。练习"熊晃"的时候，提髋收腹时吸气，落步松沉时快速吸气，后坐时舒胸吸气，前靠时呼气。注意，动作跟呼吸自然配合。

做做延年九转法

延年九转法是以摩腹为主的有效健身方法，共有九个步骤。

摩剑突部

采取坐、站或卧的姿势均可，身体放松，和缓呼吸，让心静下来。两手在胸前部，中间三指互相对插并夹紧，指腹平按剑突部，稍加压力，做顺时针方向的按摩活动，连续摩动21次。

注意：两手三指对插的深度以两中指指尖平齐对侧手第二指关节为宜。摩动时，指腹平贴在剑突部，指尖不要内戳，也不要外翘。摩动范围是以剑突为中心半径为3厘米左右的一个区域。

摩腹中线部

两手三指相插不分开，边摩动边从剑突部向下移动，约摩动21次，两手移动至耻骨联合处为止。

注意：用两手指腹摩动，从剑突部开始至耻骨联合处为止，按顺时针方向摩动，摩动的半径以 2 厘米大小为宜，每次下移距离要适度，以 21 次摩动到达耻骨联合处为宜。

摩腹部两侧

两手在耻骨联合处分开，向两侧摩动，至腹股沟处时，沿平行于腹中线的胸乳线，垂直向上摩动，至平剑突处时转为向内摩动，两手在剑突部交接。共约摩动 21 次。

注意：两手在耻骨联合处分开后即分别往两侧按摩，边摩动边挪动位置，整个按摩线路是一个长方形。

推按腹中线部

两手在剑突部交接后，两手中间三指相插，按贴在剑突部，两手指腹着力，向下推按，至耻骨联合处为止，连推 21 次。

注意：两手保持三指对插状态，在用力按压的同时向下推动，从剑突部开始，推向耻骨联合处。

右手绕脐腹按摩

左手四指向前，大拇指向后，叉在左侧腹股沟部。右手按顺时针方向摩腹，以脐部为中心，向外扩大，连续摩动 21 次，摩遍整个腹部。

注意：用掌面摩动，从脐部开始，做圆形扩展，并逐渐加大摩动的力量。按顺时针方向摩动，每摩动一次扩展一点，摩遍整个腹部。

左手绕脐腹按摩

右手四指向前，大拇指向后，叉在右侧腹股沟部。左手按逆时针方向摩腹，以脐部为中心，向外扩大，连续摩动 21 次，摩遍整个腹部。

注意：用掌面摩动，从脐部开始，做圆形扩展，并逐渐加大摩动的力量，按逆时针方向摩动，每摩动一次扩展一点，摩遍整个腹部。

推按左侧胸腹

左手大拇指向前，四指托后，轻轻按捏在左腰处不动。右手以中间三指指腹着力，自左胸乳向下推动，至腹股沟处为止，反复推按21次。

注意：以中间三指指腹着力，推右侧胸腹部，从右乳下开始，做平衡于腹中线的直线下推。

推按右侧胸腹

右手大拇指向前，四指托后，轻轻按捏在右腰处不动。左手以中间三指指腹着力，从右胸乳向下推动，至腹股沟处止，反复推按21次。

注意：以中间三指指腹着力，推按的部位是左侧胸腹，从左乳下开始，做平衡于腹中线的直线下推。

上体摇转

盘坐，臀部稍垫高，两腿交叉盘起，踝部可用软物垫一下。两手分别轻置两膝上，全身放松，和缓呼吸。上身慢慢往下俯伏，然后按顺时针方向摇转，由前向右，继而向后，再向左侧，复摇向前，连续摇转21次。然后，改做逆时针方向摇转，由前向左，继而向后，再向右侧，复摇向前，连续摇转21次。

可在前八法连做7遍后，做本法上体摇转；也可以在第八法后做上体摇转，从第一法到第九法连做3～5遍。第一法至第八法，可采用任何姿势，坐、站、卧均可，但本法必须坐着做，盘坐或端坐摇转。

练好呼字功培脾气

发音：呼（hu）读忽。

口型：撮口如管状，舌放在中央两侧向上微卷。

动作：呼气念呼字，足大趾轻轻点地，随即放开。两手掌心向里由冲门穴处起向上提，逐渐变掌心向上至膻中穴，左手外旋上托至头顶（注意沉肩），同时右手内旋下按至冲门穴处，呼气尽。吸气时，左臂内旋变为掌心向里，从面前下落，同时右臂回旋变掌心向里上穿，两手在胸前相交，左手在外，右手在里，两手内旋下按至腹前，自然垂于体侧。两手重叠，覆于下丹田，稍事休息，再以同样要领右手上托，左手下按做第二次呼字功。如此左右手交替共做六次为一遍，调息，恢复预备式。

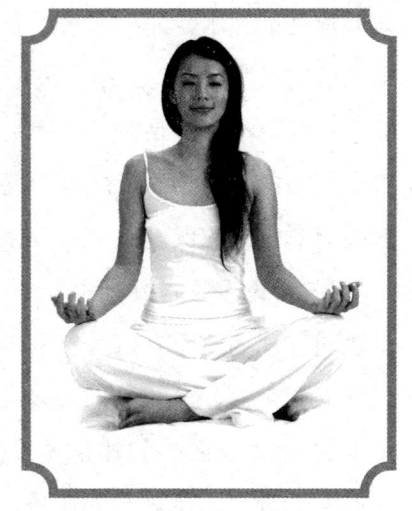

经络走向：当念呼字时，足大趾稍用力，则经气由足大趾内侧之隐白穴起，沿大趾赤白肉际上行，过大都、太白、公孙、内踝上三寸胫骨内侧后缘入三阴交，再上行过膝，由腿内侧经血海、箕门，上而冲门、府舍入腹内，属脾脏，络胃腑，挟行咽部连于舌根，散于舌下。注入心经之脉，随手势高举之形而直达小指尖端之少冲。所以内经有"肝脾之气宜升"之说。

治病机理：按照五行相生之顺序，火生土，脾胃属土，应时于四季，开窍于口。所以做完呵字功，当念呼字以修补脾胃。念呼字的气感与念呵字相同的原因也在于此。脾虚、腹胀、腹泻、皮肤水肿、肌肉萎缩、脾胃不和、消化不良、食欲不振、便血、女子月经病、四肢疲乏均可练此功治疗。脾实则出现呕吐，噫气，腹胀，黄疸，头痛发热，下痢黏水而肛门灼热。

叩齿咽津健脾又养肾

《黄帝内丹七返诀》说："夫欲养神，先须养气；夫欲养气，先须养脑；夫欲养脑，先须养精；夫欲养精，先须养血；夫欲养血，先须养唾；夫欲养唾，先须养水。"可见，水为"五华之津液，元气之精华"。夏季养神，重要的一环在于养水，此处的养水，非指饮水，而指津液。

所谓"叩齿"，是指上下排牙齿轻轻叩击，以改善牙周内的血液循环，坚固牙齿；"咽津"，就是将口中增生的唾液随时咽下，将具有溶解食物、助消化和提高免疫力的功能物质"灌溉"五脏六腑，增强脾胃功能。这两个动作虽小，却对脾胃有非常好的保健作用。

《脾胃论·脾胃胜衰论》中指出："百病皆由脾胃衰而生也。"而叩齿咽津能健脾胃表现为两个方面：一是叩齿能健齿，齿健，则食物容易被嚼细，这样胃的消化负担就减轻了，从而可以养护胃；二是脾"在液为涎"，与胃相表里。我们前面说过，"涎"为口津是唾液中较清稀的部分，还说"肾为唾"，"唾"为唾液中较稠的部分，两者合为"唾液"，唾液具有帮助食物消化的功能。经常叩齿则能催生唾液，咽之有助于胃"腐熟饮食物"和脾的"运化、升清"，减轻脾胃的负担，达到健脾胃的目的。

另外，叩齿咽津对于肾的功效在于，肾为"先天之本"。叩齿健肾的机理有二：一是"齿者，肾之标"，肾中精气充沛，则牙齿坚固而不易脱落；肾中精气不足，则牙齿易于松动，甚至脱落。牙齿健否是肾健否的标志之一，叩齿能健齿、充肾精，故可健肾。二是肾"在液为唾"，唾为口津是唾液中较稠厚的部分，叩齿催生唾液，是谓"金津"，又称"玉液"，"津"通于"精"，为肾精所化，咽而不吐，有滋养肾中精气的作用，故可健肾。

叩齿咽津的方法该怎样做呢？方法是：早晨醒来后，摒弃杂念，全身放松，口唇微闭，心神合一，闭目，然后使上下牙齿有节奏地互相叩击，铿锵有声，次数不限。刚开始锻炼时，可轻叩20次左右，随着锻炼的不断进展，可逐渐增加叩齿的次数和力度，一般以36次为佳。力度可根据牙齿的健康程度量力而行。此为完成一次叩齿。叩击后，用舌在腔内贴着上下牙床、牙面搅动，用力要柔和自然，先上后下，先内后外，搅动36次，可按摩齿龈，改善局部血液循环，加速牙龈部的营养血供。当感觉有津液产生时，不要咽下继续搅动，等唾液渐渐增多后，以舌抵上腭部以聚集唾液，鼓腮用唾液含漱数次，最后分3次徐徐咽下。

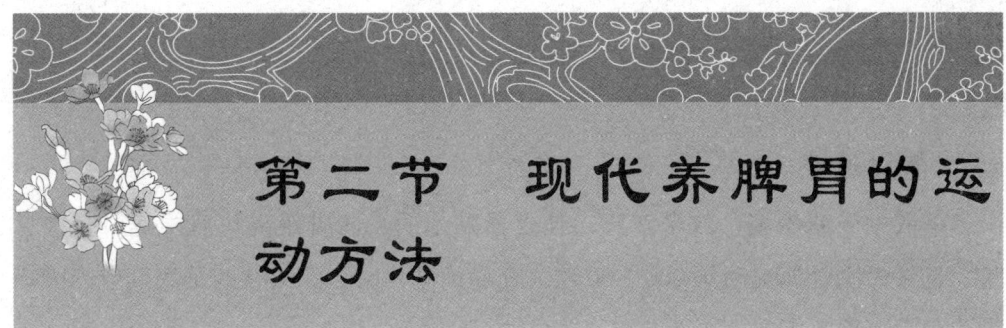

第二节 现代养脾胃的运动方法

适时动动脚趾健脾胃

日本一项最新研究显示，多动脚趾可以养脾胃。

其实，这个观点在我国传统医学中很早就有论述。中医认为，人体的各脚趾都与脏腑相通：肺、大肠属金，对应大趾；脾、胃属土，对应二趾；心、小肠属火，对应三趾；肝、胆属木，对应四趾；肾、膀胱属水，对应五趾。脚趾位于人体的末端，远离心脏，足尖部的血液循环较差。足趾产生病理的改变会通过经络反馈到相应的脏腑器官，产生多种症状。

脾胃虚弱的人经常活动脚趾，可使体内气血通畅、阴阳平衡、扶正祛邪。如果特别注意对二趾的保健，就能起到调养脾胃的作用。

一个人的脾胃功能好不好，从脚趾的状态就可以判断出来。一般来说，脾胃功能强的人，第二、三个脚趾往往粗壮而有弹性，站立时抓地牢固；相反，脾胃功能差的人，第二个脚趾干瘪而无弹性，站立时往往抓地不牢。平常闲暇之余，动动脚趾头，对脾胃非常好。操作起来也比较简单，具体如下：

 扳动脚趾

在休息或看电视时可反复往上扳或往下扳动脚趾，同时还可配合按摩第二三脚趾趾缝间的内庭穴。对于有口臭、消化不良、便秘的患者，宜顺着脚趾的方向按摩此穴；对于腹泻、受凉、脾胃虚弱或进食生冷食物后胃痛加重的患者，可逆着脚趾的方向按摩此穴。进行这些疏通经络的练习时要注意，一定要长期坚持，才能达到一定效果。

脚趾抓地

采取站姿或坐姿，放平双脚，使之紧贴地面，两脚距离与肩同宽，凝神息虑，连续做脚趾抓地动作60～90次。在做此动作时可穿柔软的平底鞋或赤脚练习，每日可重复多次。

脚趾取物

每天洗脚时可在脚盆里放一些大小适中的椭圆形鹅卵石或其他物体，在泡脚时可练习用第二三脚趾反复夹取这些鹅卵石。温水泡脚有利于疏通经络，脚趾夹取鹅卵石可刺激局部胃经的穴位，长期练习有利于胃病患者早日恢复健康。

中医理论认为活动脚趾能强健脾胃，人体的五脏六腑在脚上都有相对应的穴位。人的第二三脚趾上有与胃肠有关的穴位，因此，经常活动它们可以达到强健脾胃肠的目的。

健步走，走出健康脾胃

健步走的行走速度和运动量介于散步和竞走之间，是一项以促进身心、健康为目的，讲究姿势、速度和时间的一项步行运动。

选择健步走健身的环境应选择在空气清新，负离子多的花园、公园、林阴道中的平坦路段。步幅均匀，步态稳定，呼吸自然，防止摔倒。步行时间可选择清晨、下午、晚饭后或睡前，每次15～30分钟，每日2次，中间休息1～2次，每次休息3～5分钟。

健步走时，整个内脏器官都处于微微的颤动状态，加之配合有节奏的呼吸，可使腹部肌肉有节奏地收缩，这对脾胃来说，无异于一种有益的按摩，从而提高脾胃的消化功能。

其具体方法如下：在自然行走的基础上，躯干伸直、收腹、挺胸、抬头，随步行速度的加快而肘关节自然弯曲，以肩关节为轴自然前后摆臂，同时腿朝前迈，脚跟先着地，过渡到前脚掌，然后推离地面。健步走时，上下肢应协调运动，并配合深而均匀的呼吸。

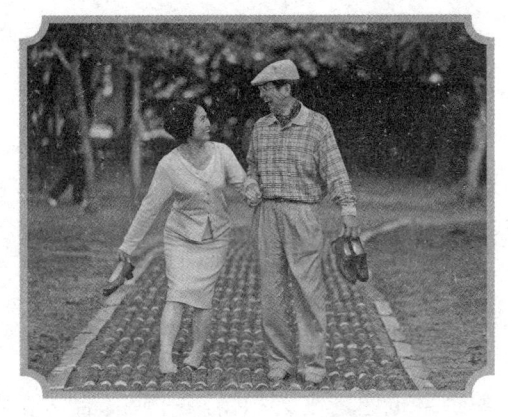

健步走速度的快慢是决定锻炼效果的关键因素，通常因人而异，可分为慢步（每分钟70～90步）、中速走（每分钟90～120）、快步走（每分钟120～140步）、极快速走（每分钟140步以上）。胃肠病患者采用健步走疗法时，只要逐渐延长路程，逐渐加快速度，逐渐减少中途休息的次数和时间，就可以增强体力负荷能力。经过一段时期的锻炼后便能自在地在1个半小时至2小时内走4～8千米，为了避免体力负荷过重，可以将每天一次步行的距离分为两次完成，但都需要在自我感觉良好的状态下进行。若是出现气短或胸闷，应立即休息或放慢步行的速度。

散步，最简便的脾胃保健法

俗话说得好："饭后百步走，活到九十九""没事常走路，不用进药铺"。散步是我国的传统健身方法之一，历代养生家们多认为"百练不如一走"。《黄帝内经》中指出："夜卧早起，广步于庭"，这里的"广步"就是散步的意思，提倡人们早晨起床后应到庭院里走一走。唐朝大医家孙思邈亦提倡"行三里二里，及三百二百步为佳""令人能饮食无百病"。此外，在《紫岩隐书》中也说："每夜入睡时，绕室行千步，始就枕"，以上说明了用散步健身的方法在我国已有了悠久的历史，是一种人们所喜爱而又简便易行的健身方法。

散步，可以缓缓步行，可以快速行走，也可以走走停停，时快时慢，各人可根据体力情况而进行。散步时应该让全身自然放松，去掉一切杂念，尽管杂事纷扰，仍应当保持一种闲暇自如的心态，可适当活动肢体，有意识地调匀呼吸，把注意力集中到呼吸上来，从容迈步。散步行走时可配合擦双手；浴眼、浴鼻、浴面、揉颈项、抓头皮、揉擦胸腹、槌打腰背、拍打全身等活动，以增强健身效果。

散步行走，通过四肢的自然摆动，全身关节筋骨都得到了适度的运动，从而使经络疏通，气血和畅，关节灵活，改善关节囊和关节面软骨营养，增强关节的灵活性，防止肢体废用性萎缩和骨关节退变，延缓腿的衰老。对于内脏来说，能使心肌加强收缩，心脏搏出量增加，达到锻炼心脏的目的。能加强肺的换气功能，提高肺活量，增加肺通气量，使呼吸变得深沉，心肺功能得到锻炼，有利于改善呼吸器官的功能。行走还能维护肌肉的血液循环，增强肌肉韧带的张力和弹性。

气功慢跑效果好

气功慢跑是一种气功与跑步相结合的有益运动，要求形动而心静，动而不乱，和缓不剧烈，静而不躁，使志安宁。坚持气功慢跑，对于防治胃及十二指肠溃疡、慢性胃炎、结肠炎等消化系统疾病效果显著。

气功慢跑的具体方法是：保持跑步的姿势，头正颈直，上身微向前倾，双目平视，两手自然地握成空心拳，前臂自然弯曲成90°。采用自然呼吸的方法，先是鼻吸口呼，当仅依靠鼻吸感到憋气时，可改用口鼻同时呼吸。这时口唇宜微微张开，舌头抵住上颌，让空气通过齿缝出入，呼吸宜均匀深长。全身保持一种放松的状态，保持乐观的心情，面带微笑，意守丹田，抛开所有杂念，只想跑步是强身的有效手段，通过跑步可以消除疲劳、精神振奋、增强体力和脑力，并消除病痛。

跑步之前，先原地站立，或缓慢行走，放松身心，调节情绪，调匀呼吸。做好心理准备后，再缓慢地小跑。跑步时，步子可以迈得大一些，但每一步都要踏稳，两臂随之前后摆动，尽量先以脚尖着地，以增强锻炼的效果。体质较差者可采用全脚落地，

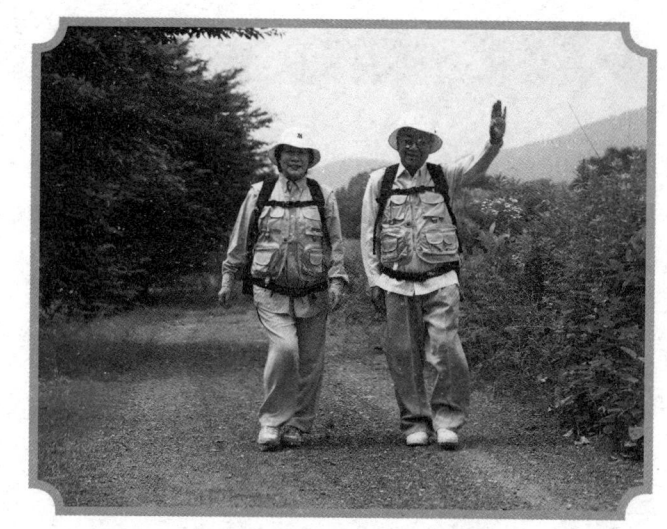

有利于保持身体平衡。跑步时间的长短，可视自身情况而定，以全身感到出微汗为宜。跑步结束后，要继续行走一段路程，做做深呼吸，两手在胸前画弧，让全身肌肉得以彻底地放松。

气功慢跑一定要注意姿势的正确。在跑步的过程中，人体处于运动状态，各个部位必须保持相应平衡，颈椎和腰椎处于身体平衡的中心部位，协调着四肢运动。身体过分摇摆，或跑步时姿势不当，就会使颈椎和腰椎的椎间力失去平衡，相应的肌肉群活动不相协调。长期如此，则容易诱发颈椎病和腰腿痛。气功慢跑要求在跑动时上身略微前倾，前脚掌先着地，接着脚跟着地，双臂摆动自然，身体不要过分摇晃。

应当注意的是，坚持气功慢跑锻炼，不能有任何勉强，因为它是与气功相结合的运动，讲究意守，讲究自然，任何勉强都于身体无益。气功慢跑运动量不大，体力消耗适中，适宜于平时缺乏锻炼及体质虚弱难以胜任快跑、长跑者采用。对于初练跑步者，开始可进行短距离跑步，然后逐渐增加路程。体弱多病者，往往在稍微运动后就会出现气粗出汗，可采用慢跑与散步结合的方法，即全身放松，意守丹田，跑几步，走几步，随着体力的增强，再慢慢减少行走量，增加跑步量。

有益于脾胃健康的医疗体操

体操作为一种运动方式，对于有脾胃疾病的患者来说可以起到很好的治疗作用。这种体操在饭前1小时至饭前20分钟进行。方法如下：

第一节：屈伸腿运动

预备姿势仰卧位，两臂自然伸直于体侧。

动作用力屈曲左腿，然后伸直左腿成预备姿势。左右交替各10～12次。

第二节：单直腿上抬运动

预备姿势同第一节。

动作。一腿伸直尽可能上抬，慢速进行，然后还原成预备姿势。左右交替各10～12次。

第三节：双直腿上抬运动

预备姿势同第一节。

动作两腿尽量上抬，两膝保持伸直位，收缩腹部，然后还原成预备姿势。重复进行8～10次。

第四节：屈伸双腿运动

预备姿势同第一节。

动作两腿并拢屈曲双膝，尽量贴近腹部，然后两腿伸直恢复成预备姿势。重复进行8～10次。

第五节：前弯腰两手触脚运动

预备姿势同第一节。

动作两臂上举，然后前弯腰，两手尽量触脚，然后还原成预备姿势。重复进行6～8次。

第六节：起坐抱腿运动

预备姿势同第一节。

动作两臂上举，吸气，屈左腿，上体起坐，两手抱左腿，呼气，然后还原至预备姿势。左右交替各6～8次。

第七节：原地踏步运动

预备姿势站立位，两手叉腰。

动作左右腿用力交替上抬，膝尽量贴近腹部，原地踏步，每分钟60～80步，进行1～2分钟。

第八节：上体前倾收腹运动

预备姿势两腿分立，两手叉腰。

动作上体前倾45°，收缩腹肌，然后还原成预备姿势。重复10～12次。

第九节：体侧屈运动

预备姿势同第八节。

动作上体向左侧屈，然后还原成预备姿势。左右各6～8次。

第十节：转体弯腰运动

预备姿势分腿站立，两臂自然下垂。

动作向左转体，同时向前弯腰，左手触左脚，然后还原成预备姿势。左右各重复6～8次。

第十一节：下蹲运动

预备姿势两腿分立，两手叉腰。

动作屈膝下蹲，然后还原成预备姿势。重复6～8次。

第十二节：腹部自我按摩

预备姿势自然站立，两手重叠置于腹部。

动作 两手有适度压力,顺时针方向按揉腹部,由里向外逐渐扩大按摩圈,共15～20圈。

跳舞亦能养脾胃

舞蹈是通过有节奏的、经过提炼和组织的动作和身体造型来表达思想感情的艺术,是一种可供人欣赏和调节情绪的艺术形式和娱乐行为。它不仅是表达思想、抒发情感、宣泄郁闷的好形式,还可以使一些疾病患者情绪安定、心情舒畅,缓解工作和生活的紧张、焦虑和激动情绪,使大脑皮质、中枢神经系统的功能失调得以缓解,促使身体功能得到恢复。

我国古代很早就懂得用舞蹈来健身治病。《吕氏春秋·古乐篇》说:"远古地阴,凝而多寒,民气郁瘀而滞着,筋骨缩瑟而不达,故作舞以宣导之。"据历史文献记载:"随康氏时,水渎不疏,江不行其原,阴凝而易闷,人既郁于内,腠理滞着而重腿,得所以利关节者,乃制之舞,教人引舞以利导之。"

跳舞不仅能促使脾胃疾病患者全身处于紧张状态的脾、胃、肠得以舒张,从而有利于脾胃的休息与恢复,并且还能直接通畅气血、舒筋活络、滑利关节,治疗一些消化型疾病,如食欲不振、消化不等;慢性肢体关节疾病,如肩周炎、风湿性及类风湿性关节炎、脊椎增生、某些程度较轻的中风后遗症、肢体活动不利以及手足麻木酸痛等症。

对于跳舞带来的巨大功效,我们还需要知道这样一个问题:不是所有类型的舞蹈具有同样的养生功能,而是不同的舞蹈能够达到不同的养生效果。

跳1小时的华尔兹舞,相当于人们步行2000米的路程。

跳交谊舞,听着音乐,踩着节拍,两人互相配合,使人沉浸在轻松自如、愉快和谐的气氛中,大脑处于最佳的休息状态,使心神安和,疲劳消除。

轻松、奔放的迪斯科,它的特点是节律性强,使人兴奋欢畅。其舞曲节奏明快,优美动听,使人情绪欢乐高涨,紧张的神经、肌肉得到松弛,血液循环得到改善。由于迪斯科以腰部扭摆为中心，带动全身关节、肌肉有规则持续地运动，故能增强心肺功能，增进肠蠕动，并能舒筋活络，疏通气血，还有减肥健美等作用。

需要注意的是，在选择跳舞健身的时候应根据民族、地区及个人爱好等选择合适的舞蹈内容，要以患者喜欢、易学易行并适合病情及个人体质状况等为原则，不必刻意追求舞蹈的艺术性，仅以愈病为目的。一般每日可进行1～2次，每次的时间可根据身体状况而定。

放松肩部养脾胃

不经常运动的人，特别是办公室工作人员，因为用电脑的缘故，双肩容易紧张而不能松沉，乃至影响到颈椎和整个后背，好像背着重物。从外表看来，这类人双肩习惯性上耸，即所谓的"架肩"，长此下去脾胃之气容易积滞，进而面色苍白，四肢瘦弱，抑或是虚胖，体力不佳，从中医角度来看，这些均是脾胃虚弱，气机壅滞所导致的。因为双肩为中焦气血流通的要津，明朝李梴在《医学入门》的保养导引法之"开关法"和"起脾法"，均是用松肩的方法以调理脾胃之气。一般人上肢用力，力量往往锁在肩关节而透不到双手，但是传统锻炼方法则要求松肩，力量在肩关节不停留，直接贯通到双手，如太极拳、形意拳、八卦掌等均有如此要求。下面为大家介绍一种锻炼双肩的方法，以打通肩部的滞涩，恢复气血流通。

预备式

坐在椅子上或放松站立均可，两手交叉抱胸。

摇肩

左右转圈摇摆，肘尖的轨迹呈"∞"字形，大约100次。

🌀 转肩

两手自然下垂,手指自然伸直,肩膀用力由后向前转圈(后—上—前—下—后);之后由前向后转圈,各 100 次。要领:动作缓慢柔和,手臂放松,垂直下坠,好像挂在肩膀上的钟摆一样,丝毫不着力。

🌀 开肩

本动作是在走路过程中完成的,走路时双手随步伐前后摆动,像解放军叔叔的"齐步走"。手的摆动水平的高度在肚脐和胸之间,大约在中脘、上脘的位置。要领:步伐不要太快,要像散步一样放松,手臂像钟摆一样摆动,手指自然伸直,全身放松。

以上动作 1、2、3 可连续做,每次大约半小时,适合于办公室工作人员疲劳时缓解压力,放松身心。动作 4 可在上下班走路时做,每次最好持续半小时。

锻炼一般在 10 分钟后就会感觉肩关节周围发热,30 分钟后会感到整个背部包括颈椎,都会有温热的感觉,说明通过运动阳经气血通畅,颈椎、肩周、失眠、头痛等疾病会得到缓解。在做动作半小时后,手指会有温暖而柔软的感觉,说明手三阴经逐渐通畅,心、肺、脑血管疾病都会有所减轻。

本方法简单,但是功效卓著,长期锻炼可以增进食欲,健壮脾胃,增强体格。我们看看为什么参过军的人体质都比一般人要好?他们面色红润、声音洪亮、精神面貌和体力都非常棒!包括大学生军训,我的一个同班同学军训后连晕车都治好了。其中一个重要的原因,那就是天天齐步走,暗合妙道,松开双肩,脾胃之气调畅,中焦脾胃是后天之本,它一旦强壮,自然有病祛病无病强身了。晕车本是脾胃病,用这种方法治疗自然会收到良好的效果。

办公室工作人员,精神压力比较大,工作长时期不活动,难免心情郁闷,进而影响脾胃功能,食欲不振,消化不良,面色萎黄,睡眠不香。遇到这种情况,您可以在饭前饭后、睡觉之前花 10 分钟做一下松肩,使气血运行通畅,如果持之以恒,食欲逐渐就会旺盛,睡眠自然就会香甜。

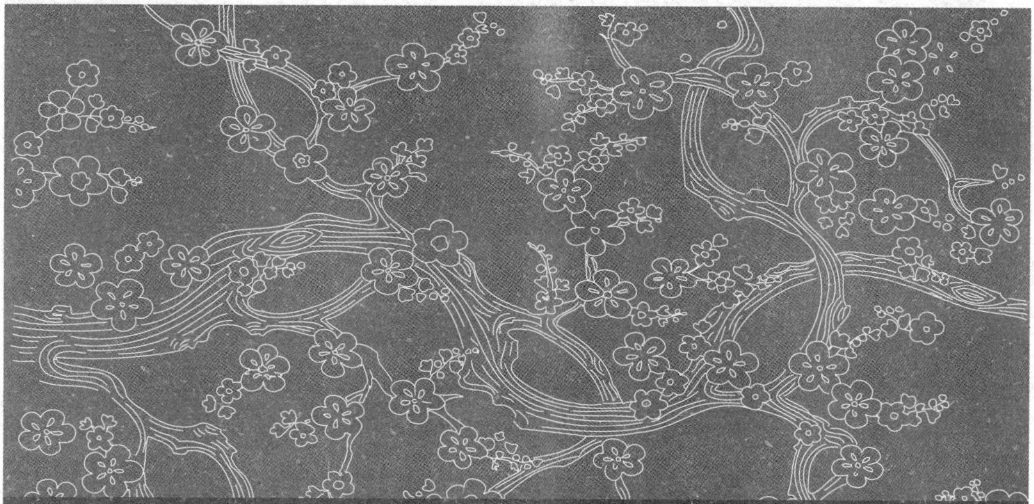

【第七篇】
情志好坏能左右脾胃健康

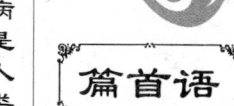

篇首语

脾胃病是人类常见病、多发病之一,它的发生多与外邪、饮食不节、情志因素、素体脾胃虚弱等密切相关,而情志因素已成为不可忽视的重要致病因素。所以,要想养好你的脾胃,一定要注意情志养生的重要性。

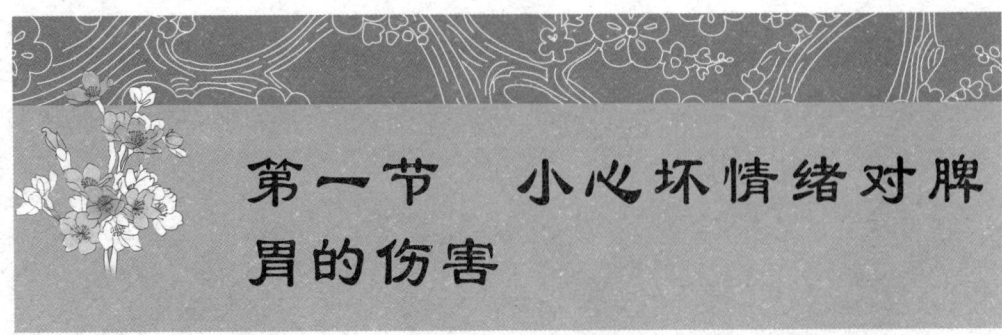

第一节 小心坏情绪对脾胃的伤害

七情与脾胃的关系

人的七情是指喜、怒、忧、思、恐、悲、惊，其中思、悲、忧、怒与人的脾胃关系最为密切。人非草木，孰能无情？

人为万物之灵，喜怒哀乐，本是人之常情。然而，不良情绪反应太强，时间持续过长，则会成为人体重要的致病因素。

思

思虑伤脾胃。思虑是集中精力思考问题的表现，若太过，则会损伤脾胃，引起食欲不振、腹胀腹泻、头脑胀痛，甚至肌肉消瘦等症状。长期思虑过度，还可影响心神，可造成神经系统功能紊乱，轻者经常失眠，形体消瘦，重者则会神经错乱。所以脑力劳动者，应该学会放松自己，劳逸结合。

忧、悲

忧、悲伤肺。悲是伤感而哀的一种情志表现，忧是情绪消沉郁结的状态。若悲、忧太过，则耗伤肺气，进而涉及脾胃，可引起脘腹胀满、饮食不下、四肢乏力等症状。长期处于悲哀状态中的人，机体容易衰老，很少有脾胃不健康而长寿者。《红楼梦》中林黛玉心地狭窄，争强斗胜，郁郁寡欢，最后伤及元气而早夭，实为可鉴。

怒

怒伤肝。若大怒不止，则肝气横逆，亦可犯脾胃而致腹胀、腹泻、呕吐、呃逆等症状的发生。人常在暴怒之下不思饮食，即是这个道理。经常发怒的人，俗称"肝火重"，故提醒那些"肝火重"的人要想保养好你的胃，就要少生气。

综上所述，我们可以清楚地知道，七情过度损伤脏腑，并非指损伤自己相应的一腑，而是多脏俱损。特别是居于中焦的脾胃，总是会受到多种情志的"围攻"。所以，要想养好脾胃。就应当重视自身的思想修养及精神调摄，客观对待事物的变化，使自己的精神处在乐观、愉快、安静、平和之中。否则，脾胃就会受伤，到那时就追悔莫及了。

脾在志为思，过思则伤脾

中医学认为，人体的喜、怒、悲、恐、惊等情志变化都是与五脏六腑息息相关的。在中医学的五行学说中就将五种情志与五脏相对应了。如五种情志为：怒、喜、思、悲、恐，它们对应的五脏分别为：肝、心、脾、肺、肾。

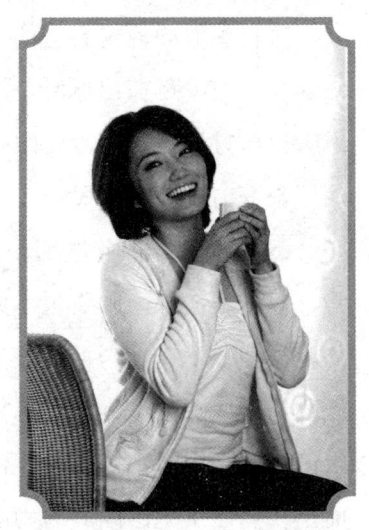

所以中医认为"思为脾之志"，思是精神高度集中地思考、谋虑的一种情志。《灵枢·本神》说："心有所忆谓之意，意之所存谓之志，因志而存变谓之思，因思而远慕谓之虑"，因此又常将思虑并称。人们的情志活动都与思有关，思而肯定则为喜，思而否定则为怒，思而担心则为忧，思而未及则为惊、恐，所以思是人类情感产生的中心。

思作为人体的一种情志活动，是正常的而且也是必需的。一个人如果不会思考，则无法立足社会，不能正常地生存下去。但是，当人们面对某一问题思虑过度，或者思虑时间过长，百思不解仍思不休止，超过了人体自身所能调节承受的限度，而在思想认识上，又不能主动或被动地转移这种不良情绪状态时，思就成为一种致病因素，对机体构成危害，从而造成各种疾病。

《素问·举痛论》如是说："思则心有所存，神有所归，正气留而不行，故气结矣。"意思是说，一个人如果思虑太多，精神过度集中于某一事物，就会使体内的正气停留在局部而不能正常运行，以致"思则气结"。"思则气结"就会伤及脾，使得脾的升降功能失常，脾气郁结，运化失健，发生胃脘痞闷，吃东西不香，消化不良，腹胀、便溏等不适。脾是后天的根本，脾伤则气血生化乏源，因此，还会出现心神失养等诸多疾病，像失眠、神经衰弱等问题都是这种情况。

众所周知的《三国演义》中的军师诸葛亮，虽一生足智多谋，运筹帷幄之中，决胜于千里之外，但最终却也因思虑过度而死。留下了"出师未捷身先死，常使英雄泪满襟"的千古遗憾。还有民间传说梁山伯与祝英台的故事，多情的梁山伯也就是因思念祝英台过度而命归黄泉。春秋末期，楚平王昏庸无知，轻信谗言，杀害了敢向他提意见的大臣伍奢，并通令追捕伍奢的儿子伍子胥。伍子胥闻知连夜出逃，可在出城时，追兵已紧卡关口，伍子胥躲进朋友家中，焦虑不安地思考出城方法，一夜没合眼。待到第二天，他一照镜子大吃一惊：一夜间，头发胡子都变白了。至今民间还流行："愁一愁，白了头"的谚语。

还有一些从事脑力劳动的人，一说吃饭多是兴致不高，因为他们整天都在思考，思多了伤脾，脾胃也不爱干活了，自然也不爱吃东西了，这些人大多是消瘦的。很多孩子在高考期间，也会出现吃不好、睡不香的现象，这也是思虑太过的原因。现代医学认为，过思还会引起肠胃的神经官能症、消化不良症，甚至引起胃溃疡。从中医观点来说，由于脾运化不好，容易引起气结，导致腹部胀满，从而出现气血不足，四肢乏力的症状，形成气郁，并进一步发展为血瘀、痰瘀。还会引起女性月经提前、延后，甚至闭经。

如果出现这一问题该如何解决呢？中医认为，治疗忧思成病，应当用激怒疗法。以怒胜思是中医情志相胜的治疗方法之一。中医认为，思为脾志，怒为肝志，因木能克土，而脾属土，肝属木，所以可用肝之志——"怒"来治疗各种由脾之志——"思"引起的疾患。即用激怒的方法，使忧思之情感得到缓解。

《后汉书·华佗传》载：一太守因思虑过度而生病，多方服药不愈，请华佗诊治，并送以重礼。华佗与太守之子商定，虽接受了礼物，但迟迟不给他治疗，后又不辞而别，并留下一封书信咒骂他。太守大怒，派士卒追捕华佗，但无踪迹。太守暴怒至极，随吐瘀血数升，顿觉病好了许多，几天后痊愈。事后其子告诉他说，这是华佗想的办法，怒可以胜思，怒气一发病就好了。

金元朱丹溪治疗一女子。该女子婚后，其夫经商 20 年未归，于是相思成病，不思饮食，卧床不起，如呆如痴，服药无效。朱丹溪诊后告诉其父，此为久思气结，单纯药物难以治愈，需情志疗法。嘱其父打了女儿几记耳光，责骂她有外遇。该女受了委屈，十分生气，嚎哭叫嚷了几个小时。朱再叫人劝解，并辅以药物，则思饮食。不久又将其夫唤回，病不再发。

所以，在日常生活中，倘若遇到"百思不得其解"的事情，最好就不要去"解"它，因为越"解"越不顺，最终可能导致"气结"。人的一生当中，不可能一帆风顺，因而尽量让自己放宽心，日常生活中，起居要有规律，多运动，保证睡眠；在饮食上，不妨多吃竹笋、银耳、桂圆、蜂蜜等静心、安神食物。也可以通过揉按脾经来健脾，并且这是一种最安全有效且持久的方法。按摩方法是循经按摩，每天按 15～20 遍即可。但是要注意坚持，不妨把每天按摩脾经当做一种养生保健的习惯，相信这对你的一生来说都受益匪浅。

生闷气会伤害你的脾胃

生闷气，就是自己和自己过不去。会生活的人，都懂得自我解脱、自我调节，遇到烦恼的事能够不想它或驱散它；而爱生闷气的人则不然，常把盲目的、无用的怨恨和遗憾留在自己的思绪里，不能摆脱心中的烦闷。这不是在自我折磨吗？

生闷气，并不都是因为生活中遇到不幸事件、不如意事情，更多的时候是人的主观内在素质的弱点造成的。尤其是性格内向的人最爱生闷气，遇到不顺心的事常常郁积于心，不肯向人吐露，陷于焦虑、苦闷之中而不能自拔。过于注意自我，为个人利益患得患失，也会导致爱生闷气。想得到的利益而没得到时，有"患失之忧"，得到了又产生"患得之忧"。总之，得也忧，失也忧；进也忧，退也忧；一天到晚忧心忡忡。

一本医学杂志曾有这样的报道：生闷气危害多，它将直接侵犯到我们的健康。其中最明显的特征是，气填于胸后会不饥不渴，气滞于胃，会使消化系统停止蠕动。也就是平时生闷气者常愤懑地说："我不吃了！气都气饱了。"偶尔赌次气无妨大碍，一而再，再而三地这样赌气，与自己的肠胃过不去，那可就会闹出胃肠病来。

心理学家曾说过，一个人的痛苦若与他人分担，痛苦就减少了一半；一个人的快乐若与他人分享，快乐就增加了一倍。可见人与人之间感情的交流是多么重要。可惜许多人认识不到这一点，遇到烦恼宁可自己躲到一旁去生闷气。殊不知，正当你赌着气的时候，疾病就有机可乘了，尤其是你的胃肠，也会生气、闹毛病。因此，生活中我们应积极培养乐观开朗的性格，平时多与人进行沟通，使生活多一些快乐，多一些幽默。因为"幽默"是快乐的加速剂。

如果实在气愤难平，影响到身心健康，建议去找自己最信任的朋友聊聊或是找心理咨询师谈谈，倾诉内心的苦闷，也许会让我们的心情得到放松。

另外，做一些放松运动，如瑜伽、太极，或者去参加一些自己喜爱的运动，到户外去呼吸呼吸新鲜空气，把心事扔到一边，也对心情的放松有帮助。

注意心理不要超负荷

人的心理承受能力有一定限度，如果所受的刺激超过了这个限度，即为心理超负荷。医学研究证实，人体在心理超负荷状态下，体内植物神经功能和内分泌系统会出现剧烈变化。若持续时间过长，不仅会严重损害人的心理健康，而且会造成人体某些重要器官的功能衰竭，引起疾病或使原患疾病急剧恶化，甚至诱发猝死。这一点对高血压患者来讲尤为重要。

那么，如何知道自己的心理是否超负荷呢？有专家经大量研究发现，有五条标准可以判断人的心理负荷。

1. 近期（1～2周内）受过强烈的劣性精神刺激，或较长时间内连续反复受到劣性刺激（如亲人的伤亡、失业、恐怖事件等），精神一直持续在紧张状态之中。

2. 较长时间（2周以上）内经常出现疲惫感，尤其是清晨起床后仍感到很疲倦，或出现原因不明的极度疲劳。

3. 懒言、寡语、抑郁、不愿与他人交往、心慌意乱、烦闷不安、没有明显原因的嫉妒和妄想、好生气等。

4. 食欲下降、头痛、失眠、便秘或腹泻、血压波动、心律不齐等。

5. 工作和学习效率下降，注意力不集中，记忆力减退等。

如果一个人出现了三项或三项以上的上述情况，那么就基本表明此人现在的心理世界在超负荷运行，千万不可轻视大意。一旦发现自己的心理超负荷，最好马上进行心理调节，适当停止工作或减少工作量，加强休息，适当进行身体放松和锻炼，同时注意消除劣性精神刺激的影响。

过度劳累会伤脾胃

过度劳累包括劳力过度、劳神过度及房劳过度三方面。

劳力过度

指较长时间的过度用力而积劳成疾。劳力过度则伤气，久则气少力衰，神疲消瘦。故有"劳则气耗"、"久立伤骨，久行伤筋"之说。

劳神过度

指思虑劳伤过度，耗伤心血，损伤脾气，可见心神失养的心悸、健忘、失眠、多梦，以及脾失健运的纳呆、腹胀、便溏等症。

房劳过度

肾藏精而主封藏，肾精不宜过度耗泄，若房事过频则耗伤肾精，可出现腰膝酸软，眩晕耳鸣，精神委靡，性功能减退，或遗精、早泄，甚或阳痿等症。

过度的脑力劳动，大脑神经持续兴奋，会抑制其饥饿中枢，同时引起交感神经兴奋、迷走神经抑制，进而可产生腹胀、食欲不振、消化不良以及腹泻、便秘等，加重病情。中医也认为，过度思虑会伤脾气，导致脾气郁结、脾胃功能失调。

过度的体力活动，可使人体胃肠道系统的免疫抗病能力和代谢能力下降、应激反应失调，有慢性胃肠道疾病的患者在此种情况下，很容易诱发加重病情。中医也认为，形体劳累可先伤人体的元气，进而损伤脾气，引起脾虚气弱。

因此，应该劳而有度、劳逸结合、脑力劳动和体力劳动相结合。脑力劳动者，在稍觉大脑疲倦时，应该起来适当做些活动，散散步、做做操，对于脑力的恢复和神经的调节很有好处；体力劳动不宜时间过长，体育锻炼和其他活动也不宜过于剧烈。

压力过大会对脾胃造成伤害

许多白领阶层的男性会觉得腰酸背痛、无精打采，有的人神经衰弱、食欲不振，还有的人觉得干什么都没意思，浑身没劲儿，回家就想睡觉等。所以，经常有人要调换工作单位，来调整自己的心态。这种症状被称为慢性疲劳综合征，是日益加快的生活节奏和充满竞争的工作压力造成的。

《管子》有云："起居不时……则形累而寿命损。"意思是说长期生活不规律，往往会影响身体的健康。如今快节奏的生活虽然让人们享受了物质生活，却让健康慢慢离我们远去。别的不说，就拿饮食来说吧！快节奏的生活让很多人吃饭仅仅是为了满足于单纯的填饱肚子。也许一瓶矿泉水、一份快餐、一个汉堡、一杯可乐就骗过了我们的肠胃，但我们却忘了健康的含义。

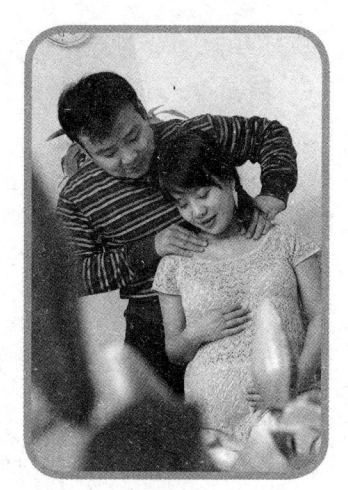

现在大多数人都是工薪阶层，工作那么忙，也许早上在路上买几根油条就解决问题了，中午更是随便来点快餐凑合凑合，晚上再大鱼大肉地猛吃一顿。更有甚者，今天中午不忙，12点准时吃了午饭；明天忙，下午2点午饭还没有着落。其实这种饮食习惯是不健康的，很容易让脾胃受损。我国古代的《尚书》中早就有"食哉为时"的说法，也就是说吃饭要有固定的时间，这样才能保证脾胃正常地上班、下班。中医学上说，胃、胆、大肠、小肠、三焦、膀胱这六腑是食物消化和吸收的通道，六腑共同作用才会"传化物而不藏"、"以通为顺"，胃工作结束以后，其他五腑才会按照正常的顺序工作。如果吃饭的时间混乱了，那么自然六腑的工作也会打乱，从而引起六腑壅塞不通。

不少人都有过这样的经历，如果因为工作忙熬了一宿，第二天白天怎么补觉也感觉浑身不舒服。脾胃也是一样的，如果本来该工作的时候不工作，本来应该休息的时候却加大工作强度，是很容易造成脾胃损伤的。

以前有人做过这样一个试验，用两只羊，把其中一只羊独自放在一个羊圈中，另外一只与一只狼圈在一起，结果没过多久，那只与狼在一起的羊就因为胃病而死。因为那只羊时时防备着身边的狼，即便在吃草的时候也不敢放松警惕，生怕一个不小心成了狼嘴里的食物，整天处于精神紧张之中。这样时间一长，胃病自然也就会找上门来，这只可怜的羊最终也因为胃病而死亡，成为狼的一顿午餐。相同的道理，如果人整天处在精神紧张的状态下，生怕自己的工作没有完成好，自然也就会"食之无味"了，如同一个机器般机械地进食，到头来也会损伤脾胃的。

据调查，第二次世界大战（"二战"）结束以后，前苏联人中发病率最高的有两种病，一个是高血压病，另外一个就是胃溃疡。为什么那时胃溃疡也是多发病呢？这除了与当时粮食紧缺有关外，也与当时的战争环境有关。"二战"期间，战乱不止，人们的精神状态都比较紧张，整天在生死的边缘挣扎，饭自然吃不好，胃溃疡也就很容易发生了。

因此，需要告知大家的是良好的情绪有助于脾胃的正常活动，而抑郁、焦虑、急躁等情绪则是胃病发生、发展的诱因，可直接或间接导致食欲下降、消化不良等，因此要注意在日常生活中调摄情志，避免不良情绪，调节好精神压力。精神上的疲惫和肉体上的疲惫不同，无论怎样休息，都很难恢复。现代人应学会不积累压力，懂得释放压力。给您的建议是：

1. 不论再怎么忙，一天之中都要有休息的时间，5分钟也好，10分钟也好，都是非常重要的。

2. 可以在办公桌上养一盆小花草，水生植物比较好看。透明的玻璃花瓶，水中细细的沙子或是光滑的鹅卵石都很赏心悦目。

3. 喜爱美术的朋友可以在办公室放几本画册或摄影作品，抽空翻翻。女性职员甚至可以准备一个小镜子，照镜子也是放松心情的好办法。

4. 如果有可能，可以减慢工作的节奏。

5. 做不完的工作最好留到第二天再做，如果一定要加班，第二天尽量休息半天。偶尔"懒惰"一下是长寿的秘诀。

6. 下班了，可以不必着急马上出门，轻轻地伸展全身，放松肩部，然后向两侧、再向下弯弯腰，扭扭头，尽量活动一下所有能动的部位。

7. 回到家，第一件事就是解除一切有束缚感的东西，比如西装、领带、袜子、皮带、手表等，换上轻松舒适的衣物，为白天的紧张画一个句号。试着抛开一切，完全放松，好好休息片刻再做家务。

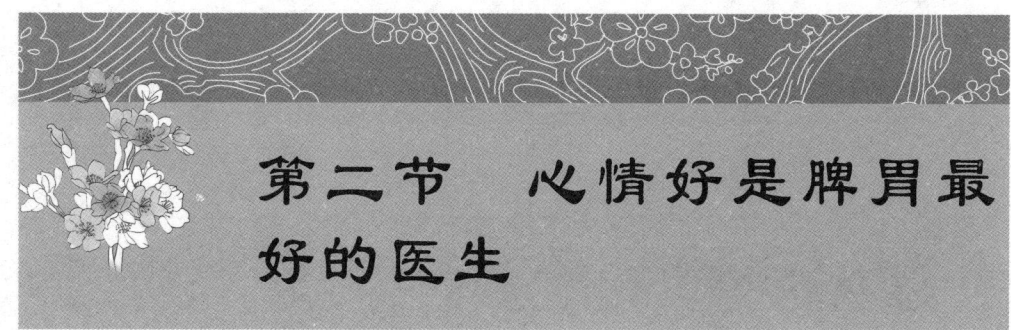

第二节 心情好是脾胃最好的医生

怎样让脾胃不"生气"

你知道吗？脾胃也会随着你的喜怒哀乐而喜怒哀乐，那么如何才能让你的脾胃不"生气"呢？以下方法供你借鉴。

学会自我劝导

当你处于不利环境时，首先要客观认识现代社会，压力大、工作强度大是普遍现象，可通过听音乐、读书、进行体育锻炼等来调整心态，排遣不良情绪。另外，要正确评估自己的实际能力，对自己过高的期望值可能会造成不必要的挫败感。

适时舒缓压力

保持健康的心态，尽量避免情绪持续波动。如果出现了心理问题，不要孤立自己，其实有很多可以求助的对象，比如向好友倾诉，即便他（她）不能帮你解决问题，倾诉的本身也会舒缓您的异常情绪；去专业的心理咨询机构咨询，从业人员具备专业的心理知识，能有针对性地选择不同的心理治疗方法，帮助您摆脱困扰；上互联网，通过网络可以表达、宣泄自己的情感，但必须很好地保护自己的隐私。

及时求医

不良心理因素会导致或加重脾胃疾病的发生和发展，反过来，脾胃疾病同样也会影响患者的心理状态。因此,当脾胃疾病患者出现消化道症状时应及时就诊,尽快查明原因,进行有效的治疗,以免疾病进一步恶化,导致不良情绪的加重。

教你怎样放松精神

现代社会生活节奏加快,世事变化不定,各方压力增加,很容易引起人的精神紧张。日常生活中我们也随时处于紧张状态,比如,交通堵塞或繁忙的电话铃声响个不停,家庭或工作上、人际关系或经济问题遇到困难,以及搬迁引致朋友分离和重新适

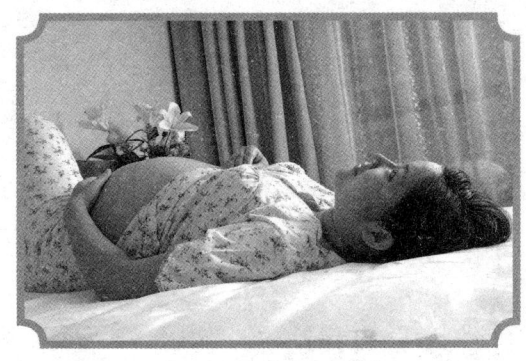

应新环境。不过,无论什么原因引起精神紧张,我们都应知道怎样应付这种情绪反应,减低它对身心健康影响的危险。在这里我们介绍几种放松精神的方法:

让放松成为习惯

美国著名的精神病理学家布利尔肯定地宣称:"健康状况良好而常坐着工作的人,他们的疲劳百分之百是由于心理因素,或是我们所谓的情绪因素。"因此,我们必须要学会放松。放松是解除精神紧张疲劳的好方法。既然放松也是一种习惯,那么原来没有这种习惯可以慢慢培养。在任何时候,无论工作还是学习,都要让自己放松。这里摘录卡耐基先生学会放松的建议,希望给患者朋友以启迪。

"随时保持轻松,让身体像只旧袜子一样松弛。我在办公桌上就放着一只褐色的袜子,好随时提醒自己。如果找不到袜子,猫也可以。你见过睡在阳光底下的猫吗?它全身软绵绵的,就像泡湿的纸。懂得一点瑜伽术的人也说过,要想精通松弛术,就要学学懒猫。我从未见过疲倦的猫,或精神崩溃,因无法入眠、忧虑、

胃溃疡而大受折磨的猫"(《人性的弱点》)。学会随时随地自察自省,有意识地看看自己的肌肉是否在紧绷着,慢慢就会养成放松的习惯,随着放松习惯的养成,你就会发现紧张焦虑的情绪再也不会时时光顾你的心扉了。

深呼吸法

只要空气质量不是太差,你随时随地都可以进行深呼吸。深呼吸是一种很好的缓解紧张的方法。进行深呼吸,一定要注意动作到位,深吸气,直到再也不能吸,然后缓缓呼气,感觉将胸腔气体都呼尽了,如此反复几个回合,你会发现自己紧绷的神经松弛了不少。

学会忙里偷闲

在每日工作中,忙里偷闲数分钟,有助于松弛神经,使你对周围发生的事情有更清醒的认识。每周安排娱乐、消遣或运动的时间。经常运动是缓解精神紧张的良方。身体健康使你精神焕发,影响你对周围事情的看法。事实上,很多大公司都为员工提供健身计划,借此消除压力,提高工作效率。

尝试拥有自己的信仰

信仰令人健康愉快,生活正常。一旦真正拥有了自己的信仰,你会感觉生活不再盲无目的,任何事情都有了存在的意义。在面临压力或某种突发事件时,不会再束手无策,坚定的信念会帮助你渡过难关。

静坐放松法

静坐是一种松弛神经的好方法。找个舒适、安静的地方,尽量排除外界的干扰。可找一把椅子,像坐禅一样选择盘腿姿势,然后闭上双眼,全身放松,吸气时,心中默念"1",呼气时则默念着"2",不要故意去控制或改变呼吸频率,要很规律地吸气、呼气,如此持续20分钟。当你睁开眼睛的时候,你会发现紧张不翼而飞,取而代之的是非常平静的心情。

笑是脾胃最好的医生

笑,是最廉价的天然良药。笑,是嘴边的一朵花,在颈上花苑里开放。笑是"美容师",笑是"长寿经"。美国斯坦福大学医学院的专家们说:笑是一种运动,或者说是一种静止的跑步。一次欢笑能使呼吸运动加深,肺活动增强。笑又能使胃体积缩小、胃壁张力加大,消化液增多,饮食增进。笑声中心跳加快,血液流速增强,面部及眼球的血液供应充足,从而使面颊红润,眼睛明亮,精神焕发。笑能使大量肌肉得到运动,从面部的微小肌肉直到腹部、背部和四肢的大块肌肉。3分钟的笑能代替15分钟的体操。

要知道,脾胃也是"有感情"的。正如我们前面所讲,我们的七情六欲都会影响脾胃的健康。而且,情绪对脾胃的影响,我们在日常生活中就能明显感受得到。比如我们心情抑郁、情绪低落时,就会茶饭不思。相反,轻松的环境和愉快的心情却会让胃口大开。

有一个国外的医生曾做过一个不良情绪对胃肠影响的实验,结果是:当病人愤怒、怨恨或焦虑时,胃和脸一样充血而发红,并且许多的胃酸腐蚀胃黏膜;当病人悲伤、沮丧或忧郁时,胃黏膜就变得苍白,胃液分泌不足,胃的活动也减少。可见,一个人不开心会影响他的胃肠功能。

为了让我们的脾胃变得更坚强,我们应该学会用笑来面对现实生活,不管生活是苦还是甜。当我们笑的时候,可以收缩腹肌,消除消化管紧张,改善食欲不振、便秘、消化不良等胃肠问题。

有这样一个小故事:据说,元朝有一个书生娶了一个漂亮的夫人。这个书生对夫人特别疼爱,而夫人也是知书达理之人。两个人非常的恩爱,可是好景不长,这个夫人得了一场大病死了。自此,这个书生沉默不语,且茶不思饭不想,吃什么也没有胃口。家人为其找了很多的医生来看,也没有看出什么结果。这时名医朱丹溪听说了此事,很为这个小伙子的痴情感动,便主动来为其治病。朱丹溪为其把完脉后,就直接对书生说:"从脉象看你是有喜了,问题不大,吃几副药就好了。"刚说完，书生哈哈大笑，他笑朱丹溪徒有虚名，居然为自己诊出喜脉来，简直是太可笑了。后来，这个书生经常拿这件事当为笑料，遇人就说，说完就笑……没想到，笑过几次后，他感觉自己又有活力了，以往的抑郁都一扫而空了，且胃口也好了。后来，这个书生也明白了朱丹溪的良苦用心，特登门拜谢。

可见，时常笑一笑，对脾胃还是非常好的。但是有人说，生活太苦，能够博人一笑的事情实在是太少了。要知道开心比金钱还要珍贵，它是不会自己跑到你的口袋里去的，要学会给自己找乐子。可以在心情不好的时候多出去走走，看看外面优美的户外环境，让美景带动外面的情绪，或者是读一读优美的文章、看一看喜剧片，都是可以的。另外，还可以听听自己喜欢的悦耳的音乐，利用音乐来改善我们的精神状态。《乐记》中曾记载："凡音之色，由人心生也，物使之然也。"《类经附翼》中讲到："乐者音之所由生也，其本在人心之感于物。"音乐首先感受于心，心又主宰着人的神与志，活泼欢快的乐曲能使人精神振奋，喜笑颜开，起到调养脾胃的作用。

人生不如意十之八九。当你不开心时为什么不选择笑一笑呢？忧愁也是过一天，快乐也是过一天，何不快乐过一天呢？为什么要自己给自己找不开心呢？

同任何事物都有两重性一样，笑对于人体也并非绝对有益。哪些人哪些时候不宜大笑呢？吃饭时不要大笑，避免"呛着"。大笑可能使会厌反射失灵，食物有可能误入食管。腹腔手术后一段时间内，病人不宜"捧腹大笑"。由于大笑之时，腹腔压力增强，使愈合不良的伤口裂开，即所谓"笑破肚皮"。一些人大笑之后，下颌关节脱位，口不能闭合，这就是我们常说的"笑掉大牙"。有严重心血管疾患者不宜大笑。过分的或者不合时宜的笑，不仅于健康无益，有时甚至造成危害。

怎样拒绝做敏感人的肠胃

医学研究认为，情志失调，胃气上逆，胃失和降，均可发生呕吐。同时，胃气失于和降，"不通则痛"，即是医学上所说的胃痛病、腹痛病、慢性胃炎。敏感，必会导致劳倦内伤，脾胃受制，运化失司，而致泄泻。由此可见，敏感会引起一系列胃肠方面的不适，导致胃痛、腹痛、慢性胃炎等病症。由于胃肠失调，食欲不振，热量的摄取量很低，摄入鱼肉类的蛋白质不足，造成贫血而乏力，容易紧张、不安，更易产生对人的不信任。

因此，在现代生活中，认识到自己过于敏感的人要善于调整心态，以下方法供你参考。

1. 要善于倾诉。找朋友和亲近的人，或心理医生倾诉自己的烦恼。这是最直接有效的减压的办法。说不定你的"烦心事"，在他们看来"这有什么难的"，无意中就找到了解决办法。

2. 别怕伤脸面。如果有不高兴的事情，就写在脸上，而不是埋在心里，让别人知道你"不快乐"，伤了脸面总比伤了心要好得多。而且别人很可能因此会尽量避免做出令你不快的事情。

3. 别反复猜测。很多压力都源于工作中的失意，如果晋升、加薪的需求没有实现，自己不要无休止地猜测，不妨去问一问上级，反正又不违法。积极主动在很多时候都是被人欣赏的。

4. 别苛求理解。人都需要理解，但是不能因为"不被别人理解"就止步不前。你不会被别人完全理解，正如你不会完全理解别人。凭什么苛求理解？凭什么不去试一试？

5. 尽量多参加一些活动。试着进行一些轻微的体育锻炼，看电影、电视等；参加不同形式和内容的社会活动，如讲演、参观、访问等，但不宜太多。

6. 不妨把自己的感受写出来。写完进行分析，哪些是消极的，然后想办法摆脱。

另外，要注意进食些利肠清胃的食物，每日三餐吃些高蛋白质食物，如牛肉、猪肉等；要多吃乳类制品，多喝牛奶。如果持续不断吃这些食物，体力将得到恢复，猜疑、不安的状态将会减轻，从而逐步使自己转而变成积极、富有行动力的人。

慢工作，给紧张的神经松松绑

慢工作，并不是拖沓、懒惰、敷衍、毫无效率地工作，而是指不要一味地埋头于工作，甚至成为办公室里来回穿梭的"子弹头"，要注意工作时的张弛法则，从而更有效率地工作。尽管还需要为工作和业务拼搏，但在努力工作的同时也要给自己留有空间，俗话说，不会休息的人就不会工作，慢工作代表着更为自由、弹性的工作方式。那么，如何才能让工作"慢"下来呢？给您如下建议：

1. 按计划行动，明确的计划可以避免很多重复劳动。

2. 为了快乐而投入工作，要喜欢你做的事，做你喜欢的事。抱怨和心理负担只会增加内耗，浪费精力。

3. 营造舒适的工作环境。即使无法改变办公室的大环境，办公桌周围的小环境还是可以改变的。一盆绿色盆栽，一束鲜花，一幅风景画，一条游动的金鱼，都会让你的心情放松。

4. 连续工作两个小时后适当休息。长时间工作不但工作效率会下降，而且发生颈椎病、腰椎病和痔疮的概率也会大大增加。

5. 长期面对电脑的脑力工作者需要做眼保健操。

6. 在办公室放些健身小器材，比如小哑铃、指力扣等。

7. 按时进餐，并且不要经常用汉堡作为工作餐。

8. 不到万不得已不要加班，尽最大可能将工作和生活分清楚。

乐观会使你的生命充满阳光

乐观是无形的，但它是有力量的，而且乐观的力量又是超乎想象的。它可以使你的心灵永葆青春，使你的生命光彩夺目，使你的周围洒满成功的阳光，也会使你的胃肠喜气洋洋。

养好脾胃身体健

情志的变化与五脏之间的联系，就胃肠而言，"思伤脾"，思虑太过会对脾胃的功能产生不利影响，长期紧张，精神抑郁或愤怒，恐惧或心情苦闷，忧思郁结，往往会引起或加重胃肠疾病；而愉悦的心绪，则是开胃进食的良药，做好心理调节，培养良好的情绪，对于胃肠病患者的保健非常重要。

愉快乐观的情绪，能消除神经和精神紧张，使肌肉放松。可使胸部肌肉兴奋，扩张胸肌使肺部运动加强，增大肺活量，调节呼吸系统的功能。可强化心脏血管的肌肉运动，使血液循环得到加强，脉搏加快，心排出量增加，满足机体组织氧气和养料的需要。可使腹肌收缩而又张开，增加胃肠蠕动，及时产生胃、肠液，帮助消化，增进食欲，促进人体的新陈代谢。

有研究表明，人们在唱歌的过程中，既可以很快排净肺内的浊气，又能够加强胃肠的消化功能。由于唱歌时胸腹肌时而急速放松，时而紧张收缩，这就从客观上起到了按摩腹部的作用。其结果增加了人体的摄氧量，提高了进食的欲望，也缩短了消化吸收的过程。

在生活和工作中，要注意情绪乐观，豁达大度，精神饱满，保持蓬勃向上的乐观主义精神，不要为一点小事耿耿于怀，闷闷不乐；生活节律不要过分紧张，在突发事件面前不要悲观失望、痛不欲生，也不要为某些事情思虑太过，辗转难眠，使胃肠道的生理功能保持正常，免受胃病之苦。如果已经得了胃肠病，更要注意保持乐观情绪，配合其他调养和治疗方法，以减轻痛苦，早日痊愈。

现代医学认为，中年人所患的疾病50%～80%缘于精神创伤。长期情绪抑郁、悲伤、恐惧、紧张、烦恼者比情绪稳定者易患不治之症。为了防病保健，中年人要善于调摄情志，遣散抑郁，解脱来自工作、生活、人际关系等方方面面的精神压力；要充分利用业余时间放松自己，克制烦恼、急躁、愤怒情绪，遇大喜、大悲也要善调情志而不过激；心怀坦荡，遇事想得开，积极正确地解决情感纷扰。

心理健康对于胃肠病的治疗和康复有积极影响，特别是对于胃肠肿瘤患者来说，心理因素直接影响到疾病的转归和预后。当知道得了肿瘤后，心理上会有恐惧感，精神紧张，表现为无所适从。要通过各种方式，使患者的精神状态恢复到平静、理智、平衡的状态。这样，能使其免疫功能、自身的抗癌能力保持在正常状态，从而有利于疾病的治疗。

学会休闲养生养脾胃

何谓休闲养生？人们的作息时间每天大致安排是：8小时工作，8小时睡眠，8小时业余时间。在业余时间内，进行一些情趣高雅的娱乐活动就是休闲养生。通过情趣高雅的、动静结合的娱乐活动达到积极休息的目的。

品茗香茶

我国的茶文化萌芽于三皇五帝时期，形成于唐，兴盛于宋，普及于明、清。茶文化的形成和发展是中国传统文化的一个重要组成部分，古往今来，茶文化与佛家、儒家、道家精神及学说一脉相承、相互融合，与诗、词、歌、赋、书法、绘画、歌舞等文学艺术紧密联系在一起。品茗是现代人远离喧闹、清静放松的一种方式，又是提高修养、休闲娱乐的一种手段。在安静优雅、舒适整洁的环境里品味茶叶的清香，与好友聊天、交流，不失为人生一大乐事。因此，品香茶既能养生治病，又可以获得文化知识以及美妙的精神享受。

书画欣赏

练习、欣赏书法、绘画可以调节情绪、疏肝理气、平肝潜阳，当人们醉心于挥毫泼墨之时可以使情志得以调养，心神得到安宁，从而梳理紊乱的气血，和谐五脏六腑，祛病强身。书法包括用毛笔书写的软笔书法及用钢笔、圆珠笔和各种特制笔书写的硬笔书法，可书写楷书、隶书、行书、草书及各种艺术字体等。绘画主要指中国传统的绘画艺术——中国画，包括山水、花卉、鸟兽、人物等，有兴趣者也可以尝试油画、水彩画、水粉画等。

养花种草

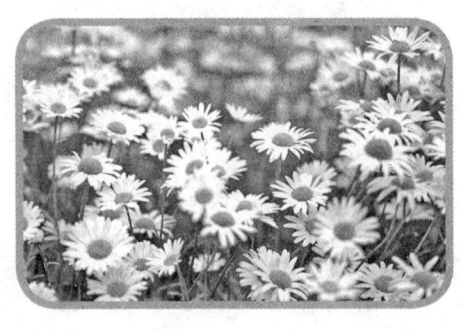

置身于芬芳、优美、静谧的花丛中，花卉的芳香能令人头脑清新、精神振奋，花香中的芳香油既能杀菌、净化空气，又能调畅血脉，使气血畅通。闲暇之余，栽花、浇水、松土，阅读一些养花书籍，不仅可以放松情绪，消除疲劳，还可以陶冶情操，培养对生活的热爱，这都有利于心情的愉快和胃肠道功能的恢复。

文学阅读

阅读优秀的文学作品可以陶冶人的情操，净化人的心灵，抚慰人的情感，提升人的素质。从悠远淳朴的诗经楚辞，到精彩纷呈的唐诗宋词；从寓意深刻的名篇古文，到丰富多姿的近、现代文学，更有博大精深的世界文学，巴尔扎克、托尔斯泰、雨果、歌德……无一不体现着人类的智慧、胸怀、情感和创造。

当然，不一定要选择长篇巨著，可以选择文字优美、寓意深刻、轻松幽默的散文、小说、诗作等，内容要积极向上，不宜阅读过分伤感的作品，杀戮打斗的内容对脾胃功能不好者更是禁忌。

培养愉快心情的九种方法

每个人都有不顺心或遇到挫折的时候，这时，悲伤、愤怒、抑郁、忧愁等损害健康的恶性情绪便会纷至沓来。但是，没有人喜欢受到这种情绪的影响，如何尽快尽早地积极化解坏情绪？心理学家给您推荐了以下几种措施：

多做运动

跑步、游泳、散步等体育活动，都是化解不良情绪行之有效的措施。

晒太阳

著名精神病专家缪勒指出，适当的阳光照射可改善抑郁病人的病情。

吃香蕉

香蕉中含有一种可以帮助人脑产生 5～羟色氨的物质，它可减少不良激素的分泌，吃后使人感到安静、愉快。

大声哭喊

找个僻静的地方，尽情地大声哭喊。日本心理专家研究发现，这种哭喊可使压抑的心理得到尽情宣泄，同时，由不良情绪产生的毒素也可通过哭喊释放出来。

听音乐

音乐可使人的大脑产生一种镇静安神的物质，但要注意选择"对路"的音乐，不当的音乐反而更加影响情绪。

睡好觉

睡眠可有助于克服恶劣的情绪，使人稳心定神，一觉醒来，心情也会自然而然地好起来。

观赏花草

花草的颜色和气味有调节情绪的作用。

游览山水

青山绿水，莺歌燕舞这种美好的情境可使人的心情被"快活化"。

洗淋浴

研究发现，在浴池中淋浴能产生一种安神的活性分子。不快时，不妨洗洗淋浴，一定可以一身轻松。

学做自己情绪的管理师

情绪的变化是在极短时间内完成的,有时只需 6 秒。

阻止情绪升级

发挥 6 秒的力量。人是复杂的、难以捉摸的,许多行为看起来似乎并不合理,情绪便是其中之一,因为情绪转换的时间仅仅需要 6 秒。1、2、3、4、5、6……我们平静的心情可能已掀起波澜,我们蓄势待发的愤怒可能已被镇静的微笑替代,紧绷的神经可能已寻找到解决方案……如同支撑整座冰山力量的暗藏于水下的冰山基座一样,短短的 6 秒时间对于我们大脑的思考体系同样是神秘的,它代表着大脑中产生情绪的边缘系统是否能够与理性思考的脑皮质成功链接,做出支配行为的最佳决策。

及早介入

欢迎你的情绪。由于情绪在我们外部环境变化中以比思考快上 8 万倍的速度形成,在这飞快的 1/4 秒,我们并没有充裕的反应时间。因此,在这一眨眼的瞬间,如果你的情绪已被引爆,对你驾驭情绪中最中肯的建议就是欢迎它。给自己的情绪 6 秒的时间,让脑部的情绪与思考两个重要的系统能够直接沟通,辅助我们做最佳的决策。接受,是改变的开始。接受认可你所有的情绪都是真实的,对你重要的信息来源,不管你喜不喜欢它,这是你驾驭情绪的第一步。

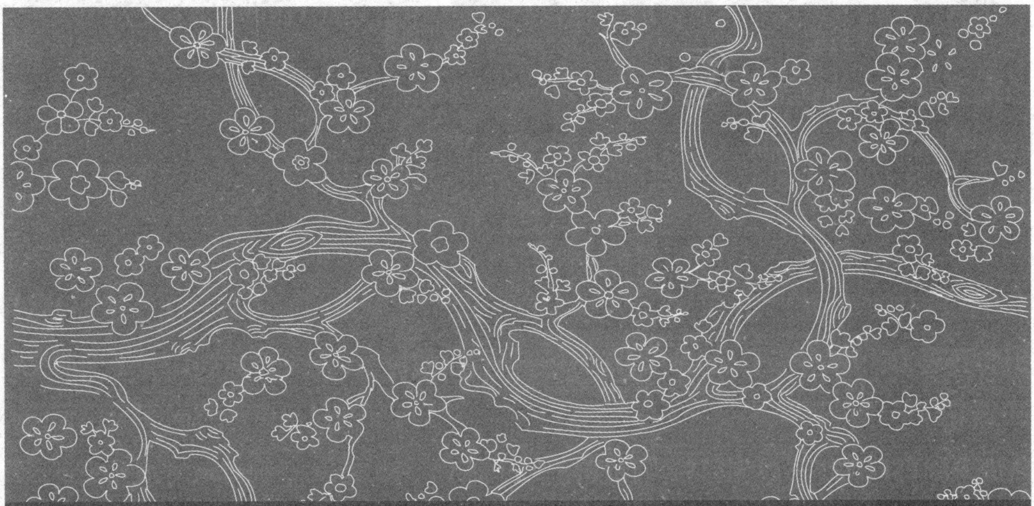

【第八篇】
常见脾胃疾病的治疗偏方

篇首语

脾胃在人体消化食物、吸收营养的过程中起主要作用,脾胃不和不仅容易引发各种肠胃不适,长期以往更会导致人体免疫力下降,损害人体健康。治疗脾胃不和首先要分清类型,再根据具体情况选择合适的治疗方案。

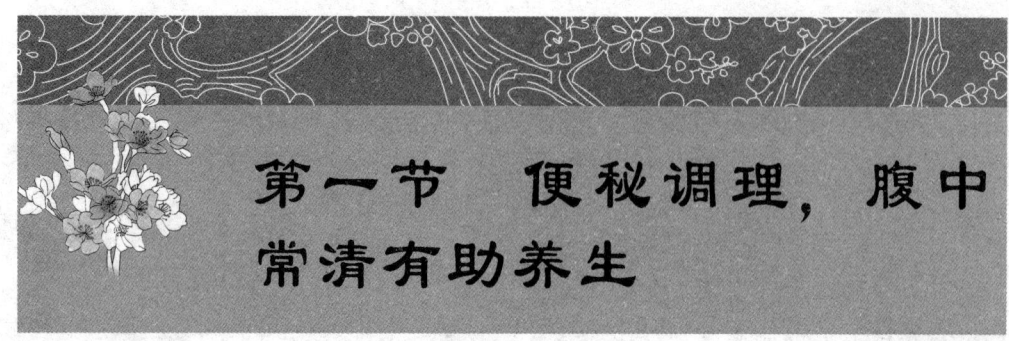

第一节 便秘调理，腹中常清有助养生

 了解一下什么是便秘

便秘是大便秘结不通，排便时间延长，或欲大便而艰涩不畅的一种病症。一般认为间隔2～3天排便一次者可视为便秘，但对每个人而言应与平时习惯相比较来确定。对健康人群有调查表明，每天排便一次者约占60%，一天几次者占30%，几天一次者占10%。从这个统计结果可以看出，单纯从排便次数说某人有便秘是不够全面的。

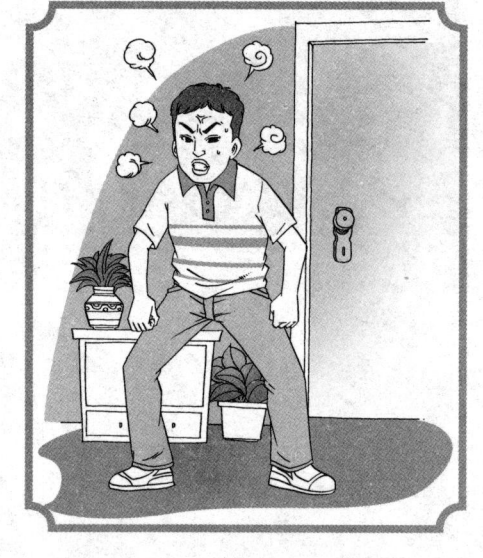

便秘者大便次数减少，经常三五天或六七日，甚至更久，才能大便一次。或者虽然次数不减，但是粪质干燥坚硬，排出困难。也有少数患者，虽有便意，大便并不干硬，但排便困难，不能顺利排出。

部分患者除了便秘之外，没有其他直接因便秘而引起的兼证可见。但另有一些患者，由于便秘腑气不通，浊气不降，往往出现头痛头晕，腹中胀满，甚则疼痛，脘闷嗳气，食欲减退，睡眠不安，心烦易怒等症。有些由于大便时努挣太甚，导致肛门裂伤，还有因为长期便秘，致生痔疮。

例数便秘的"七宗罪"

便秘的害处有很多，其中的七宗罪，每宗都暗藏杀机。

第一宗罪：便秘会引起肛肠疾患。当便便在直肠停留时间过长，就会过分发酵，产生的有毒物质不停地刺激直肠，常会引起直肠炎。便便在直肠越积越多，体积越来越大，排出时就会挤压肛管附近的血管，甚至撕裂肛门口的肌肉，引起肛裂、痔疮等。

第二宗罪：导致胃肠神经功能紊乱。便便久行不下，会引起腹部胀满、食欲不振、嗳气、口苦、肛门排气多等。另外，还会使胃肠功能减弱，胃肠内的食物不能正常消化，肠中食物残渣堆积的时间一长，就会积滞成热气，上行为口臭。

第三宗罪：经常性的便秘常会引起溃疡性结肠炎，使结肠发生溃疡、穿孔或出血。

第四宗罪：肠内致癌物质长时间不能排出，导致患结肠癌的概率显著增加，严重便秘者患病率甚至可高达10%。

第五宗罪：引发心脑血管疾病。排便时腹压增加，腹腔内的血管加强收缩，血压会瞬间增高。增高的血压常会诱发心绞痛、心肌梗死、中风（脑出血、脑梗死），很多老人都因为便秘而吃了哑巴亏。

第六宗罪：引起性生活障碍。女性长期便秘导致的直肠疲劳、肛门收缩过紧及盆腔底部痉挛性收缩，常会影响性欲。男性的性功能也会因此而受影响。

第七宗罪：使人心情烦躁、容貌衰老。长期便秘会使人心情不畅，工作、学习效率下降，而且宿便中的有毒物质还会引起慢性中毒，常使人面色灰暗、色斑增加、皱纹增多。

哪些疾病和不良习惯易导致便秘

一些疾病可以引起便秘。但约有一半病人的便秘并不是疾病造成的，而在于生活习惯不好，这其中包括饮食安排不合理等。常见的可以引起便秘的原因有以下几方面。

1. 大肠肿瘤或腹腔肿瘤使肠内容物在大肠中的前进受阻，使之在大肠中逗留时间过长,水分被吸收过多,导致粪便太干硬而不易排解,引起便秘。

2. 糖尿病、甲状腺功能低下的病人可能会发生便秘。

3. 久病长时间卧床、全身衰竭、营养不良者会发生便秘。

4. 进食过少者容易发生便秘。

5. 经常有便意却憋着不主动排便者容易发生便秘。

发生便秘的自我调理

饮食调节

首先要注意饮食的量,要有足够的量,才足以刺激肠蠕动,使粪便正常通行和排出体外;其次,应注意饮食的质,主食不要太精细,要多吃些粗粮、杂粮,因为粗、杂粮消化后残渣多,可以增加对肠管的刺激,利于大便运行;再次,多吃含纤维素多的蔬菜,如多吃青菜、韭菜、芹菜、番芋等。因为纤维素不易被消化吸收,残渣量多,可增加肠管内容物的容积,提高肠管内压力,增加肠蠕动,有利于排便。多吃含脂肪多的食品,如核桃仁、花生米、花生油、菜子油等,它们都有良好的通便作用。

多饮水

足量饮水,使肠道得到充足的水分有利于肠内容物的通过。特别是重体力劳动者,因出汗多,呼吸量大,水分消耗多,肠管内水分必然被大量吸收,所以想预防大便干燥就得多喝水。早饭前或起床后喝一杯水有轻度通便的作用。

养成良好的排便习惯

排便应定时,到一定的时间就要排便,如果经常拖延排便时间,破坏好的排便习惯,可使排便反射减弱,引起便秘,故不要人为控制排便感。经常易发生便秘者一定要注意把大便安排在合理时间,养成一种良好的排便习惯。

多运动

运动有利于缓解便秘,如散步、跑步、做深呼吸运动、练气功、打太极拳、转腰抬腿、参加文体活动和体力劳动等均可使胃肠活动加强、食欲增加，膈肌、腹肌、肛门肌得到锻炼，提高排便动力，预防便秘。经常劳动的农村老年人很少便秘，而懒于活动、养尊处优的城市老年人便秘者较多，就说明了这个道理。

树立信心，缓解压力

应解除心理压力，树立恢复正常生理功能的信心。克服精神忧郁、激动等情绪，改变不良生活习惯，如起居不定时、睡眠不足、久卧不起、久坐不动。这对于很多便秘的患者来说，往往是重要而有效的。

教你特色通便法

按摩通便法

仰卧床上，用右手掌自右下腹向上推按至右上腹，再向左推至左上腹，再向下推至左下腹。反复围绕肚脐推按 40～50 圈，最后在脐部按压几下，每日早晚各 1 次，坚持做。同时，多喝水，多吃蔬菜、粗粮，养成定时大便的习惯。

咸萝卜条通便法

将萝卜切成长 3～5 厘米，直径 1 厘米的圆锥形细条，浸泡在 40%～50% 盐水中 4～6 天，也可用市售咸萝卜制作。先用凉开水冲洗，再将萝卜条蘸少许食用油或液状石蜡，慢慢塞入肛门内 5～6 厘米，外边垫一块手纸，用手轻轻按摩 3～5 分钟，直肠里便感觉发热，产生便意。有痔、肛周脓肿、肛裂者不宜采用此法。

手抠大便法

长久持续便秘，多量干硬大便堆积直肠内，以上方法均无效时，可戴橡胶手套或指套，蘸少许食用油或液状石蜡后，轻轻插入肛门，抠出硬粪块。

肥皂条通便法

将普通肥皂削成同上述萝卜条形状，蘸少量水，慢慢塞入肛门内，会自动排便；将开塞露或甘油栓塞入肛门内亦可排便。

药膳食疗妙方，消除便秘痛苦

香菇桃仁汤

【原料】香菇500克，鲜桃仁200克，鸡汤550毫升，精盐、料酒、湿淀粉、白糖各适量。

【制作】鲜桃仁上锅蒸熟备用。鸡汤中加精盐、料酒、白糖，下锅煮沸，再加入熟桃仁和泡发香菇共煮熟，用湿淀粉勾芡即成，佐餐食用。

【功效】具有润肠通便的功效，适用于便秘症。

姜汁拌菠菜

【原料】菠菜250克，姜25克，精盐、酱油、香油、味精、醋、花椒油各适量。

【制作】菠菜去须根留红头，洗净后切长段，置开水锅内略焯后捞出，沥水，装盘抖散，晾凉，加入搅成的姜汁及精盐、酱油、香油、味精、醋、花椒油调匀拌入味。佐餐食，具有养血通便、开胃解酒的功效。

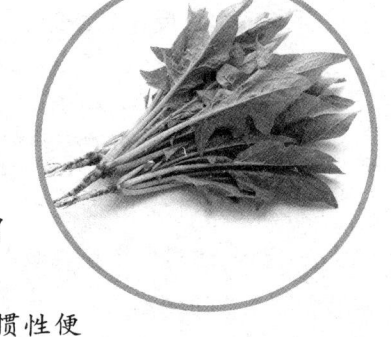

【功效】适用于肠燥便秘、老年性便秘、习惯性便秘、痔疮、高血压、酒精中毒等症。

麻仁桑仁粥

【原料】火麻仁30克，桑椹30克（鲜品50克），糯米100克，冰糖适量。

【制作】先将桑椹浸泡片刻，火麻仁洗净，然后与糯米同入砂锅煮粥，粥熟后，加入冰糖溶化即可。空腹食用，每日2次，可经常食。

【功效】具有补肝滋肾、养血明目之功效。适用于肠燥便秘及肝肾阴虚引起的头晕目眩，视力减退，腰膝酸软，须发早白等症。

麻桃蜜糕

【原料】黑芝麻100克，蜂蜜200克，白糖100克，核桃仁150克，大米粉500克，糯米粉500克，橘饼2个。

【制作】把黑芝麻、核桃仁炒香研碎，与大米粉、糯米粉拌匀。蜂蜜加白糖150克、水150毫升配成糖水，倒入粉内拌匀，拿粗筛筛出面粉团。把米粉盛入糕模中，上边放切碎的橘饼，用大火蒸25分钟。随意食用。

【功效】补中益气、润肠通便。对脾胃虚弱、食欲不振、失眠多梦、健忘、便秘有疗效。

白萝卜炖肉

【原料】白萝卜250克，猪肉150克，酱油、料酒、葱、姜各少许。

【制作】白萝卜洗净切块，猪肉洗净切块，加糖放入锅中用油不断翻炒，将肉均匀上色后加酱油、料酒、葱、姜和温水，加盖烧沸后，改用文火继续炖煮肉，将熟时，将沸水烫过的萝卜块倒入加盐再煮，直到肉烂熟，萝卜入味即成。佐餐。

【功效】和胃消积、消热通便。适用于便秘、腹胀。

麻桃蜜糕

【原料】黑芝麻100克，蜂蜜200克，白糖100克，核桃仁150克，大米粉500克，糯米粉500克，橘饼2个。

【制作】把黑芝麻、核桃仁炒香研碎，与大米粉、糯米粉拌匀。蜂蜜加白糖150克、水150毫升配成糖水，倒入粉内拌匀，拿粗筛筛出面粉团。把米粉盛入糕模中，上边放切碎的橘饼，用大火蒸25分钟。随意食用。

【功效】补中益气、润肠通便。对脾胃虚弱、食欲不振、失眠多梦、健忘、便秘有疗效。

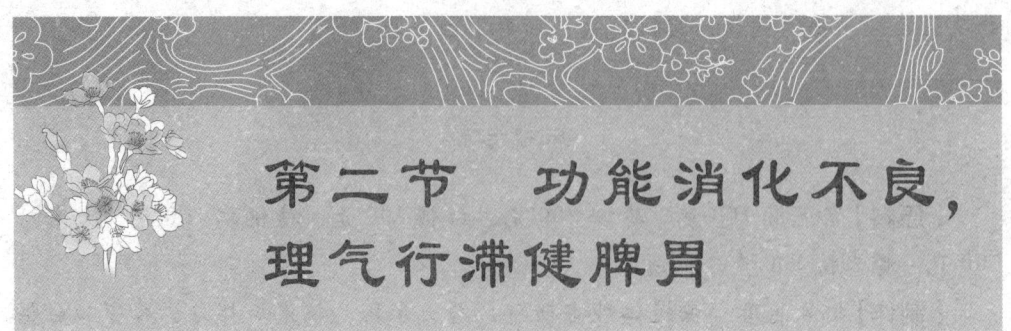

第二节 功能消化不良，理气行滞健脾胃

什么是消化不良

人体内完整的消化过程犹如一个高度自动化工厂的传送带，食物首先在口腔内进行咀嚼，经食管传递至胃，并在胃内初步消化，然后靠胃窦的蠕动，将其磨碎后输送到小肠。在这个过程中，胆、胰分泌的胆汁、胰液中的消化酶可进一步将食物消化，其营养成分被小肠吸收，水分被大肠吸收，其糟粕变为粪便排出。因而要完成食物消化，必须要有两个过程：一是食物的传送，二是食物在肠道内的消化，两者缺一不可。由于疾病（如消化性溃疡、胆囊疾患、胰腺炎及腹泻等）所致的消化不良，称为"器质性"消化不良，而由"传送"障碍引起的消化不良，称为"功能性"消化不良，通俗地讲是胃犯了"懒"病，不愿意工作了。其症状包括胀气、腹痛、胃灼热、打嗝、恶心、呕吐、进食后感觉胀得时间长久。

功能性消化不良的症状

临床上指的功能性消化不良，又称做非溃疡性消化不良，是胃肠道的一种常见的症状群，包括嗳气、上腹部或胸部胀满或烧灼样的疼痛等。此类症状常呈慢性、持续性或者反复性发作，不限于某一单个器官和疾病的过程，产生的原因往往多样,但却不能找到具体的病因,甚至连消化内镜和X线造影检查也无法检查出确切的病灶。据统计,25%～30%的人群在一生中会有此病发作。

功能性消化不良患者的症状可以是连续的,也可以是反复发作性的。吃某种特定的东西,或精神、情绪的变化,都可以成为引发或加重功能性消化不良患者症状的诱因。

功能性消化不良的主要表现有上腹痛、上腹胀、早饱、嗳气、食欲不振、恶心、呕吐等。

1. 上腹痛患者主观上感觉不适,还有可能感觉到身体里的组织受到损害,这种疼痛的症状可以让患者感觉非常不舒服。功能性消化不良引起的上腹痛多无规律性,但与进餐有关,餐后腹痛可能持续存在。

2. 上腹饱胀类似食物在胃中存在时间过长的不适感,多与进餐有关,进餐后加重。

3. 早饱是指开始进食后胃迅速满胀的感觉,与被吃进的食物体积不成比例,即吃进去的食物可能并不多,患者却感觉非常胀满,以致使进餐不能完成。

4. 嗳气(打嗝)即在进食和饮水时吞咽空气,在食管下括约肌短暂松弛时咽下的空气又排出,这种症状令患者烦恼,影响其生活。

5. 恶心和呕吐不常见,呕吐多为当餐胃内容物。

6. 焦虑与抑郁有的患者同时伴有失眠、焦虑、抑郁、头痛、注意力不集中等精神症状。

消化不良的危害有哪些

腹泻

消化不良导致肠内平衡被打乱,产生腹泻。其实,腹泻此时也是一种保护,把体内的毒素排了出去,而过早服用止泻药往往不可取,可能会带来梗阻。

便秘

吃了太多的食物，辣的、油炸的、生冷的……这些食物堆积在一起就会导致儿童出现便秘的问题，儿童便秘又会使毒素堆积，近而危害孩子健康。

腹痛

肚子里堆积的东西过多，肠道蠕动出现异常，直接导致儿童呕吐、腹痛，严重的话一般在家吃药都不能缓解，还需去医院检查，也算比较严重的后果。

胃癌

消化不良的人总是因为不舒服而不愿多进食和睡眠不好，影响了生理健康和正常的日常生活。我国的胃癌患病率比西方高，应小心长期消化不良造成胃癌的严重后果。

功能性消化不良患者的饮食原则

为了应对消化不良，功能性消化不良患者平常的饮食习惯应该注意以下几点：

少吃油炸食物

因为油炸类食物不容易消化，会加重消化道负担，多吃会引起消化不良，还会使血脂增高，对健康不利。

少吃生冷及刺激性食物

生冷和刺激性强的食物对消化道黏膜具有较强的刺激作用，容易引起腹泻或消化道炎症。

规律饮食

研究表明，有规律地进餐，定时定量，可形成条件反射，有助于消化腺的分泌，更利于消化。

定时定量

要做到每餐食量适度，每日三餐定时，到了规定时间，不管肚子饿不饿，都应主动进食，避免过饥或过饱。

温度适宜

饮食的温度应以"不烫不凉"为度。

细嚼慢咽

细嚼慢咽可以减轻胃肠负担。对食物充分咀嚼的次数愈多，随之分泌的唾液也愈多，对胃黏膜有保护作用。

饮水择时

最佳的饮水时间是晨起空腹时及每次进餐前1小时，餐后立即饮水会稀释胃液，用汤泡饭也会影响食物的消化。

注意防寒

胃部受凉后会使胃的功能受损，因此要注意胃部保暖，不要受寒。

功能性消化不良的家庭防护

生活有规律

生活无规律是引起消化不良的第一因素。俗话说"人是铁，饭是钢，一顿不吃饿得慌"。表明肠胃是极讲规律的，进餐需按时。当我们进餐后胃就像磨石一样，将吃进去的食物磨碎，只有直径小于2毫米的食物才允许从幽门进入小肠，吃饭细嚼慢咽就是这个道理。胃内食物排空后，胃还需要休息一段时间，并为下次进餐做好准备。如果能遵循胃的这一固有规律则会相安无事。

勿暴饮暴食

现代生活内容丰富，节奏快，这就使一部分人顾不得胃的固有节律和它的能力，饥一顿，饱一顿，盲目地满足自己的食欲，暴饮暴食；或者经常性地过量进食高脂肪、高热量食物，这些食物日常被人称为不易消化品。因为这些食物会影响胃的排空，从而造成胃肠运动功能障碍，产生腹胀、腹痛、腹部不适等消化不良症状，甚至会引起一系列疾病。

饮酒勿过量

饮酒同样也会对胃的消化功能有较大影响。有些人经常在一起聚餐，而且饮酒是重点内容，并且每次饮酒均是在开餐后的起始阶段，此时胃内没有食物，大量的乙醇会直接损害胃黏膜，使胃黏膜充血、水肿和出血等，这样轻者引起消化不良，重者会发生一系列消化道疾病。

保持心情愉快

大脑中枢神经系统、脊髓及肠管神经丛均参与支配消化道肌肉的蠕动，如果患者工作过分紧张，压力大，或具有焦虑、抑郁等心理障碍，他们的迷走神经张力明显降低，导致胃的承受能力和排空功能降低，因而会产生消化不良的一系列症状。心情舒畅对于消化不良的治疗会收到事半功倍的效果，形象地说，如果主人快乐，胃也会有一个快乐的工作情绪，自然工作动力就强。

适当运动

"饭后百步走，能活九十九"，这是句民谚，但也讲出了胃消化食物的需要。进食后正是胃紧张工作的时间，需要自身动力的充分发挥，如果能适当活动，可以促进胃的蠕动，如果立即进入睡眠状态，这时胃不但借助不上其他动力，它自身也会趁机懒一回，蠕动减慢，一起享受休息的"乐趣"，随之身体就得饱受腹胀、嗳气、烧心、反酸之苦了。但散步最好在饭后半小时进行。

消化不良的药膳食疗妙方

山药麦芽粥

【原料】鲜山药、小白菜各100克,麦芽20克,粳米80克,骨头汤1000毫升,食盐或糖少许。

【制作】将鲜山药去须根,刮去表皮,洗净后切成小丁;麦芽洗净;粳米洗净;与骨头汤共煮,快熟时,加入洗净、切碎的小白菜,烧煮成稀稠适宜之粥。食前用食盐或糖(蜂蜜)调味,空腹温热食,日服1剂。

【功效】开胃健脾,益气补中,润肺宽肠,增进食欲,保健强身。适用于功能性消化不良者、厌食者、食欲不振者、大众保健养生者食用。

萝卜饼

【原料】白萝卜250克,面粉250克,瘦猪肉100克,生姜适量,食盐、菜油各适量。

【制作】将白萝卜切成细丝,用菜油煸炒至五成熟时,待用。将肉剁细,加生姜、葱、食盐调成白萝卜馅。将面团擀成薄片,将白萝卜馅填入,制成夹心小饼,放入油锅,烙熟即成。

【功效】适用于消化不良,食后腹胀,咳喘多痰等症。

小麦曲萝卜粥

【原料】小麦曲30克,粳米100克,萝卜150克,骨头汤1000毫升,糖或盐少许。

【制作】将小麦曲炒黄研末;粳米淘洗干净,萝卜洗净、切丁,与骨头汤共熬为稀稠适度之粥。食前可加糖或盐调味,空腹温热食之,日服1剂。

【功效】健脾和胃，消食化积，保健强身。适用于功能性消化不良、赤白痢者、养生者食用。

萝卜酸梅汤

【原料】萝卜、猪棒子骨（带肉）各500克，酸梅、生姜末各10克，葱花5克，精盐3克。

【制作】将萝卜洗净、切块；酸梅洗净；猪棒子骨洗净、砸破、切段，共入锅内，大火烧沸时撇去浮沫；改文火炖至骨酥肉烂，加入生姜末、葱花、盐搅匀后，空腹温热佐餐食用，可饮汤，日服1剂。

【功效】健脾益胃，消食化积，利水消肿。适用于功能性消化不良者，正常人在炎热夏季亦可常服。

山楂茯苓茶

【原料】山楂30克，茯苓、菊花、茶叶、莱菔子各15克，麦芽、陈皮、泽泻、赤小豆、夏枯草、草决明各10克。

【制作】将以上原料择净，共研粗末备用。每日取10克，置于茶杯中，开水冲泡代茶饮。每日1剂。

【功效】消脂化积，健脾除湿。适用于消化不良、反胃呕吐、胃寒怕冷等症患者食用。

陈皮带鱼汤

【原料】带鱼500克，豆豉6克，胡椒1.5克，陈皮、生姜各3克。

【制作】将带鱼去鳞及内脏，洗净切块；豆豉放入砂锅内，放入生姜、陈皮、胡椒，加清水煮沸，再放入鱼块，用文火煨炖至带鱼熟透即成。

【功效】温中暖胃，助消化。适用于脾胃虚寒所致的食欲不振、消化不良、腹部隐痛者食用。患过敏性疾病者慎服。

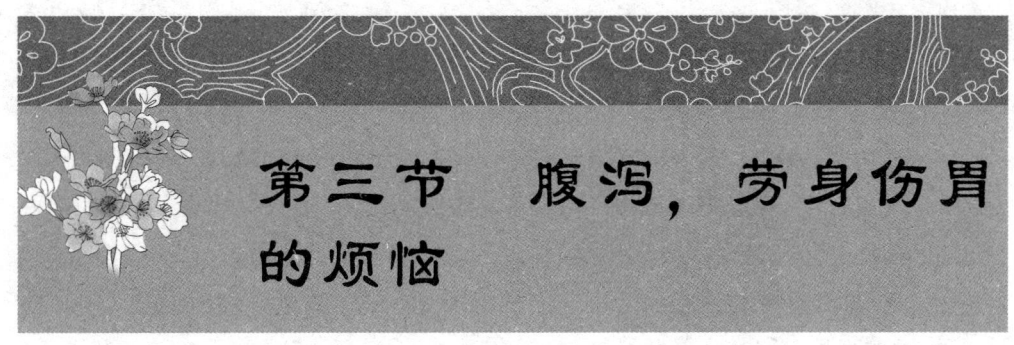

第三节 腹泻，劳身伤胃的烦恼

  了解什么是腹泻

腹泻是指肠管蠕动增快而引起排便次数增多（在正常情况下，成人每天排1～2次成形的褐黄色大便），粪便稀薄，或有脓血、黏液相杂者。如果仅是排便次数增多，粪便仍然成形者，称为假性腹泻。起病急，病程在2个月以内者称为急性腹泻，多由急性肠道传染病、细菌性食物中毒、肠道变态反应、饮食不当等所致；起病缓慢，常有反复发作，病程超过2个月者称为慢性腹泻，常由慢性肠道感染、慢性胃肠道疾病、肝胆胰疾病等引起。另外，精神紧张，情绪激动及内分泌紊乱等全身性疾病也可引起腹泻。严重腹泻可造成胃肠分泌液的大量丢失，产生水与电解质平衡的紊乱以及营养物质的缺乏所带来的种种后果。

慢性腹泻可在多种疾病中出现。这里指的是肠功能紊乱引起的腹泻，包括结肠过敏、情绪性、消化不良引起的腹泻。症状表现有腹痛胀气，排气排便后疼痛缓解或消失，稀便与硬便交替出现。中医将伴有腹部觉冷，四肢不热，不耐寒冷刺激以及天亮时即腹痛而泻的称做脾肾虚寒腹泻；将伴有胃口不好，消化不良，腹胀并有下垂感，四肢沉重无力的称做脾胃气虚腹泻；将精神郁怒即痛泻，泻后疼痛减轻的称做肝旺克脾腹泻。慢性腹泻病程迁延，反复发作，可达数月、数年不愈。

腹泻的危害有哪些

1. 腹泻可使水、电解质失调和酸碱平衡紊乱。腹泻患者从大便中丢失大量水分和无机盐,当失水超过体重的5%时,就会随之出现一系列问题。比如缺钾时,可出现全身软弱无力,反射减弱,或有心律失常甚至心脏骤停,也可能出现呼吸肌麻痹及肠麻痹等一系列症状。严重脱水、电解质紊乱及酸中毒都会对机体产生严重损害,如不及时抢救,还可能危及生命。

2. 腹泻能引起营养不良。能量供给不足长期腹泻的患者,通常会感到头昏眼花、神疲乏力或不自主颤抖,甚至心慌气短,冷汗淋漓,这些都是因为能量供给障碍而引起的。

维生素缺乏长期腹泻可直接影响机体对维生素的吸收,引起维生素的缺乏,可能会出现皮肤头发干燥,缺乏光泽,甚至脱落等现象;还可能会出现不明原因的舌炎、口角炎、多发性神经炎等。贫血由于消化吸收障碍,蛋白质及其他造血原料如叶酸、维生素B_{12}、铁质等吸收减少,可引起贫血,出现口唇、指甲淡白无华,皮肤干燥、脱屑,神疲乏力,头晕耳鸣,注意力不集中,甚至动辄气促等症状。

找出引发腹泻的原因

感染

即由于腐烂变质食物,寄生了各种细菌、病毒、真菌、原虫及蠕动类寄生虫,这样的食物,通过口腔进入消化道,或腹部受冷热刺激过强,使肠道内菌群失调,均可引起腹痛、腹泻。

工作学习过度紧张、精神受刺激过强

可使胃肠道功能紊乱,发生腹泻。此外,结肠过敏也可导致腹泻。一些抑制交感神经、兴奋副交感神经的药物,也可导致腹泻。

肠对脂肪吸收不良

本类腹泻粪便呈淡黄色或灰色，油腻糊状，气味恶臭。

一些肠系疾病如阑尾炎、憩室炎等可使结肠蠕动亢进而腹泻

此外，类癌综合征分泌的血清素，肥大细胞增多病分泌的组织胺，胃泌素瘤分泌的胃泌素，甲状腺髓样癌分泌的前列腺素、血清素和低血钙素等，都可使肠道蠕动增加，引起腹泻。

中毒

食物中毒，以及细菌的外毒素引起的食物中毒，毒蕈中毒，河豚中毒等，引起腹泻。砷、汞、酒精、四环素、红霉素等化学物质中毒，也可引起腹泻。牛奶、鱼、肉、虾、蟹过敏者，也可发生腹泻。

腹泻的家庭防治措施

1. 多饮水

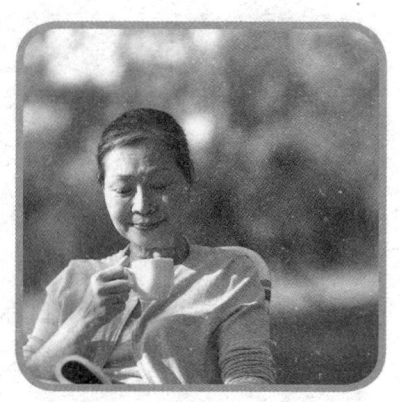

腹泻患者由于大量的排便，导致身体严重缺水和电解质紊乱，此时必须补充大量的水分。含有氯化钠、氯化钾和葡萄糖、枸橼酸钠的补液盐水是理想的选择，因为它们能补充体内流失的葡萄糖、矿物质，并且调节钾、钠等电解质、水及酸碱平衡；而胡萝卜汁、苹果汁、西瓜汁等不仅能补充水分，而且可以补充必需维生素，也是很好的补充品。它们都是防止机体因腹泻而脱水和虚脱的良方。

勿长期使用抗生素

无论什么原因如果长期服用抗生素，均会造成肠道菌群失调，而使腹泻加

重,甚至会引起假膜性肠炎。

适当限制饮食

在腹泻期间胃肠需要充分的休息。减少饮食,不吃固体不易消化的食物,可以使胃肠尽快恢复功能。

预防办法

搞好饮食卫生和饮水卫生,管理好粪便,消灭苍蝇;养成饭前便后洗手的习惯,不喝生水,不吃零食,不吃腐败变质的食物;根据天气变化,注意增减衣服,夜间睡眠要盖好被子,防止感冒和肚子着凉。

吃几粒蒜头

可以在三餐时吃几粒蒜头,它可以预防和治疗细菌性腹泻。如果你不能或不愿吃生蒜,则可以服用蒜头胶囊,每天3次,每次2粒,也同样起到杀菌虫(细菌及寄生虫)的作用。

特色疗法有效治疗腹泻

1. 独头蒜1个,生姜3片,捣烂敷于脐上,胶布固定,每晚调换。

2. 等量补骨脂、吴茱萸、肉豆蔻、附子、五灵脂、五味子、白芍、乌药、炒蒲黄、罂粟壳,研粉装肚兜内,护住腹部,每2周更换1次。

3. 腹部按摩。用手掌鱼际从腹部外围左下方开始,按逆时针方向慢慢推揉至下腹,约6分钟。再在脐周、脐下揉摩6分钟,最好产生热感。每日数次。

4. 转腰腹。双手叉腰,两脚分开同肩宽,两膝微屈,臀部作前左后右的逆时针转动(俗称扭屁股),每日多次。

5. 按揉穴位。重力按揉天枢穴,足三里穴。每穴5分钟左右。天枢穴在肚脐两边2寸处,足三里穴在外膝眼下4横指,胫骨外一横指处。

腹泻的药膳食疗妙方

白术陈皮鲈鱼汤

【原料】鲈鱼肉50克，白术15克，陈皮6克，料酒10毫升，生姜5克，葱10克，盐3克，鸡精2克，味精2克。

【制作】将鲈鱼宰杀去内脏，洗净，白术、陈皮洗净。先将白术、陈皮放入砂锅煎取汤汁，去渣。将鲈鱼、生姜、料酒、葱同放入药汁中煎煮，待鱼肉熟透加入盐、鸡精，煮沸后即可食用。

【功效】补益脾胃。用于脾虚泄泻、慢性胃痛、习惯性腹泻、消化不良、胃溃疡辅助治疗。

鲫鱼羹

【原料】荜茇、缩砂仁、陈皮、胡椒、泡辣椒各10克，大鲫鱼1000克，大蒜2只，葱、食盐、酱油、菜油各适量。

【制作】将鲫鱼去鳞、鳃和内脏，洗净。在鱼腹内装入陈皮、缩砂仁、荜茇、大蒜、泡辣椒、葱、食盐、酱油、胡椒。在锅内放入菜油烧开，鲫鱼放入锅内烧熟，再加入水适量，炖成羹即成。

【功效】醒脾暖胃。适用于脾胃虚寒之慢性腹泻、痢疾等。

健脾止泻汤

【原料】扁豆10克（鲜品50克），山楂10克（鲜果30克），建曲、芡实各15克，茯苓、泽泻各5克，谷芽、甘草各9克。

【制作】鲜扁豆去筋洗净切段，山楂切片，与芡实、茯苓、泽泻、谷芽、甘草等一起放入砂锅，加水煮沸加入建曲再煮15分钟即成，饮汤吃扁豆。

【功效】健脾温胃、消食止泻。适用于脾胃虚弱泄泻。

参术补脾糕

【原料】党参 200 克,白术 20 克,干姜、甘草各 10 克,鸡蛋 4 只,肥猪肉 200 克,白糖 100 克,红糖 150 克,饴糖 2 克,淀粉 100 克,菜油等各适量。

【制作】将以上前 4 味中药烘干研粉;肥猪肉切长条,入开水内略烫捞出,拌上中药粉备用;鸡蛋去壳加淀粉搅成糊状,将肉放入调匀。炒锅置中火上加油烧七成热,肉条依次放油锅中稍炸,随即用漏勺捞起,抖散,再将油烧至八成热,放肉条炸至金黄色捞出。将红糖熬起泡,加饴糖、肉丝,即离火炒匀,倒盘内,用锅铲压按成肉糕,撒上白糖,凉后切条形入盘。当点心食。

【功效】温中祛寒、健脾益气。适宜于中焦虚寒所致腹泻肢凉、呕吐腹痛、不思饮食等病症。

加味参苓粥

【原料】人参 3～5 克(或党参 15～20 克),茯苓 15 克,薏米 30 克,砂仁 2 克,生姜片 3～5 克,粳米 100 克。

【制作】先将人参(或党参)、茯苓、薏米煎汁,生姜后下,去渣取汁;人参可连用 3 次;将砂仁研末,与药汁、粳米共煮为稀粥。每日早、晚空腹温热食。

【功效】益气温阳。适用于阳气不足、慢性腹泻。

糯米藕

【原料】鲜藕 1000 克,糯米 300 克,白糖适量。

【制作】将整藕洗净,在藕节正中处切开,于距藕节 4 厘米处切断,将切下的那段做盖子用,倾尽孔内积水。糯米洗净晾干,紧密灌装于藕孔中,将藕盖合好,用竹签自盖正中插入藕,以固定藕盖。藕置锅中,加水适量(淹过藕),武火煮沸,改用文火焖煮约 2 小时至藕呈紫黑色即熟。轻轻刮去藕皮,内呈淡红色,切成约 0.5 厘米薄片,撒上适量白糖即成。随意服。

【功效】健脾补虚。适用于久痢久泻、久嗽劳咳、热病后期患者。

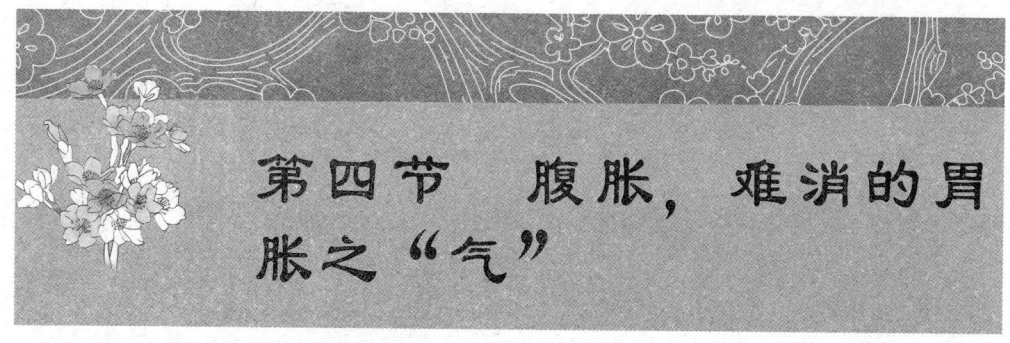

第四节 腹胀，难消的胃胀之"气"

认识一下什么是腹胀

腹胀是一种常见的消化系统症状，可以是一种主观上的感觉，感到腹部的一部分或全腹部胀满；也可以是一种客观上的检查所见，发现腹部一部分或全腹部膨隆。引起腹胀的原因，主要见于胃肠道胀气、各种原因所致的腹水、腹腔肿瘤等。正常人胃肠道内可有少量气体，约150毫升，当咽入胃内空气过多或因消化吸收功能不良时，胃肠道内产气过多，而肠道内的气体又不能从肛门排出体外，则可导致腹胀。

引起腹胀的原因有哪些

胃部疾病

胃部疾病是引起腹胀的重要病因之一，临床上常见于慢性胃炎、慢性萎缩性胃炎、消化性溃疡、胃扩张、胃扭转、胃下垂、幽门梗阻及胃癌等。

肠道疾病

肠道疾病也是导致腹胀的重要原因，多见于急、慢性肠道感染（如细菌性痢疾、阿米巴肠炎、肠结核、克罗恩病、溃疡性结肠炎等），吸收不良综合征，急、慢性肠梗阻，假性肠梗阻，肠道憩室病，各种原因导致的便秘等。

胃肠道功能性疾病

临床上胃肠道功能性疾病如吞气症、顽固性嗝逆、功能性消化不良（非溃疡性消化不良）、肠易激综合征等也会引起腹胀。

肝脏疾病

肝脏一类的疾病也是引起腹胀的重要病因，临床上多见于急、慢性肝炎，尤其是重型肝炎时（腹胀是主要且顽固的症状之一）、肝硬化（腹胀常是早期肝硬化的主要症状）、肝脓肿、肝癌等。

胆道疾病

胆道疾患如急、慢性胆囊炎，胆石症及多种原因所致的胆道梗阻等。

胰腺疾病

如急、慢性胰腺炎，巨大胰腺囊肿，胰腺癌等。

腹膜疾病

如急性化脓性腹膜炎、结核性腹膜炎、腹膜癌等。

急性感染性疾病

如休克性肺炎、伤寒、重型肺结核病及败血症等。

心血管疾病

见于急、慢性充血性心力衰竭（尤其是右心功能不全），肠系膜血管栓塞或血栓形成等。

其他病因

如慢性肾功能不全、电解质及酸碱代谢紊乱、结缔组织疾病、糖尿病性胃轻瘫、血液系统疾病、中枢神经或脊髓病变、各种原因所致的胸腔积液与腹水等。

腹胀哪种情况需要去医院

腹胀严重，伴有呕吐

由于肿瘤等原因，胃肠道被堵塞而出现肠梗阻，这样的病人吃进去的食物和喝进去的水会堆积在肠道的梗阻以上部位里难以下行，腹部当然胀得厉害。这种情况下病人会发生呕吐，以减少胃肠道堆积的食物。所以，腹胀伴有呕吐往往是发生肠梗阻的信号，应该马上去医院找医生。

腹胀伴有腹痛

当胆囊、胰腺发生病变时，食物的正常消化受到影响，多会在腹胀的同时伴有腹痛的感觉。所以，当出现伴有腹痛的腹胀时要尽快找医生。

腹胀且逐渐加重

腹腔里长了肿瘤，可以因直接压迫使肠道不通畅引起腹胀，这种腹胀会随肿瘤不断增大而逐渐加重。患肝病时，由于消化吸收功能减退，病人常腹胀难忍；若发展为肝硬化，肚子里还会产生腹水，使腹胀更为严重。所以，腹胀难忍且逐渐加重时一定要及时去医院看病。

腹胀的自我护理

如果只感觉短时间的腹胀，没有什么其他不舒服，采取以下办法可以减轻腹胀。

腹部热敷

用热水袋或其他代用品热敷腹部，可以刺激胃肠道蠕动以帮助排气，减轻腹胀。

🌀 腹部按摩

用手按摩肚脐周围，先顺时针方向、后逆时针方向各按摩 10 次，这样反复按摩 15 分钟。

🌀 中药

试着服用一些中药，如木香顺气丸、沉香化滞丸、胃苏颗粒、舒肝片、四磨饮等。

🌀 消化酶及促动力药

如果已经被医生诊断为胃肠蠕动功能不好，可服用一些助消化或促进胃肠蠕动的药，如胰酶片、多潘立酮（吗丁啉）等。

🌀 食品的选择

少吃黄豆、扁豆、糯米、红枣、莲子、石榴等食品，吃这些食品容易发生腹胀；可以多吃萝卜、橘子、甘蓝等，这些食品有助于减轻腹胀。

小儿腹胀的家庭防护措施

引起小儿腹胀的诱因多种多样，可针对不同原因，采取不同的护理方法。

🌀 寻找原因

当小儿烦躁不安，腹部又较膨隆时，家长应及时寻找原因。观察是否与哭吵、饮食过饱、吃易产气的食品等因素有关。一般单纯性腹胀能及时缓解，如腹胀持续，或伴有便秘、呕吐，新生儿出现精神委靡等症状时，应及时去医院诊治，以免贻误病情。

局部按摩

对功能性腹胀，可顺时针轻揉小儿腹部或用热敷法，以促进肠蠕动，改善腹胀症状。如疾病本身引起腹胀，应根据医嘱进行治疗和护理。

变换体位

如腹胀明显时，可使小儿取半卧位或侧卧位，以减少腹部积气或积液的压力，减轻腹胀症状。

腹胀的药膳食疗妙方

金鸡白糖饼

【原料】生鸡内金90克，白面250克，白糖适量。

【制作】将鸡内金烘干，研成极细末。鸡内金末、白面、白糖混合，做成极薄小饼，烙至黄熟，如饼干样。当饼干给小儿食之。

【功效】健脾消疳积。脾虚腹胀大、面黄食少者可食用。

参芪鸽肉汤

【原料】党参20克，黄芪20克，山药10克，净白鸽1只，精盐、调料各适量。

【制作】将鸽肉切块，放砂锅中，加党参、黄芪、山药、盐、调料和适量水，文炖煮50分钟，焖熟后饮汤食肉。隔日1次，连用10天。

【功效】益气健脾，补中和胃。适宜于脾胃气虚所至纳食不振，食后腹胀等症。

陈草蜜膏

【原料】陈皮100克,甘草100克,蜂蜜适量。

【制作】陈皮、甘草洗净,水浸泡透,小火煎煮约20分钟,滤取汁液,如此反复煎煮取汁3次,合并3次所得药液,再用小火煎熬成膏,入蜂蜜1倍量,煮至沸,待冷装瓶,每次用一汤匙,开水冲服。

【功效】补中益气,行气消胀;适用于脾胃虚弱,腹部胀满。

砂仁肚条汤

【原料】砂仁末10克,猪肚1000克,花椒、生姜、葱白、料酒各少许。

【制作】净猪肚洗净,入沸水中氽透捞出,刮去内膜,放入锅中,加清汤并花椒、生姜、葱白、料酒,煮至熟,捞出,切条片状,锅内加原汤500毫升,煮沸,下肚条,加入砂仁末、猪油、胡椒面、精盐、味精等调味品,用以佐餐。

【功效】温中健脾,行气消胀;适用于脾胃虚寒,气滞腹胀。

参芪鸽肉汤

【原料】党参20克,黄芪20克,山药10克,净白鸽1只,精盐、调料各适量。

【制作】将鸽肉切块,放砂锅中,加党参、黄芪、山药、盐、调料和适量水,文炖煮50分钟,焖熟后饮汤食肉。隔日1次,连用10天。

【功效】益气健脾,补中和胃。适宜于脾胃气虚所至纳食不振,食后腹胀等症。

砂仁鲫鱼汤

【原料】砂仁3克,鲫鱼1尾,葱、姜、精盐各适量。

【制作】将鱼去鳞、鳃、内脏,洗净;将砂仁洗净,嵌入鱼腹中;鱼置于锅中,加水适量。武火烧开后用文火炖至鱼熟,加调料焖数分钟即可。食肉饮汤。

【功效】行气利水,健脾燥湿,适用于由脾胃虚弱引起的食少腹胀、泄泻腹痛等症。

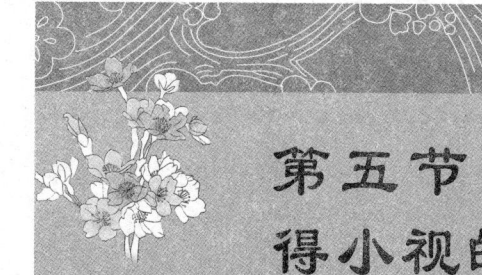

第五节 消化性溃疡，不得小视的伤害

解开消化性溃疡的面纱

消化性溃疡主要指发生于胃和十二指肠的慢性溃疡，是一多发病、常见病。溃疡的形成有各种因素，其中酸性胃液对黏膜的消化作用是溃疡形成的基本因素，因此得名。酸性胃液接触的任何部位，如食管下段、胃肠吻合术后吻合口、空肠以及具有异位胃黏膜的梅克尔憩室。绝大多数的溃疡发生于十二指肠和胃，故又称胃、十二指肠溃疡。

消化性溃疡的症状有哪些

消化性溃疡的症状轻重不一，轻者可无症状，重者以长期性、周期性和节律性中上腹痛为主，同时可伴有唾液分泌增多、反胃、吐酸水、嗳气、恶心、呕吐及失眠、缓脉、多汗等症状。腹痛具有长期反复发作的特点，整个病程平均6～7年，有的可长达10多年甚至更长。上腹痛呈反复发作，是该病的又一特征，尤以十二指肠溃疡更为突出。上腹痛可持续几天、几周或更长，然后有一个较长时间的缓解。全年都可发作，以春秋季节发作较多。疼痛的节律性也是该病特征之一，十二指肠溃疡疼痛发生在两餐之间，持续不减轻直至下餐进食或服用制酸药物后缓解。胃溃疡疼痛多在餐后1小时内发生；经过1～2小时后逐渐缓解，直到下餐进食后再重复出现上腹痛症状。十二指肠溃疡患者可发生半夜定时疼痛，疼痛部位虽都在中上腹部，但十二指肠溃疡多在中上腹，或者脐上方、脐上方偏右部位，而胃溃疡多在中上腹偏高处，或在剑突下、剑突下偏左部位。疼痛一般较轻能忍受，多成钝痛、灼痛或饥饿样痛。疼痛常受精神刺激、过度疲劳、饮食不慎、气候变化等因素诱发或加重；可因休息、进食、服制酸药物、以手按压、呕吐而减轻。

消化性溃疡的诱因

目前认为消化性溃疡是一种多病因疾病。各种与发病有关的因素如胃酸、胃蛋白酶、感染、遗传、体质、环境、饮食、生活习惯、神经精神因素等，通过不同途径或机制，导致上述侵袭作用增强和或防护机制减弱，均可促发溃疡发生。

1. 胃酸及胃蛋白酶的侵袭作用及影响因素。

胃酸－胃蛋白酶的侵袭作用，尤其是胃酸的作用，在溃疡形成中占主要地位。

神经精神因素。持续、过度的精神紧张、劳累、情绪激动等神经精神因素常是十二指肠溃疡的发生和复发的重要因素。

幽门螺旋杆菌系致消化性溃疡的重要因素之一。

2. 削弱黏膜的保护因素。

3. 与其他遗传因素有关。

饮食、药物、吸烟的影响食物和饮料对胃黏膜及其屏障可以有物理性（过热、粗糙等）或化学性（如过酸、辛辣、酒精等）损害作用。多种药物，如阿司匹林、消炎痛、利血平、肾上腺皮质激素等的不良反应。在吸烟的人群中，消化性溃疡发病率显著高于不吸烟者，其溃疡愈合过程延缓，复发率显著增高。消化性溃疡的发病还与吸烟量及时间呈正相关性。

全身性疾病的影响。如肝硬化术后，肺气肿、类风湿关节炎。

溃疡病的易感人群有哪些

经常处于焦虑、忧伤、怨恨、紧张、恐惧等精神状态下者

这些不良的精神状态，都会使大脑皮质的功能降低，对下级的控制减弱，引起胃和十二指肠的功能紊乱，胃酸分泌增加，黏膜的自我保护能力下降，最终导致溃疡病的发生。第二次世界大战中，一些军队和城市中溃疡病的发病率显著增高，有力地证明了不良的精神状态与溃疡病发生的关系。

吸烟、饮烈酒者

吸烟可引起血管收缩，减弱黏膜的自我保护作用，使胆汁反流，破坏胃黏膜屏障，抑制碱性胰液的分泌，减弱了其在十二指肠内中和胃酸的作用；而烈酒不仅可增加胃酸的分泌，还破坏胃黏膜屏障。

有溃疡病家族史者

胃溃疡和十二指肠溃疡患者近亲发病率较普通人高3倍。这两种溃疡病是分别遗传的，即胃溃疡患者的家族中，胃溃疡的发病率较高；而十二指肠溃疡患者的家族中，较多发生的是十二指肠溃疡。

幽门螺杆菌感染者

胃溃疡和十二指肠溃疡患者中，幽门螺杆菌感染的阳性率高达70%～90%。目前认为，幽门螺杆菌是溃疡病最重要的致病因子。由幽门螺杆菌感染引起的溃疡病，被称为"幽门螺杆菌相关性溃疡"。

经常较大剂量服用解热镇痛药和某些抗癌药者

这些药物都可破坏胃黏膜屏障，引起胃溃疡。由解热镇痛药引发的溃疡称为"非甾体类药引起的溃疡"。

消化性溃疡治疗要及时

得了消化性溃疡一定要及时治疗，否则会造成不良后果。

出血

消化性溃疡严重时患者会发生上消化道出血，表现为黑便或呕血，可连续多次发生。发生呕血，表明出血速度较快，出血量在250毫升以上。当出血量超过500毫升时，患者会感到头昏、心慌，出现血压降低等症状。长期黑便虽然没有呕血的出血量大，也会导致贫血，患者表现为全身无力、头晕、面色苍白等。患者一旦出现这种情况，要立即呼救，送医院进行紧急治疗。

穿孔

消化性溃疡严重时，黏膜的糜烂会穿透胃壁或十二指肠壁最外一层浆膜层，造成胃或十二指肠溃疡穿孔。穿孔发生时胃肠里的东西进入腹腔，患者会突然出现中上腹或右上腹剧烈、持续性疼痛，同时会伴有恶心、呕吐。患者一旦出现这种情况，要立即呼救，送医院进行紧急治疗。

幽门梗阻

十二指肠溃疡严重时会引起幽门痉挛、梗阻，造成食物不能由胃顺利进入十二指肠。患者出现饭后（30～60分钟）呕吐，呕吐量较大，有腐臭的残食味道。患者一旦出现这种情况，要立即呼救，送医院进行紧急治疗。

溃疡癌变

胃溃疡有发生癌变的可能，而十二指肠溃疡尚未发现有引起癌变者。

上述后果都十分严重，出血、穿孔、幽门梗阻都是急症，患者十分痛苦，若不及时抢救，患者会有生命危险。胃癌虽不是急症，最终也会给患者带来痛苦和生命威胁。所以，有了消化性溃疡一定要及时治疗。

消化性溃疡的家庭防护措施

明确病因

溃疡病是由于胃酸分泌过多而造成胃黏膜自身"消化"所致。我们有些人平时饮食无规律，暴饮暴食；或进食太快，不能充分咀嚼；或喜欢进食太热、太冷的食物，对胃黏膜形成劣性刺激；或习惯饮用咖啡、浓茶、烈酒及其他过分刺激性食物。这些不良习惯均易对胃黏膜造成创伤性刺激及胃酸分泌过多，而使胃黏膜发生溃疡。这看似是个简单问题，其实饮食习惯不光涉及到胃病的发生与预后，许多疾病的发生均与不良的饮食习惯有关。许多人为了满足一时的快感，不能保持良好的习惯，终酿恶果。其实生活中只要稍加注意，就可以省去许多麻烦。

劳逸结合

宽松的气氛可使人精神放松，这样对溃疡病的康复有一定好处，而且溃疡病的患者工作也不适宜过度劳累。工作节奏过快，工作安排紊乱，劳累过度，精神高度紧张的人也会引发胃出血，如高考前夕的学生胃出血是常有的事。

注意保暖

穿衣有则，秋冬季节溃疡病容易发作，季节转换之时容易感寒受凉而引发溃疡病，因此溃疡病患者一定要注意衣着保暖；溃疡病患者的衣着以宽松为宜，衣着过紧（如女性的文胸及修饰体形的紧绷型内衣），会阻碍胃肠道血液循环，影响胃肠道黏膜细胞的营养，所以还是穿得宽松一些为好。

饮食有规律

饮食有规律是溃疡病患者在饮食方面必须坚持的准则。饮食无规律，暴饮暴食，饮食过硬、过冷、过热，狼吞虎咽，均是诱发溃疡病的不良习惯。那么，建立一个良好的饮食习惯就成为至关重要的了。首先要有规律的饮食习惯，而且要进食有度，不要过饱过饥。曾经有人建议溃疡病患者少食多餐，且食物宜细软，但也有人建议还是一日三餐正规饮食为好，而且并不主张过软过烂的食物。理由是食物不但可以中和胃酸，又可刺激胃酸分泌，一日之内不断进食，不断刺激胃酸分泌，使胃酸始终处于高浓度状态，反而形成了对胃黏膜的威胁。

细嚼慢咽

细嚼慢咽，其作用不光是使食物得到充分的咀嚼，而且通过这个咀嚼过程，增加唾液分泌，使唾液中的淀粉酶充分发挥作用，中和胃酸，而且有提高胃黏膜屏障作用的效果。所以食物无论做得是否稀软，只要能做到细嚼慢咽便是良好的习惯，而稀粥类的软性食物往往容易不加咀嚼，直接吞咽，反倒不利消化和利用唾液中淀粉酶。

提早晚餐

提早晚餐时间是避免溃疡病患者在凌晨一两点发生胃痛的方法，经研究发现，提早食用晚餐可以让夜晚的胃酸分泌减少，因而可以减少夜间腹痛发作的机会，也是使溃疡病痊愈的措施之一。

消化性溃疡的药膳食疗妙方

草果烧牛肉

【原料】草果1个，牛肉150克，姜、葱各10克，料酒10毫升，盐3克，马铃薯50克，植物油30毫升。

【制作】草果去心留皮，切成颗粒；牛肉洗净，切成2厘米见方的块，马铃薯洗净去皮，切成3厘米见方的块，姜切丝，葱切花。将炒勺置武火上烧热，加入植物油，至六成热时，下入姜、葱爆锅，下入牛肉块、草果及料酒炒变色，加上汤和土豆（马铃薯）先用武火烧沸，再用文火烧熟，加入盐炒匀即成。每日1次，佐餐食用，每次吃50克牛肉和马铃薯。

【功效】温胃止疼，补气补血。对寒邪犯胃之溃疡病患者十分适合。

党参黑米粥

【原料】党参30克，黑米150克，白糖20克。

【制作】将党参洗净，切成3厘米长的段；黑米淘洗干净。把黑米、党参放入锅内，加水适量，用武火烧沸，再用文火煮40分钟，加入白糖搅匀即成。正餐食用，每日1次，每次吃粥100～150克。

【功效】补脾胃，益气血。适宜于胃溃疡、胃部隐痛、喜暖喜按者食用。

黑木耳炒瘦肉

【原料】红枣6个，黑木耳30克（水发），瘦猪肉100克，料酒10毫升，姜10克，葱10克，盐3克，植物油50毫升，水淀粉15克。

【制作】将红枣洗净去核，一切两半，黑木耳去蒂、洗净；瘦肉洗净切薄片，姜切片，葱切段。然后将瘦猪肉放入碗内，加入湿淀粉、盐、料酒，拌匀。再将炒锅置武火上烧热，加入植物油，

烧六成热时，下入姜、葱爆锅，随即放入瘦肉、木耳，炒熟即成。每日1次，每次吃木耳、瘦肉50克，佐餐食用。

【功效】祛瘀通络，滋补气血。适用于胃溃疡，胃部刺痛有瘀血者。

鲤鱼冬瓜汤

【原料】鲤鱼肉、冬瓜块各300克，姜片、葱白节各30克，湿芡粉、精盐和葱花各少许，植物油约20毫升，鲜汤500毫升。

【制作】取去鳃、鳞和内脏的鲤鱼肉洗净，切成长约2寸、宽1寸的长方条，

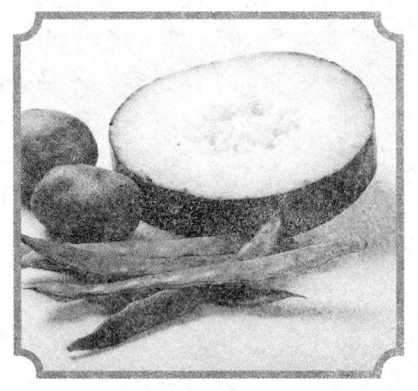

用盐少许码味,再用湿芡粉上浆备用;冬瓜去皮后,亦切成长方块。炒锅将植物油烧至七成热时,下姜片、葱白节爆香,注鲜汤约500毫升,煮开后放入上浆鱼块、冬瓜块,熟后用葱花和食盐调味。空腹或佐餐食之。

【功效】健脾,利水,消肿,补虚。适用于胃、十二指肠溃疡,胃肠炎患者,脾胃虚弱、轻度水肿者。

丝瓜瘦肉汤

【原料】丝瓜、猪瘦肉各150克,酱油、料酒、淀粉、花椒粉、味精各适量。

【制作】将丝瓜去皮,洗净,切块备用;猪肉洗净,切丝,加酱油、料酒、淀粉、花椒粉等拌匀;锅中加清水适量煮沸后,下猪肉、丝瓜,文火煮至猪瘦肉熟后,加入食盐、味精等,再煮一二沸即成,每周2~3剂。

【功效】清热解毒。适用于消化性溃疡胃脘灼热疼痛、口干口苦、小便短黄等症患者食用。

香菇炒菜花

【原料】菜花250克,香菇15克,葱段、姜片、食用油、香油、鸡汤、精盐、鸡精、水淀粉各适量。

【制作】菜花择洗干净,切成小块,放入开水中焯后捞出。香菇用温水泡发,去蒂洗净切成片。锅内注油烧热,下入葱段、姜片爆香,加入鸡汤、精盐、鸡精调味,烧开后捞出葱段、姜片,放入香菇、菜花,用小火煨至入味,用水淀粉勾芡,淋上香油,即可。

【功效】益气健胃,补虚强身。适用于消化性溃疡患者。

第六节 胃下垂,脾气得补胃得升

什么是胃下垂

胃下垂是胃体下降至生理最低线以下的位置,指站立时胃的下缘达盆腔。造成此病多因长期饮食失节或劳累过度,致中气下降,升降失常所致。病者常常感到腹胀(食后加重,平卧减轻)、恶心、嗳气、胃痛(无周期性及节律性,疼痛性质与程度变化很大)。

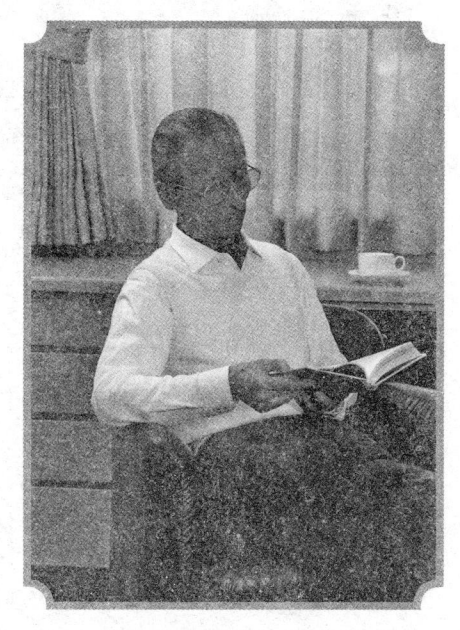

正常人在站立位时,胃的正常位置在腹腔内,胃下垂时胃壁张力降低、周围韧带松弛及腹壁脂肪缺乏,造成胃的下缘垂至盆腔,影响胃的正常蠕动功能。此病一般多发生于瘦长体形、多产、多次腹部手术、内分泌失调以及久病消瘦者。

近年来,胃下垂越来越多见于20岁左右的年轻女性,原因是她们过分追求苗条身材,为了保持体形而实行不科学的减肥方法,进食过少或极不规律,偶尔暴饮暴食,从而造成胃张力降低,引发胃炎及胃肠动力障碍。

胃下垂的症状有哪些

轻度胃下垂多无症状,中度以上者常出现胃肠动力差,消化不良的症状。

腹胀及上腹不适

患者多自述腹部有胀满感、沉重感、压迫感。

腹痛

多为持续性隐痛。常于餐后发生,与食量有关。进食量愈大,其疼痛时间愈长,且疼痛亦较重。同时疼痛与活动有关,饭后活动往往使疼痛加重。

恶心、呕吐

常于饭后活动时发作,尤其进食过多时更易出现。这是因为一次进入较大量食物,加重了胃壁韧带之牵引力而致疼痛,随之出现恶心、呕吐。

便秘

便秘多为顽固性,其主要原因可能由于同时有横结肠下垂,使结肠肝曲与脾曲呈锐角,而致通过缓慢。

神经精神症状

由于胃下垂的多种症状长期折磨患者,使其精神负担过重,因而产生失眠、头痛、头昏、迟钝、忧郁等神经精神症状。还可有低血压、心悸以及站立性昏厥等表现。

体检

可见瘦长体型,上腹部压痛点因立卧位变动而不固定,有时用冲击触诊法,或患者急速变换体位时,可听到脐下振水声。上腹部易扪到主动脉搏动,常同时伴有肝下垂、肾下垂及结肠下垂的体征。

引发胃下垂的因素有哪些

发病原因

正常腹腔内脏位置的固定主要靠 3 个因素：

1. 横膈的位置和膈肌的活动力。
2. 腹肌力量，腹壁脂肪层厚度的作用。
3. 邻近脏器或某些相关韧带的固定作用。

凡能影响造成膈肌位置下降的因素，如膈肌活动力降低，腹腔压力降低，腹肌收缩力减弱，胃膈韧带、胃肝韧带、胃脾韧带、胃结肠韧带过于松弛等，均可导致下垂。

发病机制

由于病因及原发性疾病和体质的不同，其肌力低下的程度、韧带松弛的程度存有一定的差异，其下垂程度不同，临床表现也不同。如无力型者往往伴全身脏器下垂，其悬吊、固定脏器的组织韧带全部为低张力。而慢性消耗性疾病或久卧少动者，往往是腹肌张力下降，膈肌悬吊力不足和胃肝韧带松弛为主，常不合并全身脏器下垂。

 ## 易患胃下垂的人群有哪些

容易患胃下垂的人群如下：

1. 天生体形比较瘦弱、胸廓狭长、骨骼纤细、皮下脂肪缺乏、肌肉发育不良的人，他们不仅有胃下垂，其他内脏（如肾、肝、脾、横结肠等）也往往下垂，所以称为"全内脏下垂"。这种胃下垂是先天性的。

2. 腹部由紧张变得松弛者，这种胃下垂是后天性的。例如，妇女生了好几个孩子以后，原来紧张的腹部变得松弛，腹腔内的压力降低，可以引起胃下垂和其他脏器下垂；原来很胖的人，因突然消瘦下去后，腹部脂肪消失，引起腹压改变而发生胃下垂。

3. 经常穿非常紧的马甲或束很紧的腰带，以及常常压迫胸部和上腹部，也能造成胃下垂。

胃下垂的预防护理

切勿暴饮暴食

宜少吃多餐，戒烟酒，禁肥甘、辛辣刺激之品，宜易消化、营养丰富的食品。不要参加重体力劳动和剧烈活动，特别是进食后。饭后散步，有助本病的康复。保持乐观情绪，勿暴怒，勿郁闷，要耐心坚持治疗。食物调理和康复锻炼，要有战胜疾病的信心。

应养成良好的饮食习惯

饮食有了，定时定量，对体瘦者，应增加营养，应积极参加体育锻炼。如散步、练气功、打太极拳等。预防本病，还必须保持乐观情绪，也可采用简便易学的健身法。若已患慢性消化性疾病，应积极彻底治疗，以减少本病的发生。

胃下垂的药膳食疗妙方

枳壳陈皮炖牛肚

【原料】枳壳30克，白术、陈皮、茯苓、生姜各10克，牛肚500克，精盐、味精、香油各适量。

【制作】将枳壳、白术、陈皮、茯苓、生姜用纱布包好，牛肚洗净，共置砂锅内，加水炖沸1小时，拣出药袋不用，取出牛肚切片，再置砂锅内，加精盐、味精、香油调匀即成。

【功效】健脾和中，疏肝行气。用于胃下垂之脘腹胀满及胸胁、呃逆、纳差、消瘦等。

黄芪防麻炖牛肉

【原料】牛肉100克，黄芪30克，防风20克，升麻6克。

【制作】牛肉洗净切块，黄芪、防风、升麻等装入纱布袋中，一起放入砂锅，加水文火炖煮至牛肉烂熟，去药袋，加调料即成。喝汤吃肉。

【功效】补中益气，升阳举陷。主治胃下垂、肾下垂、子宫脱垂。

茯苓香菇饭

【原料】茯苓10克，大米700克左右，干香菇10个，油豆腐3块，青豌豆30克左右，另备葡萄酒适量。

【制作】先将茯苓用水泡1小时，待其柔软后，制成粉状；干香菇水发后切成细丝，油豆腐切成小丁备用；大米淘洗干净后置锅内加适量酱油、食盐、葡萄酒及清水，再放茯苓粉、香菇、油豆腐混匀，上锅煮至水将干时撒入青豌豆即可。作三餐食用。

【功效】补中益气。适用于胃下垂。

黄芪补胃枣

【原料】蜜炙黄芪60克，橘皮10克，黑枣1000克，猪油、白糖、黄酒适量。

【制作】将黑枣洗净，与橘皮、黄芪同入大瓷盆中，加白糖3匙、猪油1匙、黄酒2匙拌匀，用旺火蒸3小时即可。每天午、晚饭后吃黑枣5只，喝汤半匙，

3个月为1疗程。

【功效】补气益胃、健脾行滞、强心固表。适用于气虚倦怠无力、自汗等症。常食可增强胃的生理功能，有助于胃下垂患者恢复健康。

荷叶蒂莲子汤

【原料】鲜荷叶蒂4个，莲子60克，白糖适量。

【制作】将荷叶蒂洗净，对半切开；莲子洗净，用开水浸泡1小时，剥衣去芯。把两者倒入炖锅内，加冷水2大碗，以文火慢炖2小时，加白糖1匙，炖片刻即可。当点心佐膳服食。

【功效】补益心脾、健胃消食、升举清气、消暑止血。适用于脾虚气陷、胃虚食滞之胃下垂者常食，亦是暑热天的药膳佳品。

牛肚补胃汤

【原料】牛肚1000克，鲜荷叶2张，生姜10克，胡椒2克，黄酒10毫升，盐10克，茴香、桂皮适量。

【制作】牛肚先洗1次，后用盐、醋半碗，反复擦洗，再用冷水反复洗净。将鲜荷叶垫于砂锅底，放入牛肚，加水浸没，旺火烧沸后文火炖30分钟，取出后切小块复入砂锅，加黄酒、桂皮、茴香、小火煨2小时，加盐、姜、胡椒粉，继续煨2～3小时，直至肚烂。每次饮汤1小碗，每日2次，牛肚佐膳服食。

【功效】补中益气，健脾消食。适用于胃下垂、脘腹闷胀、食欲不振等症。

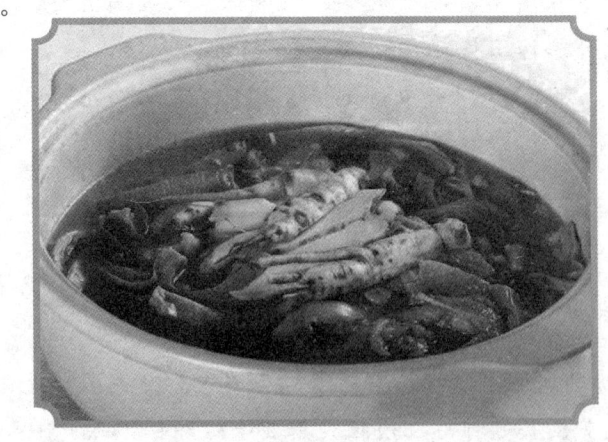

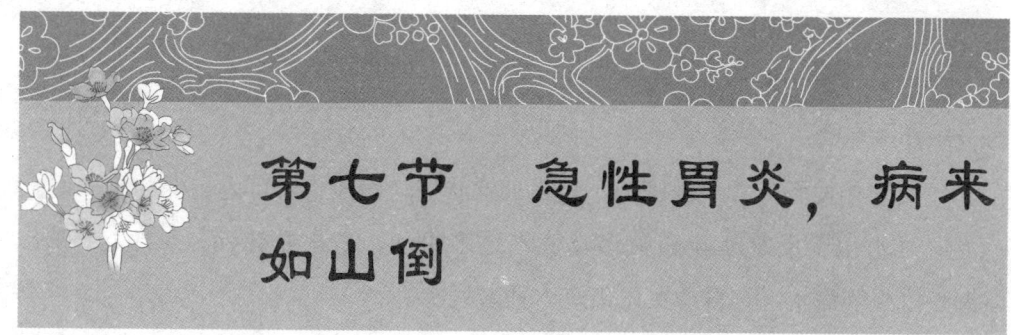

第七节 急性胃炎，病来如山倒

 认识一下什么是急性胃炎

急性胃炎是指各种原因引起的胃黏膜的一种急性炎症反应。引起急性胃炎的原因很多，有化学原因、物理原因、微生物原因和毒素原因等。急性胃炎患者常有上腹疼痛、嗳气、恶心、呕吐和食欲减退等。其临床表现常轻重不等，但发病均急骤，大都有比较明显的致病因素，如暴饮暴食、大量饮酒或误食不洁食物、受凉、服用药物等。由药物和应激因素引起的胃炎，常仅表现为呕血和黑粪，一般为少量，呈间歇性，可自止，但也可发生大出血。另有一些患者临床上无症状，仅在胃镜下观察有急性胃炎的胃黏膜炎症改变。1982 年，国内胃炎会议上将急性胃炎分为急性单纯性胃炎、糜烂性胃炎、腐蚀性胃炎和化脓性胃炎 4 种，尤以前两种为多见。

 急性胃炎的症状有哪些

急性胃炎的临床表现常轻重不等，但发病均急骤。轻者仅有腹痛、恶心、呕吐、消化不良等症状；严重者可有呕血、黑粪，甚至失水、中毒及休克等。家庭生活中一般在暴饮暴食或食用了污染食物、服用对胃有刺激的药后数小时至 24 小时发病。主要症状有：

1. 上腹痛正中偏左或脐周压痛，呈阵发性加重或持续性钝痛，伴腹部饱胀、不适。少数患者出现剧痛。

2. 恶心、呕吐呕吐物为未消化的食物，吐后感觉舒服。有的患者可呕吐出黄色胆汁或胃酸。

3. 腹泻伴发肠炎者出现腹泻，随胃部症状好转而停止，可为稀便和水样便。

4. 脱水由于反复呕吐和腹泻及失水过多引起，有皮肤弹性差、眼球下陷、口渴、尿少等症状，严重者血压下降、四肢发凉。

5. 呕血与便血少数患者呕吐物中带血丝或呈咖啡色，大便发黑或大便潜血试验阳性。这说明胃黏膜有出血情况。

引起急性胃炎的因素有哪些

急性胃炎的病因很多，有化学或物理的刺激，也有细菌或其毒素引起。化学刺激主要来自烈酒、浓茶、咖啡、香料及药物（如水杨酸盐制剂消炎痛保泰松糖皮质激素等），其中急性腐蚀性胃炎多是由吞服强酸强碱及其他腐蚀剂所致物理刺激，如过热过冷、过于粗糙的食物及X线照射，均会损伤胃黏膜引起炎症性改变。而进食细菌或其毒素污染的食物，是导致急性胃炎最常见的一个病因。精神神经功能失调、各种急重症的危急状态，以及机体的变态（过敏）反应，均可引起胃黏膜的急性炎症，损害胃内异物或胃石，胃区放射治疗均可作为外源性刺激导致本病，情绪波动应激状态及体内各种因素引起的变态反应，可作为内源性刺激而致病。

急性胃炎的营养饮食

补充维生素 B_1

促进消化和保护胃黏膜的生长。

补充维生素 E 和锌

维生素 E 每天 400 国际单位，渐增。锌每天 50～80 毫克，它们能增加黏蛋白的产生，保护胃黏膜及止痛。

食用流食

对于急性胃炎，应去除病因，卧床休息，禁食一切对胃有刺激的饮食或药物，酌情禁食或给予流食，对于出血者，予以止血治疗。

少量多餐

一日三餐以上，比如 6 小餐，只要你觉得舒服就行。睡觉前忌进食，饮食不宜过多过饱，以免胃窦部扩张过度而增加胃酸的分泌。

忌油腻韧性食物

油腻食物如猪油、肥猪肉、奶油、牛油、羊油等，韧性食物如田螺、蚌肉、海蜇和未充分煮烂的猪爪、牛肉等，都属于不易消化之物，食用后，会加重胃的负担和胃黏膜的损伤，故忌食。

忌坚硬粗糙之物

未经充分咀嚼的坚硬、粗糙食物如芹菜、竹笋、蕹菜、韭菜、生胡萝卜等，以及经过油中煎炸的食物如炸猪排、烤羊肉、油炸豆等亦会变得坚硬，食用后，会使胃黏膜受到摩擦而损伤，同时又会加重消化不良。

急性胃炎的家庭防治措施

放松心情

精神紧张是胃炎的促进因素，应予避免。情绪上的不安和急躁，容易引起胃黏膜障碍和胃功能障碍。所以应尽可能地避免情绪上的应激反应，解除紧张的情绪。平时做到遇事不怒，事中不急，急中不愁，保持心情舒畅，对胃炎的康复极有好处。同时应加强体育锻炼，增强体质，加强胃肠运动功能。

呕吐处理

呕吐时不要紧张，随时清理呕吐物，用清水漱口，保持口腔卫生，多饮温开水、淡盐水或其他汤类，以防脱水。注意呕吐物有无血液，如是呕吐频繁或呕吐物中带血，应及时去医院就诊。

忌用药品

忌用或少用对胃黏膜有损害的药物，如阿司匹林、保泰松、吲哚美辛等。如果必须应用这些药物时，应饭后服用，以减少对胃黏膜的损害。

改变不良饮食习惯

改变不良的饮食习惯，进食要有规律，按时定量，多吃营养丰富、易消化食物，不暴饮暴食，少食刺激性食物，避免过酸、过辣、生冷及粗糙食物。

保持口腔卫生

保持口腔卫生，饭前饭后漱口，可减少口腔内残渣存留，消除口臭。积极治疗口腔、鼻腔、咽部慢性感染灶，以防局部感染灶细菌或其毒素长期吞食，造成胃黏膜炎症。

怀疑患了急性胃炎怎么办

如果在发病前24小时内有进食不洁食物史、服药史、饮酒史等，症状又如上所述，自己基本可判断患了急性胃炎。但是，一定要注意，当腹痛较厉害、呕吐也较重时，要立即到医院就诊，千万不要耽误，因为还有其他一些疾病也会有类似症状，如急性胰腺炎、急性胆囊炎、急性阑尾炎的早期等。

就诊时，应对医生讲述清楚发病前的饮食及服药情况、感觉到的所有不舒服的症状。医生会在其后检查腹部的压痛情况，并根据情况做血常规、大便常规以及血、尿淀粉酶或超声波检查，必要时会请外科医生会诊。

轻度急性胃炎是可以自愈的，如果只是感到腹部有些不适和轻度恶心，可按以下原则自己处理。

1. 卧床休息。

2. 禁食1～2顿或进清淡流质饮食，如稀饭、面片汤等。

3. 可口服藿香正气水、藿香正气软胶囊、黄连素等。

如果症状较重，则一定要去看医生，由医生根据情况予以消炎、补液、镇痛、止吐治疗。

急性胃炎的药膳食疗妙方

蜂蜜马铃薯汁

【原料】鲜马铃薯1000克。

【制作】将马铃薯切丝捣烂，以净纱布绞汁，取汁放在锅中，先以文火烧开，然后以小火煎熬浓缩至稠黏时，加入蜂蜜1倍量，再煎至稠黏熄火，然后装瓶备用。每日早晚各服1匙，空腹时饮，2～3周为1个疗程。

【功效】此方有和胃、温中、健脾、益气之功效。用于虚寒型急性胃炎。

藿香白术粥

【原料】藿香、白术各10克，大米50克。

【制作】将藿香、白术洗净，放入药罐中，加入清水适量，先浸泡5～10分钟，水煎取汁，而后加入大米，煮为稀粥即成，每日2～3剂，连续3～5天。

【功效】可解表和中，理气化湿，适用于急性胃肠炎恶寒、发热、头痛、胸痛满闷、腹痛呕吐、肠鸣泄泻、口淡无味等。

乌梅粥

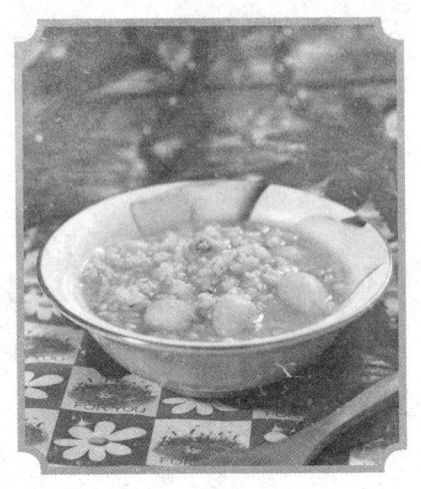

【原料】乌梅15克,大米50克,冰糖适量。

【制作】将乌梅洗净,放入锅中,加清水适量,浸泡5~10分钟后,水煎取汁,加大米煮为稀粥,待熟时,调入捣碎的冰糖,再煮一、二沸即成。每日1剂,连续2~3天。

【功效】可生津止渴,涩肠止泻。适用于急性胃肠炎久泻不止,口干喜饮,小便短少者。

参芪清蒸羊肉

【原料】人参6克,黄芪10克,羊肉500克,清汤及调味品各适量。

【制作】将参、芪洗净,放入锅中,加清水适量,浸泡5~10分钟后,文火浓煎取汁约30毫升;羊肉洗净,切片,放碗中,兑入清汤、药汁、食盐及调味品,用盘扣住,上笼武火蒸熟服食。分次温热食肉饮汤,每周2~3剂。

【功效】可温中益气,健脾利水。适用于急性胃肠炎泻泄日久,气血两亏,体倦无力,食少,口渴,头目昏花等。

香菇牛肉粥

【原料】香菇100克,牛肉100克,大米100克,葱花10克,生姜末5克,食盐3克,味精1克。

【制作】先将牛肉煮熟、切成薄片,与洗净的香菇、大米一同入锅,加水煮粥,半熟时调入葱花、生姜末、食盐、味精,继续煮至粥成。每日服1剂,早、晚分别食用。

【功效】和胃调中,理气止痛。适应于治疗急性胃炎。

第八篇　常见脾胃疾病的治疗偏方

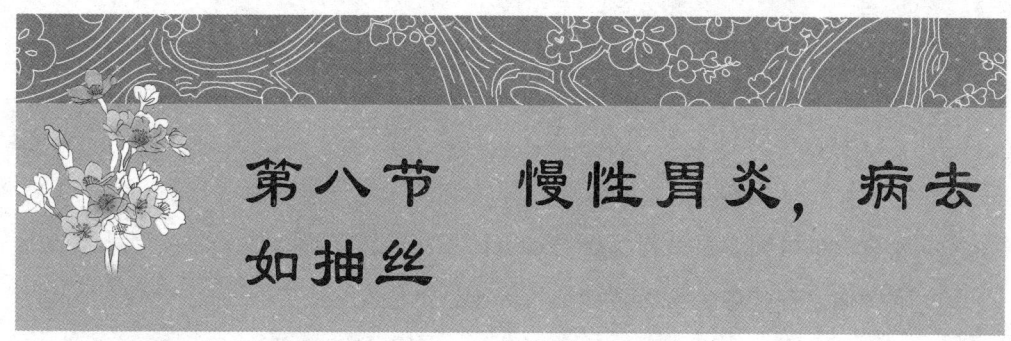

第八节　慢性胃炎，病去如抽丝

 什么是慢性胃炎

慢性胃炎是以胃黏膜的非特异性慢性炎症为主要病理变化的慢性胃病，病变可局限于胃的一部分，也可弥漫到整个胃部，临床常有胃酸减少、食欲下降、上腹不适和疼痛、消化不良等症状。慢性胃炎无特异性，一般可表现为食欲减退，上腹部有饱胀憋闷感及疼痛感、恶心、嗳气、消瘦、腹泻等。慢性胃炎的命名很不统一。依据不同的诊断方法而有慢性浅表性胃炎、慢性糜烂性胃炎、慢性萎缩性胃炎、慢性胆汁反流性胃炎、慢性疣状胃炎、药物性胃炎、乙醇性胃炎等。

本病十分常见，占接受胃镜检查患者的80%～90%，男性多于女性，随年龄增长发病率逐渐增高。

慢性胃炎病程漫长，时好时坏，时轻时重，反复发作。得了慢性胃炎，病情轻的患者总是有腹痛、腹胀等胃肠道不舒服的感觉，不能正常饮食，比较痛苦；病情重的还会造成患者营养不良、贫血、消化道出血等，少数人还会发展为胃癌。

 慢性胃炎的症状有哪些

病情较轻的患者常会出现以下不舒服的感觉。但并非每个患者都会出现下面的所有表现，有些患者没有或仅有其中的一两种表现。

1. 上腹部不适或疼痛这种不适常难以说清楚，疼痛程度可轻重不一，但大多会与吃东西有关系，也会因气候变冷、情绪不佳、生活不规律等原因加重。

2. 上腹闷胀可以与吃饭有关或无关，但大多在嗳气（打嗝）或放屁后减轻。腹胀也会随天气的冷热、情绪的好坏、起居饮食的改变而加重或减轻。

3. 饮食减少可因进食后胃部不适加重而不想吃或不敢多吃。

4. 胸背痛，有些患者常有背痛或背部不适的感觉。

5. 便秘，大多数患者会大便干燥，但也有人大便成糊状。

6. 体重下降，因长期不能正常饮食而发生体重下降、全身没有力气、贫血等，出现因贫血引起的面色苍白、头晕、心慌、失眠等症状。

7. 上消化道出血可出现黑便，有时可发生呕血。

引起慢性胃炎的因素有哪些

细菌病毒或其毒素

多见于急性胃炎之后，因细菌或病毒作用，胃黏膜病变经久不愈而发展为慢性浅表性胃炎。

刺激性物质

长期饮烈性酒、浓茶、浓咖啡等刺激性物质，可破坏胃黏膜保护屏障而发生胃炎。

药物

有些药物如水杨酸、盐洋地黄、保泰松、消炎痛、辛可芬等可引起慢性胃黏膜损害。

口腔咽部的慢性感染

如齿槽溢脓、扁桃体炎等细菌或其毒素的长期吞食，可反复刺激胃黏膜而引起慢性胃炎。

胆汁反流

胆汁中含有的胆盐，可破坏胃黏膜屏障，使胃液中的氢离子反弥散，进入胃黏膜而引起炎症。

X 线照射

深度 X 线照射胃部，可引起胃黏膜损害产生胃炎。

幽门螺杆菌感染

幽门螺旋杆菌致病机理可能主要是通过破坏胃黏膜屏障，使 H+ 反向弥散，最终引起胃黏膜的炎症。

大地物理变化

如环境改变、气候变化，人若不能在短时间内适应，就可引起支配胃的神经功能紊乱，使胃液分泌和胃的运动不协调产生胃炎。

长期精神紧张生活，不规律

长期精神紧张生活，不规律可引起全身交感神经和副交感神经功能失衡，导致胃黏膜血管舒缩功能紊乱，造成胃黏膜血流量减少，破坏胃黏膜屏障作用，久而久之形成胃黏膜慢性炎症反应。

其他脏器病变的影响

如慢性尿毒症、溃疡性结肠炎等均可引起慢性胃炎。

慢性胃炎的营养饮食宜忌

补充维生素 A

用量 5000 国际单位，一个月后降至 2500 国际单位。保护胃黏膜，帮助复原。

注意营养均衡

食物要选富有营养、易消化的细软食物为主，多吃含植物蛋白、维生素多的食物。可以吃煮熟的栗子、大米粥、羊奶、酸乳、白乳酪、鲜牛奶。如果症状严重，吃一些软性食物，例如米汤、酪梨、香蕉、马铃薯、南瓜类。将所有蔬菜搅碎，再烹调。偶尔吃一些蒸熟的蔬菜，例如胡萝卜及绿花椰菜。

细嚼慢咽助消化

细嚼慢咽对消化绝对有帮助，应该彻底咀嚼食物，使食物充分与唾液混合，用餐时精神放松，避免有压力，可以使你的消化作用有一个好的开始。

饮食有规律

注意饮食调理养护，有规律地定时定量进食，以维持正常消化活动的节律。切不可饥一顿饱一顿或不吃早餐，尤其应避免暴饮暴食。

常用酸牛奶

慢性胃炎的常见症状之一是腹胀、腹泻。有的患者服药治疗效果不明显，而服用酸牛奶后症状就很快消失。一旦停用酸牛奶，腹胀、腹泻的症状又重新出现。再服酸牛奶症状又消失。因此，慢性胃炎患者宜常服酸牛奶。酸牛奶是经过发酵处理的牛奶，它不仅保持原有营养，而且还含有丰富的乳酸菌、乳糖酶、乳酸等，有助于消化。对慢性胃炎患者是非常适宜的。

避免吃辣椒

医学研究时曾对200名健康人用胃镜进行了检查，并调查了他们的饮食习惯，其中有126人喜食辣椒，74人不吃辣椒。胃镜检查结果是食辣椒者慢性胃炎的阳性率为43.8%，不食辣椒者阳性率为37.5%。病理检查也发现，不食辣椒者胃炎的发病率明显低于喜食辣椒者，尤其是浅表性胃炎的发病率明显低。因此有慢性胃炎的患者最好不要吃辣椒。

忌过烫过冷的食物

过烫的食物及汤水，会刺激或烫伤胃黏膜；过冷的食物如冰淇淋、冰镇饮料、酒类、冰咖啡，以及刚从冰箱中取出的食物，食入后会导致胃黏膜血管收缩而缺血，不利于炎症的消退。

慢性胃炎能否治愈

慢性胃炎能否治愈，不仅取决于正确的治疗与合理的调养，还与病变的类型密切相关。

慢性浅表性胃炎

该型胃炎病变较轻，治疗得当，调养得好，可以痊愈。但是，如果不坚持治疗，继续不良的生活、饮食习惯，就会导致疾病反复发作，迁延不愈，并会发展为慢性萎缩性胃炎。

慢性萎缩性胃炎

该型胃炎病变较重，因为腺体细胞已被破坏，腺体细胞数量减少，要使细胞恢复到正常的数量不大容易，但治疗可以缓解症状，防止病情进一步发展。

疣状胃炎

该型胃炎虽然病情较重，但经过适当的治疗，大多可以治愈，少数调治不恰当者，可发展为胃溃疡。

胆汁反流性胃炎

只要十二指肠液反流得到控制，这种类型胃炎就可大大好转。

中医对于慢性胃炎的辨证治疗

肝胃不和

胃脘胀痛，或连两胁，嗳气频作，嘈杂反酸，舌质红，苔薄白，脉弦。

治则疏肝和胃，理气止痛。

方药柴胡疏肝散加减——柴胡、香附、苏梗各12克，枳壳、白芍、郁金、佛手、海螵蛸、延胡索各15克，甘草6克。每日1剂，水煎服。胃胀气甚，加木香12克（后下），砂仁8克（后下），以加强理气和胃；嘈杂、反酸甚，加黄连10克，吴茱萸3克，以辛开苦降；食滞纳呆、大便不畅，加厚朴15克，槟榔12克，以行气消滞；口干舌红为气郁化热，加黄芩15克，山栀子10克，以清泄郁热。

脾胃湿热

胃脘疼痛或痞满，或嘈杂不适，口干苦，纳少便溏，舌红，苔黄腻，脉滑数。

治则清热化湿，和中醒脾。

方药三仁汤合连朴饮加减——黄连10克，黄芩、茯苓、厚朴各15克，蔻仁、甘草各6克，蒲公英30克，生薏米26克，法半夏12克。每日1剂，水煎服。胃痛甚者加延胡索、郁金各15克，以止痛；大便不通者加大黄10克，枳实15克，以通便；恶心呕吐者加竹茹15克，生姜数片，以止呕；纳呆者加鸡内金12克，谷芽、麦芽各30克，以开胃。

脾胃虚弱

胃脘胀满，餐后明显，或隐隐作痛，喜按喜温，纳呆，便溏，疲倦乏力，舌质淡或有齿痕、舌苔薄白，脉弱无力。

治则健脾益气，行气止痛。

方药香砂六君子汤合补中益气汤加减——黄芪30克，党参20克，白术、延胡索各15克，砂仁4克（后下），柴胡10克，木香10克（后下），升麻、陈皮各6克，炙甘草3克。每日1剂，水煎服。若得冷食胃痛加重，口流清涎，四肢不温，此乃脾胃虚寒，宜加干姜10克，肉桂2克，以振中阳；若大便烂，每日多次，舌苔腻，此为兼湿，加苍术10克，茯苓15克，以祛除湿邪；若脘痞，口苦，舌苔转黄，此属湿邪化热、寒热夹杂，宜加黄连6克，黄芩10克，以苦寒泄热。

胃阴不足

胃脘灼热疼痛,餐后饱胀,口干舌燥,大便干结,舌红少津或有裂纹,舌苔少或无,脉细或数。

治则养阴益胃,荣络止痛。

方药沙参麦冬汤合益胃汤加减——沙参10克,麦冬、白芍、延胡索各15克,生地黄30克,太子参20克,甘草6克。每日1剂,水煎服。口干甚、舌红赤者,加花粉、石斛各15克,以养阴清热,大便干结者,加玄参15克,火麻仁30克,以润肠通便;纳呆者加谷芽、麦芽各30克,乌梅10克,山楂12克,以开胃消滞。

胃络瘀阻

胃痛日久不愈,痛处固定,刺痛为主,痛作拒按,或大便色黑,舌质暗红,或紫暗瘀斑,脉弦涩。

治则活血化瘀,行气止痛。

方药失笑散加味——五灵脂10克,蒲黄8克,三七末(冲)3克,延胡索、郁金、枳壳各15克,乳香6克。每日1剂,水煎服。气虚者,加黄芪30克,党参20克,以补气行血;阴虚者,加生地黄黄30克,牡丹皮10克,以养阴活血;黑粪者,加血余炭10克,阿胶(烊)15克,以止血。

慢性胃炎的药膳食疗妙方

羊肉萝卜汤

【原料】草果2个,羊肉500克,豌豆100克,萝卜300克,生姜15克,葱15克,香菜15克,胡椒10克,食盐6克,醋15克。

【制作】将羊肉洗净,切成2厘米见方的小块;豌豆择选干净,淘洗净,萝卜切成3厘米见方的小块；香菜洗净，切段。然后将草果、羊肉、豌豆、生姜放入锅内，加水适量，置武火上烧沸后，改用文火炖煮1小时，再放萝卜块煮熟。放入胡椒粉、盐、香菜装碗即成。

【功效】暖脾胃，化积食。适用于慢性胃炎者。每日1次，每次吃羊肉50克，喝汤，羊肉用醋蘸着食用。

山药羊肉粥

【原料】山药500克，羊肉300克，食盐10克，生姜10克，味精2克，粳米150克。

【制作】先将洗净的羊肉煮熟，研成泥状，再将山药捣碎；取羊肉汤与羊肉泥、山药泥与淘洗干净的粳米一同煮成粥，临熟时加入食盐、生姜、味精即成。每日服1剂，分数次食用。

【功效】补气养血、健脾益胃。适用于脾胃虚弱之慢性胃肠炎。

白术内金糕

【原料】白术、鸡内金各10克，干姜1克，红枣30克，面粉500克，白糖300克，酵母适量。

【制作】将白术、鸡内金、干姜、红枣洗净，放入砂锅内，加水煎取药汁，去渣。将面粉、白糖和酵母一起置面盆内，加入药汁和匀，揉成面团，待发酵后，加碱调至酸碱适度，做成糕坯，上笼用武火蒸30分钟即可。随意食。

【功效】健脾养胃、助消化。适用于脾胃虚弱所致的食欲不振、消化不良、泄泻、食后胃痛等症。

营养暖胃粉

【原料】黄豆500克，糯米1000克，干橘皮30克，生姜10克，红糖或白糖少许。

【制作】黄豆用淘米水浸泡4小时后（至泡涨），再用清水洗净，滤干；粗砂入铁锅中炒热,再入黄豆,翻炒至黄豆发出炸声后,豆皮呈老黄色,离火,趁热筛出黄豆,磨成粗粉;橘皮、生姜切成碎粒,烘干,拌入黄豆粉,一同磨成细粉,与黄豆粉和匀后,再磨1次,使之极细,装瓶,盖紧,防潮。当点心吃,每次2～3匙,日1～2次。食用时将粉倒入锅内,加红糖或白糖调味,用水调稀,烧至起泡成糊状。3个月为一疗程。

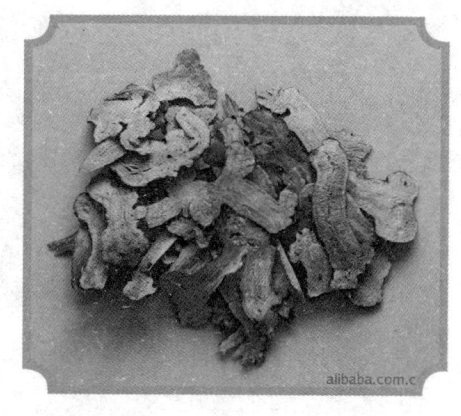

【功效】补中益气、健脾暖胃、宽中下气。适用于慢性胃炎。

八宝饭

【原料】白扁豆、薏米、莲子肉、核桃肉、龙眼肉各25克,红枣10枚,糖青梅10克,糯米200克,白糖50克,猪油少许。

【制作】薏米、白扁豆、莲子肉以温水泡发后煮熟备用;红枣洗净以水蒸熟备用;取大碗1个内涂猪油,碗底摆好糖青梅、龙眼肉、枣、核桃仁、莲子、白扁豆、薏米、最后放熟糯米饭,再上锅蒸20分钟,然后把饭扣大圆盘中再用白糖加水熬汁浇在饭上即成。随量食用。

【功效】养胃健脾。适用于慢性胃炎。

蕹菜鲫鱼汤

【原料】蕹菜120克,鲫鱼250克,生姜4片,胡椒粉、植物油少许。

【制作】将鲫鱼活杀,去鳞、腮及肠杂,洗净;蕹菜洗净,切段。起油锅,用姜将鱼爆至微黄,加开水适量,煮半小时再下菜煮熟,下胡椒粉、盐调味即可。随量食菜和鱼肉,饮汤。

【功效】可益气健脾、开胃消食。适用于溃疡病、慢性胃炎属脾胃气虚者。证见食欲不振、食入不化、胃脘饱胀、大便溏薄。

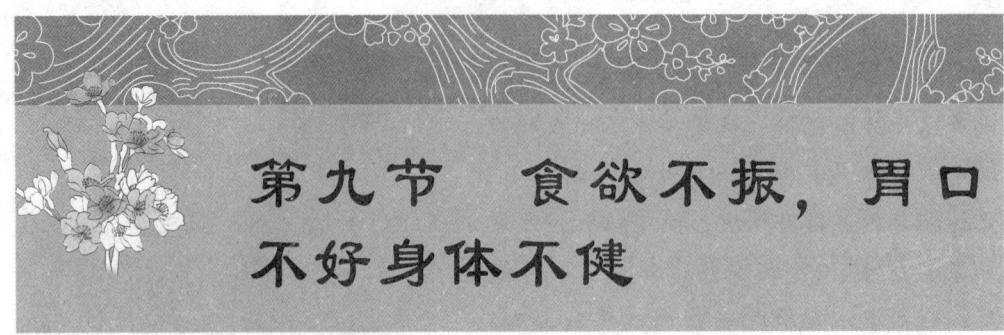

第九节 食欲不振，胃口不好身体不健

什么是食欲不振

食欲或胃纳即一般人所称的"胃口"，是一种想吃食物的愉快感觉。健康人有良好的食欲，既想吃又能吃，而且觉得味道很好。有病时常缺乏食欲，不想吃或一吃就饱，而且觉得食之无味，所以食欲可作为健康的指数。

食欲不振是指进食欲望减低，严重者可完全不思饮食，称为厌食，是临床上极为常见的症状。食欲不振可发生于任何年龄，但急性胃肠炎或急性胃炎等易发生于儿童；青壮年则多见于急、慢性肝炎，肝硬化及慢性胃炎等；中年以上的男性患者，突然食欲不振或有较顽固而不明原因的厌食，应警惕胃肠道恶性肿瘤的可能，而青年女性应想到心理性厌食，已婚育龄妇女要排除早孕反应。

中医认为食欲不振多属脾胃虚弱，或肝胃不和，或饮食不节，或感受外邪而损伤脾胃，治疗当以调节脾胃为关键。

引起食欲不振的原因

引起食欲不振的原因有很多，常见的有以下几个方面：

暴饮暴食使胃过度扩张

食物在胃中停留时间过长，轻则造成黏膜损伤，重则造成胃穿孔。

生冷食物

经常吃生冷食物，尤其是睡前吃生冷食物易导致胃寒，出现恶心、呕吐、食欲不振。

睡前饱食

晚餐过饱，必然使胃肠负担加重，胃液分泌紊乱，易出现食欲下降。另外，还可导致肥胖、睡眠不实、结石、糖尿病等。

情绪紧张

在当今快节奏和竞争的社会中，人们容易引起失眠、焦虑等紧张情绪，导致胃酸分泌增加，引起食欲下降。

饱食后运动

饱食后短时间内剧烈运动会导致胃蠕动增快，继而出现胃痉挛，出现胃部长痛不适、恶心呕吐、食欲不振，有的甚至可能造成胃扭转。

药物因素

有些慢性疾病需要长期服药，某些药物长期服用可导致药原性味觉障碍。有时也与环境、心理状态、食品的加工等有一定的关系。

过度的体力劳动或脑力劳动

过度的体力劳动或脑力劳动会引起胃壁供血不足，胃分泌减少，使胃消化功能减弱。

酗酒或吸烟

酒精可损伤舌头上专管味觉的味蕾，酒精也可直接损伤胃黏膜，如果患有溃疡病、慢性胃炎，酗酒会加重病情，甚至造成胃和十二指肠穿孔；烟雾对胃黏膜的危害并不小于饮酒，吸烟也会引起慢性胃炎。

怀孕

女性在怀孕初期或使用口服避孕药，也可能导致食欲不振或呕吐。

疾病因素

食欲不振通常会让人联想到肠胃问题，如慢性胃炎、胃迟缓、胃癌等，这些肠胃病症都有可能引起食欲不振。肝病的初期症状也是食欲不振，因肝病而引发的食欲不振通常呈极端化，严重时根本没有食欲，患者的亲朋好友只要稍加注意，即可看出病人对食物的严重排斥。

饥饱不均

胃经常处于饥饿状态，久之会造成胃黏膜损伤。

发生食欲不振时的自我护理

要提高食欲有以下措施：

生活要有规律

现代人的生活、学习、工作和休息的时间难以始终如一，但不管怎样，在进食上必须要做到定时、定量、定质，不能因为繁忙而在饮食上马虎从事，饥一顿、饱一顿对人体健康是无益的。而合理的饮食制度，可成为机体的条件刺激。坚持定时进餐，到了进餐时间，就会产生食欲，分泌多种消化液，有利于食物中各种营养素的吸收。

要注意对食物科学地加工烹调

科学的加工烹调食物有助于人体对食物的消化和利用。色彩鲜亮，香气扑鼻、味道鲜美、造型别致的食物，使人体产生条件反射，分泌出大量消化液，从而引起旺盛的食欲，利于食物消化吸收。另外，正确的食品加工，可以避免食物中的维生素的破坏。

就餐时心情要好

就餐时保持愉快、舒畅的心情，有益于人体对食物的消化和吸收。因此，就餐时应专心，保持愉快情绪，避免考虑复杂、忧心的问题，纠正就餐时争论问题、安排工作的习惯。可适当地以音乐"佐餐"。

就餐环境要优美

就餐时有一个优美的环境，光线充足、温度适宜、餐桌、餐具清洁卫生等，都能促进食欲。

要戒烟、忌酒

过量饮酒或每餐必饮的习惯一定要戒除。戒烟对提高食欲也是非常重要的。

适量运动

生命在于运动，运动有助于食物的消化、吸收。例如，散步、慢跑、太极拳、气功、舞蹈、游泳等都是胃肠病患者的良好选择。

食欲不振的营养饮食

补锌

孩子缺锌初期表现为厌食，食欲减退，甚至不想吃饭。如果厌食出现1～2个月后，就会出现比较严重的情况，即异食癖，也有可能出现口腔溃疡等。再发展下去，还会引起抵抗力下降，有可能出现生长迟缓，比如小孩的体格矮小，比同龄儿童矮小得多等情况。小儿补锌要从食补抓起,不能偏食,少吃或不吃零食,多吃海鲜。贝壳类的海鲜,像海蛎、花蛤,还有鱼类,植物中硬壳类的锌含量也很多,像花生、板栗、核桃。水果中可多吃猕猴桃。

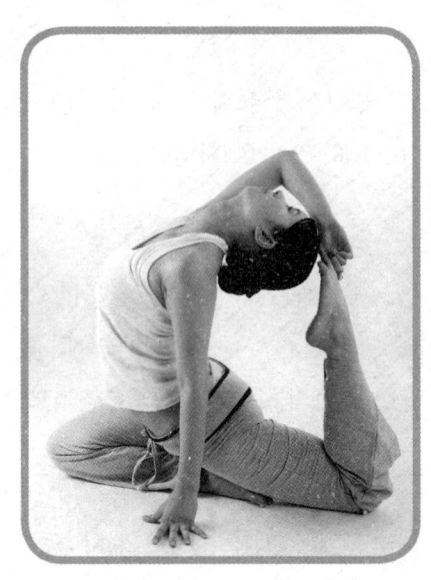

避免睡前饱食

晚餐过饱,必然使胃肠负担加重,胃液分泌紊乱,易出现食欲下降。另外,还可导致肥胖、睡眠不实、结石、糖尿病等。

合理调配食物

根据不同原因和疾病进程,合理调配食物,当原发疾病加重,食欲减退时,以保护性食物为主,如肉类、牛奶、鸡蛋、绿叶蔬菜、鲜果、豆制品类。如疾病缓解或消除,食欲不恢复,则应以供给热能为主,可选用含碳水化合物的米、面、粗粮、糖和油等,辅以保护性食物。

避免吸烟酗酒

酒精可损伤舌头上专管味觉的味蕾,酒精也可直接损伤胃黏膜,如果患有溃疡病、慢性胃炎,酗酒会加重病情,甚至造成胃和十二指肠穿孔;烟雾对胃黏膜的危害并不小于饮酒,吸烟也会引起慢性胃炎。

吃益生菌

能增加肠道有益菌,从而改善宝宝的肠胃,帮助食物的消化吸收,从而提高宝宝食欲,服用方法是用低于40℃的温水,可跟牛奶、奶粉、果汁一起冲服,也可跟辅食一起服用,还可直接服用。2周岁以下:一次1袋,一日1~2次;2周岁以上:一次1~2袋,一日1~2次。

食欲不振的药膳食疗妙方

山楂鱼块

【原料】鲤鱼肉300克，山楂片25克，鸡蛋1个，调料适量。

【制作】鱼肉斜刀切成瓦片块，加黄酒、盐腌15分钟，放入用鸡蛋与淀粉搅匀的蛋糊中浸透，再沾上干淀粉，入爆过姜片的温油中氽熟捞起；山楂片加少量水溶化，加白醋、辣酱油、白糖。淀粉制成芡汁，倒入有余油的锅中煮沸，倾入炸好的鱼块，用中火急炒，待汁水紧裹鱼块，撒上葱花即可。佐餐食。

【功效】开胃消食、利水止泻。适用于食欲不振、冠心病、高脂血症等。

山楂云卷糕

【原料】山楂糕100克，鸡蛋16克，白糖500克，熟面粉500克。

【制作】将鸡蛋打开，把鸡蛋清、黄分放两个盆内，将蛋清抽打成糊状，再把蛋黄打散。将白糖倒入蛋黄盆内搅匀，再加在蛋清糊内搅匀，然后把熟面粉放入糊内搅匀。将搅匀的蛋糊倒入蒸糕木格中，上蒸笼蒸20分钟左右，待熟取下，将糕倒出，把山楂糕切成薄片，放在上面，随即卷起，用洁白无菌纱布把糕卷紧，待冷后把布解开，切成圆形，使似云卷形状。可作主食吃。

【功效】健脾开胃。适用于食欲不振、消化不良等症。

鸡内金红枣饼

【原料】鸡内金15克，面粉500克，白术30克，干姜6克，红枣250克。

【制作】将白术、干姜用纱布包扎，与红枣一起放入砂锅内，加水煮沸，文火煮1小时去药包，除去枣核，继续用文火煎煮，亦把枣肉压拌成枣泥，放冷后与鸡内金细粉、面粉混匀，加水适量和成面团，再擀成薄饼，以小火烙成饼，食用。

【功效】可以益脾、健胃、消食。适用于小儿腹泻、消化不良、小儿食欲不振。

白术薏米饭

【原料】炒白术25克，薏米50克，炒枳壳15克，大米50克，荷叶1张，调料适量。

【制作】将米蒸成饭；荷叶铺于蒸笼上，其上放药物，再上放米饭，加油、盐，同蒸约30分钟即可。服食米饭及薏米。

【功效】补气健脾，开胃消食，化湿利水。适用于脾虚失运、食少纳呆及脾虚水肿等症。

椰枣鸡米饭

【原料】椰子肉100克，大枣50克，净鸡肉100克，糯米150克。

【制作】大枣洗净去核切碎，椰肉洗净切碎，鸡肉切成丝，糯米淘洗净，共放于砂锅或高压锅中蒸煮做饭，米熟后即可食用。当主食吃。

【功效】补中健脾，滋养强壮。适用于脾胃虚弱、气血不足所致的食欲不振、体倦乏力、羸弱消瘦等病症的食疗调养。

枣泥桃仁

【原料】枣泥250克，核桃仁50克，白术粉25克，熟猪油125克，面粉500克，植物油少许。

【制作】将核桃仁入油锅炸黄，压碎入枣泥，拌匀为馅；取面粉200克，加入猪油100克拌匀，成干油酥；将剩下的面粉倒在面板上，加猪油25克、白术粉和适量清水，合成油面团。将干油酥包入油面团内，擀成长方形，从上至下卷成筒形，按量切成剂子，按成圆皮，加入馅，包成小包，入油锅炸至面成金黄色，捞出装盘，稍凉即可吃。当点心食。

【功效】补脾益肾，和胃益气。适用于脾胃虚弱、食欲不振、食积气滞、消化不良等症。

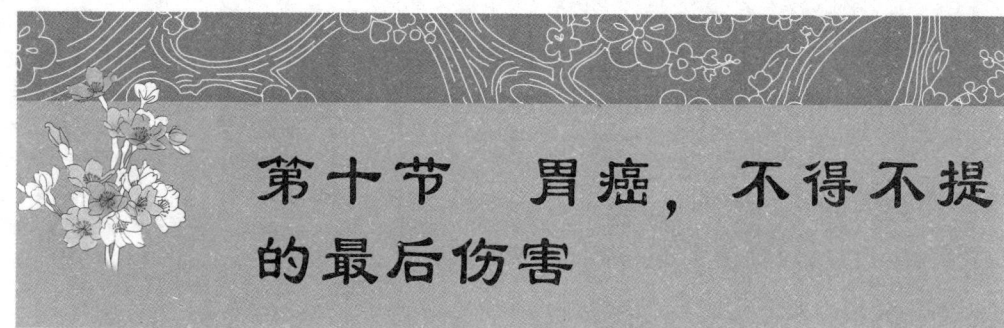

第十节 胃癌，不得不提的最后伤害

什么是胃癌

癌肿组织在发展过程中，逐渐向胃黏膜的深部穿透，根据癌组织对胃黏膜的浸润程度，将胃癌分为早期胃癌和进展期胃癌。

1. 早期胃癌癌细胞浸润仅局限在胃壁的黏膜层及黏膜下层，我们把这种癌称为早期胃癌。早期胃癌的范围可大可小，或高出于黏膜表面（隆起型），或从黏膜表面凹陷下去（溃疡型），或基本就在黏膜表面（表面型）。其中胃癌直径在5～10毫米的称小胃癌，小于5毫米的称微小胃癌。

2. 进展期胃癌如果癌细胞浸润达到胃壁的肌层及浆膜层，这就是进展期胃癌。这个时期的癌大都伴有附近淋巴结的转移，术后5年存活率较低，预后较差。

胃癌的症状有哪些

胃癌可以按浸润胃壁的深度分为早期胃癌和中晚期胃癌。癌组织分布于黏膜层以及黏膜下层者，不论其面积大小和有无淋巴结转移，均视为早期胃癌；侵至肌层者为中期胃癌，而侵达浆膜层者或浆膜以外者为晚期胃癌。

早期胃癌的症状

早期胃癌可以没有症状或者仅有上腹部饱胀不适感。如果是40岁以上的患者，出现了下列情况，则应引起注意：

突然出现顽固性上腹部饱胀感，食欲不振，或消化道出血。

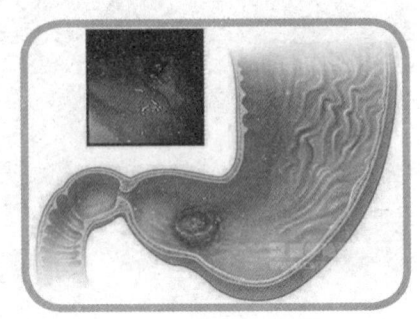

上腹部疼痛，并且没有规律性，或餐后疼痛加重，伴有反酸。服用抗酸、解痉剂无效。

大便潜血试验持续呈阳性，或者是进行性贫血。

体重减轻，疲倦无力。大约 $2/5$ 的患者出现进行性消瘦。晚期更加明显。

中晚期胃癌的症状

当癌细胞浸润穿透浆膜而侵犯胰腺时，会出现持续性剧烈疼痛，并向腰背部放射。

出现梗阻症状，贲门或胃底癌能引起下咽困难，胃窦癌会引起幽门梗阻症状，腹部还可触及肿块。

癌肿表面形成溃疡时，则出现呕血和黑便。

左锁骨上淋巴结肿大，肝脾肿大，发生腹水及病理性骨折。

直肠显包块，表明有直肠膀胱转移。

肺部及卵巢也可能有转移。

需要注意的胃癌早期信号

约80%早期胃癌没有任何症状，其余20%有症状者，其症状和胃炎或溃疡病等也难以区分，容易被人忽视，所以当胃癌出现症状而被确诊时，大部分都已发展到进展期胃癌的阶段。胃癌症状的出现多因肿瘤侵犯胃壁肌层或有局部或远

第八篇 常见脾胃疾病的治疗偏方

处转移所致,一般来说,有以下几种症状。

消瘦、乏力、食欲减退、贫血等

这些都是胃癌常见的,有时是胃癌首先表现出的症状,但又并非是胃癌所特有,许多其他疾病也可能出现这些症状。但如果同时又有上腹疼痛的表现,则应该联想到胃癌的可能。不少患者还厌油、食欲不佳,尤其对肉类不感兴趣。由于进食后饱胀不通、嗳气等原因,患者常自动限制饮食,使以上症状日渐明显。

上腹胀痛

上腹胀痛是胃癌最常见的症状,但因许多胃部疾病皆有这一症状而易被忽视。该症状出现较早,是大部分胃癌患者均有的症状。初起时仅感上腹部不适,或有膨胀、沉重感,有时心窝部隐隐疼痛,常常被认为是胃炎、溃疡病等,给予相应的对症治疗,症状可以暂

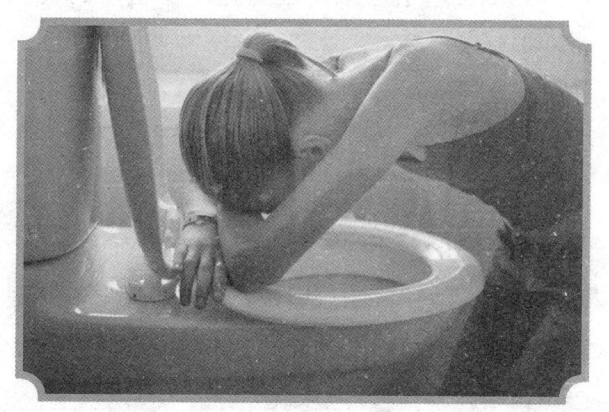

时减轻。病情进一步发展,疼痛加重、持续时间延长、发作次数增多,此时多已是胃癌中、晚期。因此,必须警惕上腹胀痛这一常见而又无特异性的症状,应积极进行进一步检查。当临床上出现疼痛持续加重且向腰背部放射时,则常是癌肿波及胰腺的症状。如果疼痛变得剧烈难忍,并有后背或右肩部的疼痛,伴面色苍白、心悸气短、恶心、呕吐或呕出物中带有鲜血等症状时,提示肿瘤导致胃穿孔的发生。

恶心呕吐

早期可能仅有食后饱胀及恶心感,此症状常因肿瘤引起胃肠道功能紊乱所致。

出血和黑便

早期胃癌出血和黑便症状者占 20%，凡无胃病史的老年患者一旦出现黑便应警惕有发生胃癌的可能。

胃癌如何预防

注意饮食

不要长期吃过咸、过热、过于粗硬的食物，少吃腌菜，少吃腌或熏的肉、鱼，不要暴饮暴食，要多吃新鲜蔬菜。

避免过量饮酒。

提倡不吸烟和戒烟。

积极治疗胃病

要积极治疗慢性萎缩性胃炎、胃溃疡、胃息肉等慢性胃部疾病，这些胃病容易转变为胃癌或癌前疾病。这些胃病的发生大多与幽门螺杆菌感染有关，所以也应积极治疗幽门螺杆菌感染。

胃癌的诊断需要做哪些检查

每一个怀疑患有胃癌的人都必须做胃镜检查、上消化道钡剂造影检查和病理活检。

胃镜检查

胃镜能直接观察胃内各部，可以发现早期胃癌，对良性和恶性溃疡进行鉴别，确定胃癌的类型和病灶浸润的范围，并可对癌前期病变进行随访检查。为了提高肉眼辨别力，可利用某些染色剂较易黏附于胃黏膜不正常组织上的特点，用染色剂对黏膜进行染色,使病变部位的显示更为清楚。

上消化道钡剂造影

对某些不适宜进行胃镜检查的患者,可使用上消化道钡剂造影来诊断胃癌。应用该项检查诊断胃癌已有许多年的历史,目前它仍是诊断胃癌,尤其是早期胃癌的重要方法之一,它可发现病变范围仅约1厘米的黏膜内癌。

病理活检

病理活检是确诊胃癌的最重要的证据之一,胃镜检查与病理活检联合应用,诊断胃癌的准确率可达97.4%。活检的组织须在胃镜下从可疑胃癌病变处钳取。

胃癌的药膳食疗妙方

荔枝粳米粥

【原料】荔枝50克,粳米50克。

【制作】荔枝去壳去核,洗净,置锅中,加清水500毫升,再放入粳米,急火煮开3分钟,改文火煮20分钟,成粥,趁热食用。

【功效】温中益气。主治胃癌,属脾胃虚寒型,胃脘冷痛,暮食朝吐,面色无华者。

三根瘦肉姜汤

【原料】猪瘦肉200克,藤梨根30克,虎杖根25克,水杨梅根30克,生姜10克,食盐、大蒜、酱油、葱段、味精、胡椒粉各适量。

【制作】将猪瘦肉去筋膜,洗净切成丝;藤梨根、虎杖根、水杨梅根洗净,分别切成段,置于砂锅中,加入适量水煎煮,煮沸约30分钟后,过滤去渣取汁。此药汁烧开后,倒入瘦肉丝,加入食盐、生姜、大蒜等调料,至熟烂后即可调味服食。吃肉、喝汤。每日1剂,分3次食完,连续服食5~7日。

【功效】可清热解毒、化瘀止痛、补虚健体。适用于气滞血瘀之胃癌。

枸杞百合饮

【原料】枸杞子、百合各20克。

【制作】枸杞子、百合分别洗净,同置锅中,加清水1000毫升,急火煮开约3分钟,改文火煮约20分钟,滤渣取汁,分次饮用。

【功效】可以清热养阴。适用于胃脘刺痛拒按、口干舌红的胃癌患者。

向日葵粳米粥

【原料】向日葵秆(或向日葵托盘)30克,粳米50克。

【制作】先将向日葵秆(或向日葵托盘)洗净,切碎,置砂锅中,加清水适量煎煮,煮沸约20分钟后,过滤去渣,取汁备用;粳米洗净,置锅中,加水适量煮粥,先用武火烧开后,再用文火慢煮。至粥熟后,倒入药汁即可。每日1剂,1次食完,连续服食5~7日。

【功效】可祛瘀散结、抗癌。适用于气滞血瘀之胃癌。

香菇鸡肉粟米羹

【原料】香菇5个,粟米片30克,葱花40克,鸡肉60克。

【制作】把香菇浸软,洗净,切成细粒。粟米片用适量的清水调成糊状。鸡肉洗净,切成粒。把粟米糊放入开水锅中,用中火煮5分钟,放入鸡肉、香菇,煮3分钟,加入葱花拌匀,煮沸即可。

【功效】健脾养胃,益气养血。适用于胃癌属气血两虚者,症状为食欲不振、胃脘隐痛、体倦乏力等。